LES
MALADIES DE L'INTESTIN
ET LEUR TRAITEMENT
EN CLIENTÈLE

DU MÊME AUTEUR

Influence de l'Estomac sur l'État mental et les Fonctions psychiques, 2ᵉ édition, 1904, un vol. in-18, 188 pages. . . . . **3 fr.** »

La Neurasthénie, Pathogénie et Traitement, 1905, une broch. in-12, 88 pages. . . . . **1 fr. 50**

Traité clinique des Maladies de l'Estomac, 1908, un vol. in-8°, 417 pages . . . . **12 fr.** »

Entéro-colite, Estomac et Système nerveux, 1910, un vol. in-12, 132 pages . . . . **2 fr. 50**

Examen et Séméiotique du Foie et du Pancréas, 1910, un vol. in-18, 178 pages . . . . **3 fr.** »

Exploration manuelle de l'Estomac, et en particulier sa Palpation directe et profonde, 1912, une broch. in-8°, 90 pages, avec 16 schémas . . . . **2 fr. 50**

Thérapeutique clinique des Maladies de l'Estomac et des Symptômes, associés, 1914, un vol. in-8°, 274 pages. . . . . *Epuisé.*

Formulaire de Thérapeutique clinique, 1914, 2ᵉ édition, un vol. in-18, 544 pages, relié. . . . . **6 fr.** »

Formulaire thérapeutique des Maladies de l'Appareil digestif, 2ᵉ édition, 1920, un vol. in-16, 132 pages . . . . **5 fr.** »

Le Contenu stomacal à jeun, à l'état pathologique et les Catarrhes gastriques, 3ᵉ édition. 1921, un vol. in-8°, 54 pages. . . . **2 fr. 50**

Les Maladies de l'Estomac et leur traitement en clientèle, 3ᵉ édition, 1921, un vol. in-8°, 364 pages (Collection : *Comment guérir*). **12 fr.** »
Traduit en espagnol.

COMMENT GUÉRIR?
BIBLIOTHÈQUE DES PRATICIENS
PUBLIÉE SOUS LA DIRECTION DU Dr Ch. FIESSINGER

LES
MALADIES DE L'INTESTIN
ET LEUR TRAITEMENT
EN CLIENTÈLE

PAR

L. PRON

12 figures et 1 planche hors texte

A. MALOINE ET FILS, ÉDITEURS
27, RUE DE L'ÉCOLE-DE-MÉDECINE, 27
PARIS 1921

COMMENT GUÉRIR?
BIBLIOTHÈQUE DES PRATICIENS
Publiée sous la direction du Dr Ch. FIESSINGER

VOLUMES PARUS :

H. HUCHARD et CH. FIESSINGER. — **La Thérapeutique en vingt Médicaments, la Thérapeutique en clientèle.** In-8°, 5ᵉ édition, 1921.. **12 fr.**

CH. FIESSINGER. — **Le Traitement des Maladies du Cœur et de l'Aorte en clientèle.** In-8°, 3ᵉ édition, 1920 . . . . **12 fr.**

CH. FIESSINGER. — **Vingt Régimes alimentaires en clientèle.** In-8°, 1921, 3ᵉ édition . . . . **10 fr.**

H. GOUGEROT. — **La Dermatologie en clientèle.** In-8°, 1921, 3ᵉ édition, 174 figures en noir, 40 en couleurs (sous presse).

H. GOUGEROT. — **Le Traitement de la Syphilis en clientèle.** In-8°, 3ᵉ édition, 73 figures en noir, 20 en couleurs. . . . . **26 fr.**

FIESSINGER NOEL. — **Les Diagnostics biologiques en clientèle.** In-8°, 1921, 2ᵉ édition, 74 figures, 9 planches en couleurs . . . . **16 fr.**

CH. FIESSINGER. — **Le Traitement médical des Maladies des Reins en clientèle.** In-8°, 1921, 2ᵉ édition . . . . **12 fr.**

LABORDERIE. — **L'Electricité Médicale en clientèle.** In-8°, 1921, 2ᵉ édition (sous presse).

MASMONTEIL. — **Le Traitement des Fractures et Luxations en clientèle,** in-8°, 1920 . . . . **10 fr.**

PRON. — **Les Maladies de l'Estomac et leur Traitement en clientèle,** in-8°, 1921, 3ᵉ édition . . . . **12 fr.**

LE FUR. — **L'Urologie en clientèle,** in-8°, 1921 (sous presse).

PRÉFACE

Retenir les points essentiels de la symptomatologie et
de la séméiologie, en négligeant les données mal assises ;
faire en sorte que le praticien, parcourant un chapitre,
pour dissiper son hésitation et éclairer son diagnostic, y
retrouve le cas de son malade, exposé simplement et dé-
gagé des signes secondaires, auxquels on accorde souvent
trop de développement; dire ce qu'il faut faire, parce qu'on
l'a fait soi-même pendant des années avec bons résultats ;
dire ce qu'il faut éviter, parce que, malgré la vogue du
moment et les théories de laboratoire, on n'en a obtenu
que des insuccès, en général; livrer, en somme, avec impar-
tialité, le fruit de son expérience, sans se soucier du courant de l'heure actuelle : tel doit être le but de l'auteur d'un
ouvrage destiné aux praticiens.

A ceux-ci, en effet, importent peu les doctrines pathogéniques, les discussions que le traitement d'une affection
a engendrées, et même la description détaillée des lésions,
découvertes par le microscope.

Connaître les signes cardinaux d'une maladie ; savoir
distinguer celle-ci d'une autre, avec laquelle elle a des
points de ressemblance ; être à même de choisir, parmi les
innombrables médicaments de l'arsenal pharmacologique,
ceux qui conviennent à telle forme d'une maladie ou d'un
syndrome donné : c'est tout ce que le meilleur des méde-
cins-praticiens est tenu de savoir, et c'est là une obligation

amplement suffisante ! Les traités didactiques, riches en chapitres d'anatomie pathologique et de recherches théoriques, avec l'exposé des variétés et sous-variétés de chaque affection, sont écrits exclusivement pour les candidats aux concours.

Mais, devant un cas embarrassant, il est de toute nécessité, pour orienter le diagnostic et voir dans quelle direction l'investigation doit être poussée, de savoir lire ou rechercher les signes *objectifs*, et surtout de connaître leur sens et leur valeur. La découverte d'un seul signe et son interprétation correcte sont plus utiles, pour le diagnostic d'une maladie, que la possession de la symptomatologie détaillée de cette maladie ; c'est là une clef, qui ouvre bien des portes.

Aussi, ai-je donné un certain développement à la partie de cet ouvrage, consacrée à l'examen du patient ; j'ai insisté également sur le côté thérapeutique, qui est négligé dans la plupart des manuels, et aussi des gros traités. Le D' AIMARD, directeur des services d'électrothérapie et de radiologie de l'établissement thermal de Vichy, a bien voulu rédiger le chapitre de la Radioscopie ; je tiens à lui dire ici mes vifs remerciements.

Ce livre est, en quelque sorte, le prolongement de mes *« Maladies de l'Estomac en clientèle »*. On y retrouvera le même plan, la même tendance clinique, le même désir d'être suffisamment clair et complet. J'ai pourtant dû, en raison des difficultés actuelles d'édition, être souvent plus concis que je ne l'aurais voulu.

Néanmoins, j'espère qu'il trouvera, près du public médical, une sympathie égale à celle qui a accueilli son aîné.

Alger, janvier 1921.

LES
MALADIES DE L'INTESTIN
EN CLIENTÈLE

INTRODUCTION

I. — Aperçu anatomo-physiologique.

L'intestin, canal musculo-membraneux, qui s'étend du pylore à l'anus, se présente comme un appareil compliqué, tant au point de vue de son anatomie et de ses diverses fonctions, qu'en ce qui concerne sa pathologie.

Je n'ai nullement l'intention de résumer cette anatomophysiologie : je me bornerai à rappeler certains points et à exposer sommairement quelques données, récemment acquises à la science.

ANATOMIE

FR. GLÉNARD a donné autrefois, du tube digestif, un schéma, que je crois intéressant et utile de reproduire ici, d'autant que récemment[1], cet auteur a déclaré ne rien avoir à changer à sa description primitive.

Pour lui, le tube digestif, envisagé dans sa direction générale, se compose de deux parties, dessinant deux points d'in-

---

[1]. *Anatomie et radiologie de l'entéroptose*. Première partie. *Anatomie de l'entéroptose* (1911) chez ALCAN.

terrogation : l'un, supérieur, renversé, dont la queue est formée par l'œsophage, et le crochet par le duodénum : l'autre, inférieur, plus grand, dont la queue est constituée par le rectum, et le crochet par tout le reste de l'intestin.

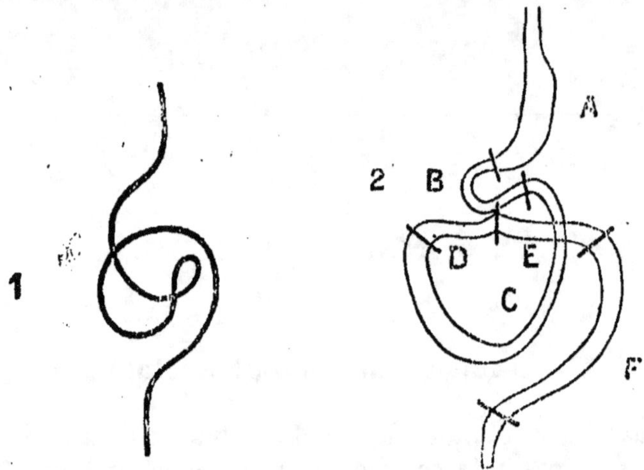

Fig. 1. — Le tube digestif, représenté par deux points d'interrogation.

Fig. 2. — Les six anses, que forme le tube digestif : *A*, anse gastrique ; *B*, anse duodénale ; *C*, anse du grêle et du côlon ascendant ; *D*, anse de la moitié droite du transverse ; *E*, anse de la moitié gauche du transverse ; *F*, anse côlique descendante.

Les traits limitent les anses et sont placés au niveau des angles de soutènement (orifices digestifs).

Ces deux points d'interrogation forment six anses : *l'anse gastrique ; l'anse duodénale*, dont la concavité est ouverte surtout en haut, et non à gauche ; *l'anse iléo-côlique* (grêle, cæcum et côlon ascendant) ; *l'anse côlique transverse droite ; l'anse côlique transverse gauche ; l'anse côlo-sigmoïdale.*

Il résulte de cette disposition la formation d'angles, de coudes [1], dont la lumière est obstruée, quand les anses s'affais-

1. Glénard a décrit un *ligament pyloro-côlique*, qui diviserait en deux le côlon transverse. J'insiste, plus loin, sur la différenciation anatomo-physiologique et même pathologique des deux moitiés du transverse ; mais, il semble difficile d'admettre un coude hémi-transverse.

sent. Plus ces coudes sont fixes, c'est-à-dire moins ils peuvent suivre le mouvement de déplacement des portions afférente et efférente du canal intestinal, plus leur perméabilité a de risques d'être compromise.

L'angle duodéno-jéjunal est le plus fixe. Or, d'une part, l'anse duodénale, quoi qu'en disent les anatomistes, n'est pas soutenue dans sa concavité ; d'autre part, l'artère mésentérique supérieure, accompagnée de solides faisceaux fibreux, forme une sorte de câble préduodénal (qui constitue, pour GLÉNARD, le vrai ligament suspenseur de l'intestin grêle), prêt à étrangler la lumière du canal intestinal, à ce niveau, s'il a à supporter une traction anormale.

L'orifice pyloro-duodénal est atrésié, quand le fond de l'estomac s'abaisse.

L'angle colique sous-costal droit est fort mal soutenu ; son ligament suspenseur se déplace facilement dans tous les sens, à la moindre traction. « Dans les autopsies, le coude droit du côlon est rarement à sa place » [1].

Inversement, *le coude gauche du côlon* étant toujours à sa place, son orifice est facilement effacé par la chute du transverse.

Il y a donc « des *points dangereux*, créés par le mode de suspension de l'intestin ». AUVARD définissait le péritoine : le porte-manteau des organes abdominaux ; ce porte-manteau se relâche souvent, et la masse intestinale descend alors. PAUCHET a comparé justement l'intestin et ses points de soutènement à un pneu accroché à un clou.

Les six anses digestives sont disposées en étages et forment selon GLÉNARD, trois *tabliers*, qui sont attachés en haut à la paroi postérieure, et flottent librement dans l'abdomen par leur extrémité inférieure : un supérieur, qui contient le transverse, l'estomac, la branche descendante du duodénum et la queue du pancréas — un moyen, qui contient presque tout le paquet intestinal — un inférieur, qui contient l'S iliaque.

---

1. GLÉNARD. *Loc. cit.* p. 15.

La VASCULARISATION ARTÉRIELLE unit étroitement le duodénum au pancréas. En effet, les deux artères pancréatico-duodénales (supérieure et inférieure) s'anastomosent, pour former l'arc pancréatico-duodénal, qui chemine sur la tête du pancréas, parallèlement à la courbure du duodénum. Comme le duodénum reçoit, en outre, le canal pancréatique, on voit quelle synthèse anatomo-physiologique forment ces deux organes.

L'irrigation artérielle de tout le reste de l'intestin provient des mésentériques supérieure et inférieure, la première se rendant au jéjuno-iléon, au cæcum, au côlon ascendant et à la *moitié droite* du côlon transverse — la seconde, à la *moitié gauche* du transverse, au côlon descendant et au côlon iliopelvien.

Il en est de même de l'IRRIGATION VEINEUSE. Le sang de la majeure partie du rectum, du côlon ilio-pelvien, du côlon descendant et de la *moitié gauche* du côlon transverse est amené par les veines côliques gauches à la veine mésentérique inférieure (petite mésaraïque) ; le sang de la *moitié droite* du transverse, du côlon ascendant et de tout l'intestin grêle est conduit par les veines côliques droites à la veine mésentérique supérieure (grande mésaraïque).

Les deux mésaraïques se réunissant sous le foie et recevant la veine splénique, pour former le tronc de la veine porte, on voit en quelle interdépendance se tiennent l'intestin et le foie.

Le rectum est particulièrement riche en veines, qui y forment deux systèmes : l'un, ascendant, constitué par les hémorroïdales supérieures, qui s'étalent dans la couche celluleuse en un riche plexus — l'autre, transversal, constitué par les hémorroïdales inférieures ; ce dernier se rend à la veine honteuse interne, et de là à la veine cave inférieure ; le premier va à la mésentérique inférieure.

La différenciation anatomique du *côlon transverse* existe également au point de vue de *l'innervation* : la *moitié droite*, recevant des rameaux du plexus mésentérique supérieur, comme l'ensemble du grêle et le côlon ascendant — la *moitié gauche*, recevant des rameaux du plexus mésentérique inférieur, émané du plexus lombo-aortique. Le rectum est innervé par des branches du plexus hypogastrique.

PHYSIOLOGIE

Si l'estomac a, dans la digestion, un rôle chimique élémentaire, l'intestin a, au contraire, une fonction capitale, on peut dire exclusive, dans la transformation des aliments.

Le *duodénum* est une vraie cornue et un carrefour, qui reçoit et où s'élaborent des liquides ou des ferments, doués d'une puissance remarquable et d'une action réciproque et complexe. Bien plus, sans lui, la sécrétion pancréatique, pourtant essentielle puisqu'elle fournit un triple suc, resterait inopérante ou peu efficace.

L'arrivée, dans le duodénum, de la bouillie acide venant de l'estomac, déclanche la sécrétion pancréatique, par réflexe, et surtout par un mécanisme humoral, c'est-à-dire par le passage, dans le sang, d'une *sécrétine* [1], élaborée par la muqueuse duodéno-jéjunale.

Mais, le suc pancréatique n'aurait aucune action tryptique, s'il n'était vivifié par une *kinase*, fournie, elle aussi, par la muqueuse duodénale.

Le contact d'une solution acide ou de graisses avec le duodénum détermine, ou augmente, la sécrétion de la *bile*. Or, celle-ci a un rôle non négligeable dans la digestion ; elle renforce l'action de la lipase pancréatique et de la trypsine ; de plus, par ses alcalis, elle émulsionne les graisses. En outre, par les sels qu'elle contient, elle augmente le péristaltisme intes-

1. Outre son action pancréatozymogène, la sécrétine aurait un rôle beaucoup plus général. C'est une hormone, destinée à activer le métabolisme ; on en a la preuve dans ce fait qu'après injection de sécrétine, les tissus ont un pouvoir autolytique considérablement augmenté, les urines sont plus riches en cendres et en matières azotées, les échanges respiratoires plus élevés, le sucre du sang augmente, pendant que diminue celui du foie ; la cholestérine s'accroît également (AUSTOUS, *Congrès interallié de physiologie*, 1920).

tinal ; elle favorise le développement du coli bacille au détriment des anaérobies, et elle entrave l'action des ferments bactériens sur les matières fermentescibles. On peut juger, par là, de son importance dans l'exonération fécale et les fermentations intestinales.

Le travail digestif, qui s'accomplit dans l'intestin, résulte surtout de l'action du suc pancréatique, plus ou moins aidé par la bile et le *suc intestinal*. Ce dernier contenant de l'*amylase*, et de la *maltase*, alors que la muqueuse renferme de *l'invertine* et de la *lactase*, l'action multiple des sécrétions pancréatique, biliaire et intestinale a pour résultats : la transformation complète des hydrates de carbone en sucre assimilable, c'est-à-dire l'achèvement de la digestion salivaire — la saponification des graisses — l'intensification de la désagrégation des albuminoïdes par la trypsine, qui dédouble les polypeptides jusqu'aux acides aminés, puis par *l'érepsine*, ferment de la muqueuse intestinale, qui reprend les albuminoïdes ayant échappé à l'action de la trypsine.

Les auteurs ne sont pas d'accord sur le *rôle du côlon* dans la digestion.

GLEY [1] dit que les recherches, faites dans plusieurs cas de fistule ou d'anus artificiel sus-cæcal n'ont donné aucun résultat positif, et que les glandes du gros intestin ne paraissent sécréter que du *mucus*. La coagulation de la mucine serait due à un ferment, découvert par ROGER, la *mucinase*, qui existerait dans le sang.

Au sujet du cæcum, les opinions varient. CARNOT et BONDONY, y ont trouvé de *l'invertine*, et, pour ROGER [2], le suc de ce sac possèderait la propriété de saccharifier l'amidon, de même que le côlon ascendant, selon GOIFFON.

En tout cas, un fait, bien établi depuis longtemps, c'est que le côlon et principalement le cæcum, est le lieu de digestion de la *cellulose*, et cela par l'intermédiaire du *B. amylobacter*.

<hr>

1. *Traité élémentaire de physiologie* (1918) T. I, p. 277.
2. *Alimentation et digestion* (1907) p. 347.

Quant à l'*appendice*, il exercerait selon Soli [1], deux fonctions : l'une, digestive, analogue à celle du cæcum ; l'autre, de défense organique. Son riche tissu lymphoïde serait une barrière contre les microbes pathogènes ; de plus, l'appendice diminuerait constamment les germes circulant dans le sang ; de là, la théorie hématogène de l'appendicite.

Tout le long de son trajet, l'intestin joue un *rôle éliminateur* important ; c'est ainsi que, lorsque le rein est déficient, la muqueuse intestinale élimine de l'urée en grande quantité ; elle devient alors véritablement *excrétrice*.

ABSORPTION. — L'*eau* et les *solutions salines* sont rapidement absorbées par *l'intestin grêle*, de même que les *solutions sucrées* ; le *glucose* est résorbé, au fur et à mesure de sa production, plus vite dans le duodéno-jéjunum que dans l'iléon. Les *graisses* sont absorbées par les villosités, soit que les cellules épithéliales de ces dernières se les incorporent mécaniquement, à l'aide de leurs bâtonnets — soit que leurs produits de dédoublement et de saponification (glycérine, acides gras, savons) pénètrent, en tant que substances dissoutes, à travers l'épithélium des villosités, puis soient synthétisées en graisses neutres par un ferment. La résorption des graisses est d'autant plus facile et complète que leur point de fusion est plus bas ; on ne saurait, par ailleurs, trop insister sur le rôle primordial de la bile dans cette absorption ; à ce point de vue, la fonction hépatique semble dépasser la fonction pancréatique.

Quant aux *matières protéiques*, leur absorption par l'intestin grêle a été longtemps mal connue. On tend aujourd'hui à admettre que les *acides aminés* « s'unissent dans l'épithélium intestinal aux fragments restants plus volumineux de la protéolyse (albumoses et peptones) pour former, non pas les matières protéiques d'où ils proviennent, mais les albuminoïdes propres au milieu intérieur, les albuminoïdes du sang [2]. »

1. *Monde médical,* (septembre 1920.)
2. GLEY. *Traité élémentaire de physiologie* (1913) T. I. p. 291.

Le *gros intestin* absorbe complètement l'eau et les solutions salées ou sucrées ; mais, pour ces dernières, il faut que le degré de concentration ne dépasse pas l'isotonie, sans quoi non seulement il n'y aurait pas endosmose, mais il se produirait d'abord une exosmose, diluant la solution pour la ramener à l'isotonie. De là, l'obligation de ne pas donner de lavements alimentaires trop riches, sous un volume réduit ; les lavements sucrés devront contenir au maximum 47 °/°° de glucose.

Le côlon n'absorbe que 5 °/° des émulsions graisseuses.

La flore intestinale. — Il serait osé de vouloir dénombrer les microbes de l'intestin, tant est grand leur pullulement. Gilbert évalue à 12, et Vignal à 40 milliards, la quantité rejetée chaque jour par un homme dans ses fèces ; mais, Roger fait observer avec raison que les auteurs précités ne se sont occupés que des aérobies ; d'après Cohendy, la proportion des anaérobies, qui prédominent dans le gros intestin, atteindrait 77 °/°, et le nombre des microbes, expulsés en vingt-quatre heures, serait de 17 trillions [1].

Il faudrait plusieurs pages, pour mentionner la nomenclature des microbes de l'homme adulte. Disons seulement que d'après Roger [2], il existe environ 241 espèces, comprenant 184 bacilles (dont 27 anaérobies), 3 spirilles et 27 micrococoques.

Physiologiquement et cliniquement, on peut, parmi ces bactéries, faire deux groupes : 1° les saccharolytes, au nombre desquels figurent le *Coli commune*, le *Lactis aerogenes* (surtout abondant pendant le régime lacté), l'*Acidi paralactici*, le *Pneumobacille*, le *Duodenalis*, le *Bifidus* [3] ; 2° les protéolytes, anaérobies ; *Mesentericus vulgatus*, *Proteus vulgaris*, *Septicus putidus* (de Roger), *Perfringens*, les deux *Staphylocoques*, le *Putrificus*, etc...

Les *saccharolytes*, qui agissent, comme leur nom l'indique,

1. Roger. *Digestion et nutrition* (1910), p. 207.
2. *Ibid.*, p. 214.
3. Plus fréquent chez les enfants.

sur les *hydrates de carbone*, produisent des fermentations acides. Le *B. coli* attaque fortement les sucres, mais à la condition qu'il ait, en même temps, à sa disposition, un aliment azoté ; il donne de l'hydrogène principalement, et en seconde ligne CO^2 et CH^4 ; les acides sont représentés surtout par de l'acide lactique, accessoirement par de l'acide formique. Le *B. lactis aerogenes* fournit une quantité plus grande de gaz.

Une vingtaine d'espèces, agissant sur la lactose et la glycose, donnent de l'acide carbonique, lactique, acétique, butyrique, etc., acides qui ont la propriété importante d'arrêter la fermentation — et de l'alcool. Sept autres intervertissent la saccharose ; le *Mesentericus* saccharifie, en outre, l'amidon, tout comme le *Perfringens* agit sur les hydrates de carbone, malgré son qualificatif de protéolyte.

Le *B. amylobacter* dissout la cellulose et la transforme en acide butyrique, au moyen d'un ferment ; mais, ce ferment n'agit que sur la cellulose jeune et tendre ; il ne peut rien sur les parties lignifiées et subérifiées. En outre, dans la digestion incomplète des hydrates de carbone, le *B. amylobacter* s'attaque aux résidus.

Dans l'intestin grêle, les microbes, à l'état normal, se bornent à produire des peptones, des acides aminés (ce qui montre leur rôle utile dans la digestion), des acides lactique, paralactique, acétique, et de petites quantités d'acides butyrique et valérianique.

Dans le cours de cet ouvrage, il sera question des fermentations pathologiques des aliments, sous l'action d'une flore bactérienne, anormalement répartie et développée.

La toxicité intestinale. — Mais, il ne faudrait pas croire que les poisons de l'intestin aient surtout une origine alimentaire. « On serait tenté de le supposer, en constatant l'influence du régime lacté. Ce serait, croyons-nous, une erreur. Si le lait diminue la toxicité, c'est parce qu'il dilue les véritables substances toxiques. Celles-ci, en effet, sont essentiellement représentées par des matières, qui proviennent de l'intestin lui-même [1] ». Le gros intestin, malgré l'intensité des putréfactions qui s'y passent, est beaucoup moins riche que le grêle en substances nocives [2].

Les poisons intestinaux ont une triple origine ; ils proviennent, en effet, par ordre d'importance :

1° De substances, élaborées par la paroi de l'intestin (intestin grêle).

2° Des sécrétions, qui se déversent, et des aliments qui arrivent dans l'intestin (intestin grêle).

3° Des putréfactions microbiennes (gros intestin).

Les expériences de ROGER ont montré que l'action des extraits de gros intestin, malgré leur aspect, leur état de putréfaction et la présence de nombreux produits d'origine microbienne, est moins marquée « que celle des extraits pratiqués avec le contenu de l'intestin grêle ».

« Le gros intestin représente un vaste réservoir, où peuvent stagner, sans trop d'inconvénients, les matières intestinales... ce sera à la partie supérieure, dans le duodénum, qu'on décèlera les poisons les plus énergiques. Ainsi, *la toxicité est en raison inverse de l'intensité des putréfactions* [3] ».

Nous aurons à reprendre cette constatation, à propos de l'occlusion intestinale.

LES MOUVEMENTS DE L'INTESTIN. — En plongeant une anse grêle dans un liquide capable de lui conserver sa motilité, par exemple le sérum de LOCKE, modifié par HÉDON, on a pu établir que l'intestin est doué de trois sortes de mouvements [4] :

1° Des contractions *circulaires* ;

2° Des mouvements *pendulaires*, caractérisés par une série

1. ROGER. *Alimentation et digestion* (1907), p. 398.
2. *Ibid.*, p. 35.
3. *Ibid.*, p. 430.
4. Voir, entre autres travaux : R. GLÉNARD. *Les mouvements de l'intestin en circulation artificielle.* (Archives des maladies de l'appareil digestif, février 1914).

d'oscillations courtes, se reproduisant toutes les cinq secondes, en un mouvement de va-et-vient, à la façon d'un pendule ;

3° Des mouvements *péristaltiques*. Les mouvements des diverses parties ne sont nullement synchrones ; chaque anse se contracte pour son propre compte, et semble jouir d'une certaine indépendance fonctionnelle.

Il existe, en effet, des *zones sphinctériennes*, des « cœurs », qui sont sous la dépendance du système nerveux et des glandes endocrines. Ces zones siègent sur la troisième partie du duodénum, à l'iléon terminal, dans la portion droite du transverse et à la jonction sigmoïdo-rectale.

Les ondes péristaltiques sont très courtes ; elles ne dépassent guère deux ou trois centimètres, selon ROGER.

Leur résultat est de faire progresser les aliments. L'acide carbonique, les excitations mécaniques, les irritations chimiques (fermentations acides ou gazeuses, intoxications alimentaires), les émotions exagèrent fortement ces mouvements et amènent de la diarrhée.

Mouvements rétrogrades. — Jusqu'à ces temps derniers, les physiologistes admettaient que les mouvements du tube digestif sont toujours dirigés de la bouche vers l'anus, et que, dans certaines conditions pathologiques, si le contenu de l'estomac est rejeté par la bouche, et si les matières intestinales peuvent refluer dans l'estomac, ce n'est pas par véritable antipéristaltisme, mais en raison d'une compression subie *passivement* par les organes distendus, entre le diaphragme et la paroi abdominale.

Or, il semble bien démontré aujourd'hui que tout le tractus digestif est susceptible de présenter des *mouvements rétrogrades par contraction active*. Exemples : la fréquence des vomissements bilieux ; les régurgitations entéro-gastriques ; la production de vomissements par l'administration d'un lavement, contenant un excès de sel ou de savon ; la fréquence des vomissements dans les affections pelviennes ou intestinales, etc...

En dehors des cas pathologiques, certaines expériences ont montré que *physiologiquement* la rétrogradation peut se faire tout le long de l'intestin. Grützner donne un lavement de 250 centimètres cubes de liquide, tenant en suspension une poudre inerte : poudre de charbon ou de lycopode, graines de pavot, crins de cheval de 1 à 2 millimètres de long. Quelques heures plus tard, ces particules solides ont remonté dans l'estomac. Le bacille de la tuberculose ou le *Bacillus prodigiosus*, injecté dans le rectum, peut se retrouver dans le pharynx [1].

L'étude clinique et radiologique a permis d'observer dans le *gros intestin* un *antipéristalisme* [2], qu'à la suite des recherches les plus récentes on tend à considérer comme *normal et physiologique*.

Certains faits cliniques sont par eux-mêmes suffisamment probants, pour établir l'existence de ces mouvements. L'échappement, par une fistule cæcale, de matières introduites dans la deuxième moitié du côlon, ou *côlon distal*, ne peut s'expliquer que par l'action d'ondes anastaltiques. Plusieurs autres cas chirurgicaux sont également convaincants : chez trois opérés notamment, où l'iléon était réuni au côlon près de l'angle hépatique, le contenu intestinal parvenait jusque dans le cæcum.

Les premières observations radiologiques, qui ont confirmé l'existence de *l'anastalsis* dans le côlon, ont été faites sur des animaux par Cannon. Cet auteur, reprenant ses recherches chez l'homme, a pu identifier nettement des mouvements rétrogrades dans le côlon. Il se forme, entre l'angle hépatique du côlon et le milieu du transverse, un *anneau de constriction tonique*, qui commence à battre, dès qu'il est distendu, par la dilatation du côlon par exemple. De chaque pulsation, naît une onde antipéristaltique. Ces ondes se dirigent rythmiquement vers le cæcum. Elles ne se produisent pas d'une façon constante, ni longtemps ; mais, on peut voir une série d'ondes, d'une fréquence de 5 environ par minute, se continuer pendant quatre

1. *Les mouvements rétrogrades du tube digestif* (Presse Médicale, 13 mai 1918).

2. Lignac. *Les mouvements rétrogrades du côlon. Leur étude radiologique* Presse médicale, 30 janvier 1919).

à cinq minutes. Leur apparition est conditionnée par l'entrée de nouvelles matières fécales, passant du grêle dans le côlon.

Case situe l'anneau de constriction, dans la plupart des cas, au milieu de la moitié droite du côlon transverse. La situation exacte doit varier probablement avec la tonicité du côlon proximal.

Case a observé très fréquemment de l'antipéristaltisme du *côlon distal* chez des iléo-sigmoïdostomisés. Chez ces opérés, le remplissage du côlon se faisait par des ondes successives d'antipéristaltisme, jusqu'à l'angle splénique, puis jusqu'au transverse et jusqu'au cæcum.

Bensaude, Guénaux et Constantin ont fait la même observation chez des sujets non opérés. Selon Mazière, l'antipéristaltisme *normal* du côlon est démontré encore par ce fait que, chez les pensionnaires des bagnes de la Guyane, qui s'introduisent dans le rectum un tube métallique pesant souvent 200 grammes et contenant une réserve d'or, la palpation trouve ce tube-cachette régulièrement vers l'angle splénique du côlon transverse.

Notre connaissance de l'antipéristaltisme du côlon est de date encore trop récente, pour que nous puissions en tirer des conclusions certaines. Il n'en est pas moins vrai que c'est là une découverte du plus haut intérêt pratique, et qu'elle aidera à comprendre bien des symptômes et des anomalies cliniques.

A l'état physiologique, la solidarité entre l'estomac et l'intestin est telle que le travail mécanique de la digestion gastrique se fait sentir, dès son début, et met en branle la contractilité intestinale. La simple arrivée d'aliments dans la cavité stomacale provoque des contractions de l'iléon; le côlon est mis également en activité, puisque bon nombre de sujets sains ont une selle normale immédiatement après le petit déjeuner. Inversement, quand le chyle parvient à l'iléon, il y a fermeture du pylore, c'est le *réflexe iléo-gastro-duodénal* de Barclay ; il explique la stase gastrique engendrée par la stase iléocæcale.

LEBON a vu, devant l'écran, le cæcum se contracter par le titillement de l'estomac avec une sonde [1].

II. — Division de l'ouvrage.

Chacune des fonctions de l'intestin pouvant être viciée, et, le trouble fonctionnel pouvant aboutir à une lésion, qui est, dans certains cas, primitive, le médecin rencontrera dans sa pratique des états morbides, qu'on peut classer sous les rubriques suivantes :

DYSPEPSIES et FERMENTATIONS.

INFLAMMATIONS et INFECTIONS : *entérites, côlites, appendicite, dysentérie, tuberculose, syphilis*, etc.

TROUBLES STATICO-MÉCANIQUES : *ptoses, stase, occlusion, obstruction*, etc...

ULCÉRATIONS et ULCÈRES, PERFORATIONS et FISTULES.

TUMEURS *bénignes et malignes*.

MODIFICATIONS DE CALIBRE : *dilatation* et *rétrécissement*.

TROUBLES CIRCULATOIRES : *hémorroïdes, oblitération des vaisseaux*.

Je suivrai cet ordre, au cours de ce travail, quoique ma classification prête peut-être à la critique.

Puis, j'examinerai les PARASITES, et je consacrerai deux chapitres aux GRANDS SYMPTÔMES et aux GRANDES MÉDICATIONS, pour terminer par un FORMULAIRE THÉRAPEUTIQUE résumé.

Mais, avant d'entrer dans l'exposé pathologique, il est nécessaire de commencer par l'EXAMEN DU MALADE et les DIVERSES MÉTHODES D'INVESTIGATION.

---

1. In LŒPER. *Leçon de pathologie digestive*. Troisième série (1914) p. 214.

PREMIÈRE PARTIE

EXAMEN DU MALADE

CHAPITRE PREMIER

INTERROGATOIRE DU MALADE

La symptomatologie subjective de l'intestin est moins fournie que celle de l'estomac. Les malades ne se plaignent guère que de coliques, de constipation ou de diarrhée, de ballonnement, de gaz. Mais, le moment d'apparition de ces divers malaises, leur durée, leur intensité, leur régularité, leur association avec d'autres symptômes généraux ou éloignés, de même que l'aspect des selles, constituent des éléments d'appréciation souvent importants.

I. — A quand remontent les troubles digestifs.

Ainsi que je l'ai fait remarquer dans un ouvrage précédent, cette question, pourtant simple, est mal comprise, en général.

Alors qu'on demande au malade depuis combien de temps le fonctionnement de son appareil digestif n'est plus normal, il répond en fixant l'époque, depuis laquelle il souffre *beaucoup*.

Telle de mes malades, qui pesait habillée 38 kilos, se disait souffrante depuis seulement trois mois ! Une autre, ptosique abdominale totale au dernier degré, faisait remonter à quelques semaines le début de son état morbide !

Or, en dehors des affections aiguës ou graves, ce n'est pas en quelques semaines, ou quelques mois, qu'on arrive à un poids aussi bas, ni que simultanément le côlon transverse tombe au pubis, le rein droit dans la fosse iliaque, la grande courbure à un travers de main sous l'ombilic dans le décubitus, et le bord inférieur du foie à trois doigts au-dessous du rebord costal.

Le mauvais état général et certaines anomalies abdominales : ventre empâté, dilatation gastrique, etc... permettent toujours d'affirmer l'ancienneté de la maladie. En priant d'ailleurs le patient de mieux se souvenir, on lui fait retrouver presque toujours de vieux malaises dans son histoire.

II. — Antécédents héréditaires et personnels
Genre de vie et de nourriture.

La connaissance de l'état de santé des parents, ou de la maladie à laquelle ils ont succombé, par exemple le cancer, peut être d'une certaine utilité pour le diagnostic. L'état de santé des frères et sœurs, en décelant quelque tare familiale (constipation commune, gastro-entérite, survenue vers le même âge dans la première enfance, fragilité digestive, etc...) montre au médecin qu'il a affaire à une affection originelle, qui sera, sans doute, longue ou difficile à guérir.

Dans d'autres cas, les diverses phases pathologiques qu'a traversées le patient, avant la maladie actuelle, serviront de base d'appréciation, pour savoir s'il s'agit d'une affection intestinale autonome, ou simplement du retentissement d'un autre organe (foie, estomac, rein, etc...) sur l'intestin.

D'autres fois, c'est la profession, ou le genre de vie, qui explique la genèse de l'entéropathie (saturnisme, métiers obligeant à manger en hâte et toujours froid : chefs de train, etc...) — ou bien le climat (séjour aux colonies : dysentérie amibienne, diarrhée d'Indo-Chine, etc...) ou des causes morales.

On ne manquera pas de sonder à fond le malade sur l'existence d'une syphilis ancienne, qui a pu être légère ou mal soignée, ou qui, même bien traitée, est susceptible d'expliquer les accidents abdominaux actuels.

On attachera la plus grande importance au régime alimentaire. Bien des malades, surtout pendant la saison chaude, abusent des hors-d'œuvre et des boissons glacées. D'autres, mangeant au restaurant où ils ont une nourriture mal apprêtée, verraient tous leurs troubles disparaître, s'ils trouvaient une pension vraiment de famille.

III. — Quel est le degré de l'appétit ?

Encore une question, à laquelle il est répondu presque régulièrement à côté, le patient disant qu'il mange peu ou beaucoup, alors qu'on lui demande si son estomac réclame, ou non, de la nourriture, et lui donne une impression de vide, soit aux heures normales, soit entre les repas.

Un certain nombre de malades, alors qu'ils ont un bon appétit, mangent peu, afin d'éviter ou de diminuer leurs malaises post-pradiaux, ou parce que leur estomac leur donne une impression de plénitude, dès le premier plat. D'autres, au contraire, ingèrent une quantité normale de nourriture, en se forçant, alors qu'ils ne connaissent pas la sensation de faim.

Il ne faut jamais s'en tenir à la simple réponse du patient sur la quantité de nourriture qu'il prend ; j'ai entendu, des centaines de fois, des hypersécréteurs continus, qui avaient des fringales à 10 heures du matin et 3 ou 4 heures du soir, me dire qu'ils n'avaient pas d'appétit, parce qu'ils mangeaient peu aux repas.

L'appétit exagéré, coïncidant avec une diarrhée lientérique chez un sujet amaigri à teint terreux, est dû souvent à l'incontinence pylorique et à l'*achylie* gastro-duodéno-pancréatique.

IV. — Moment d'apparition des malaises.

La diarrhée, qui se montre au cours, ou dès la fin du repas, est un simple retentissement du fonctionnement de l'estomac sur le côlon ; c'est donc lui qu'il faudra soigner, autant que l'intestin.

Le ballonnement *abdominal* (et non épigastrique) qu'on rencontre chez certains malades, vers 4 heures du soir, est généralement un signe d'*hypotension intestinale ;* le canal digestif se laisse distendre par des gaz, qu'il n'a pas la force de diriger vers le bas.

La diarrhée, ou les selles pâteuses du réveil, quelquefois à 4 ou 5 heures du matin, indiquent une traversée digestive trop rapide, ou plutôt de l'*hyperhépatie.*

V. — Les gaz.

Ou les gaz ont une odeur nauséabonde, auquel cas il est évident qu'ils sont dus à des *fermentations* anormales ; ou bien, ils ne sentent rien, et alors, ils indiquent de l'*aérocolie,* conséquence elle-même de l'aérophagie. Le malade a-t-il des rots fréquents, constants ou en série ? C'est une confirmation.

VI. — Les douleurs abdominales.

Selon leur siège, leur horaire, leur nature, leur durée, leur association avec tels ou tels symptômes, les douleurs ont une signification très différente. Je renvoie, à ce sujet, au chapitre des GRANDS SYMPTÔMES, pour éviter une répétition inutile.

VII. — La fièvre.

Chez les enfants, les *températures élevées* et passagères, pouvant atteindre 40°, n'ont souvent qu'une signification bénigne ; il suffit d'une simple *indigestion,* ou d'une entérite fugace, pour les provoquer. Chez l'adulte, en dehors d'une gastro-entérite ou d'une *entérite catarrhale*, facile à reconnaître, on pensera à *l'appendicite;* il y a, en même temps, une douleur localisée dans la fosse iliaque droite et des vomissements.

La *petite fièvre continue,* dont se plaignent souvent les gastro-intestinaux, a une signification très différente.

Il suffit de *stase fécale,* ou de *fermentations,* pour que, pendant des semaines ou des mois, le malade ait, après chaque repas, mais principalement le soir, 37°5 à 38°5. Quelquefois même, chez les convalescents, on note une élévation thermique régulière, liée à la *digestion.*

Mais, en règle générale, on devra se méfier, et, chez tout patient accusant une augmentation thermique, qui se maintient pendant longtemps, on recherchera la *tuberculose pulmonaire au début ;* elle est favorisée, chez les entéritiques, par les déperditions minérales et le régime alimentaire souvent insuffisant, auquel ils sont soumis.

VIII. — **Les urines.**

Les renseignements sommaires, fournis à ce sujet par le malade, peuvent être de grande utilité : soit qu'il y ait *polyurie,* qui fera penser au diabète et rattacher à cette diathèse les troubles digestifs — ou *anisurie,* qui attirera l'attention sur le foie — ou *pollakiurie,* qui fera penser à quelque rétention vésicale et à une dyspepsie urinaire chez un sujet âgé — soit que la teinte soit *acajou* (urobilinurie) ou *laiteuse* (phosphaturie, donc déminéralisation, si fréquente chez les hyperchlorhydriques et les entéritiques) — soit que le dépôt, laissé par les urines, soit *couleur brique :* urates — soit que la surface des urines soit recouverte de *pellicules irisées,* etc..

IX. — **Les variations de poids.**

La plupart des sujets intestinaux de longue date ont un mauvais état général, soit à cause d'une *diarrhée* tenace, soit à cause d'une *auto-intoxication* chronique, soit à cause de la *privation de vitamines*, qui est parallèle du régime hydrocarboné trop exclusif, soit par une *viciation de la digestion duodénale.*

Dans le *cancer du rectum*, l'amaigrissement peut être lent. Si l'on ne pratique pas le toucher, on risque, devant des signes de banale entéro-côlite et la conservation d'un assez bon état général, de méconnaître la tumeur, ce qui constitue une erreur grave. Je viens de voir un homme de 52 ans, qui se plaint depuis sept mois de coliques modérées avec ténesme, et dont les selles sont glaireuses et sanguinolentes; son poids n'a presque pas varié et est paranormal : 60 kilos, au lieu de 62 kilos ; or, le toucher permet de sentir, à 8 centimètres de l'orifice anal, le bas d'une tumeur rectale postérieure et solidement fixée. Ce malade était soigné à l'émétine et à l'ergotine.

X. — Aspect et fréquence des selles.

Lorsqu'un malade accuse des selles liquides *peu abondantes*, il ne faut pas se hâter de dire qu'il y a diarrhée, mais penser, au contraire, à de la *fausse diarrhée*, qui est caractérisée par la présence de matières dures, ovillées, dans le liquide. De même, les selles peuvent être régulières et quotidiennes, mais insuffisantes, et correspondre à une *constipation* quantitative.

Les *selles rubanées* indiquent un rétrécissement du rectum, ou un simple spasme de l'orifice anal.

J'ai vu plus d'un patient épouvanté par la *coloration noir-vert* des matières, après absorption de *bismuth. Les sels de fer* donnent une teinte analogue. Les selles *melaniques* sont facilement reconnaissables, à leur consistance et à leur couleur de poix.

Je n'insiste pas davantage, la séméiologie des fèces faisant l'objet d'un chapitre spécial, où la question du mucus, du sang, etc., est longuement traitée.

CHAPITRE II

EXAMEN CLINIQUE DU MALADE

I. — Examen extérieur.

Santé normale = aspect corporel normal. Telle est l'équation élémentaire et capitale à la fois, dont chacun pourra vérifier l'exactitude dans sa pratique, et qui a été établie par divers auteurs [1].

Dès que la circulation est troublée, soit dans tout le système vasculaire, soit dans un membre ou dans un viscère, par compression périphérique, par stase, par atrésie, par encrassement ou spasme des capillaires ou des lymphatiques ; dès qu'il y a accumulation ou dépôt de produits solides, qui devraient physiologiquement être éliminés par la peau, l'urine ou les fèces ; dès que les échanges nutritifs de l'intimité des tissus sont accélérés ou retardés ; dès que l'influx nerveux, qui, d'une part, préside partiellement (peut-être même à un degré important) à ces mutations et qui, d'autre part, donne la tonicité et la motilité aux muscles de la vie volontaire et sympathique, en même temps qu'à certains organes : estomac, intestin, etc... est devenu insuffisant ou excessif, l'équilibre de vitalité est rompu : il y a perte ou augmentation de matière corporelle, ou agencement défectueux des molécules somatiques.

Les obèses sont tous des malades, les maigres sont tous

---

1. Sur la morphologie humaine, voir : Sigaud, *Origine de la maladie* (1912).- *La forme humaine, sa signification* (1914)-Arone : *La morphologie humaine* (1915)-Chaillou et Mac-Auliffe : *Morphologie médicale* (1912).

des malades. Dans ces deux catégories, en dehors des troubles subjectifs, qui peuvent faire défaut, un examen complet, tant au point de vue clinique qu'au point de vue du métabolisme et des diverses sécrétions ou excrétions (analyse des urines, etc.), fait toujours découvrir une anomalie.

Non seulement, l'habitus extérieur permet de juger de l'état global de santé ; mais, il existe un rapport entre telle texture de l'organisme et tel groupe d'états morbides. A un type déterminé correspond tel complexus pathologique actuel, on pourrait même dire : futur.

STILLER a décrit *l'habitus enteroptoticus seu atonicus.* Il est caractérisé par la gracilité du squelette, la finesse et la pâleur de la peau, la longueur des bras, un cou mince et long, une cage thoracique allongée, une diminution du diamètre sterno-vertébral, une augmentation de la distance xipho-ombilicale, un abaissement des côtes qui sont très obliques. C'est, en somme, le *type Faible* de SIGAUD. On peut, dès l'adolescence, lui prédire de la constipation, de l'entérocôlite, de la ptose intra-abdominale, un état dyspeptique tenace, de la neurasthénie, etc.

Quand un praticien voit arriver dans son cabinet une femme amaigrie, plutôt longue, qui accuse des troubles dyspeptiques et de la faiblesse générale, il peut être certain d'avoir devant lui une déséquilibrée du ventre, avec le cortège des symptômes : anémie, constipation, insomnie, nervosisme, et souvent pessimisme ! Chez ce type, la dyspepsie est presque toujours secondaire, et le traitement devra consister en une sangle, du massage général et local, une alimentation suffisante et du repos, plutôt qu'en une ordonnance polypharmaque.

En opposition totale avec cet état, est *l'habitus apoplecticus seu emphysematosus,* qui correspond au *type Fort.* Le poids est surnormal ou normal, la taille moyenne ou haute, mais puissante, le thorax large et profond, le cou court et gros, la musculature fortement développée, le teint coloré. C'est le type des bons vivants et des optimistes. Ceux-là sont rarement dyspeptiques ; mais, les affections cardio-vasoulaires, les affections rénales, le diabète floride, la congestion hépatique, l'artério-sclérose les guettent ; ils finissent par de la sclérose rénale ou par une congestion célébrale.

Outre l'habitus général, il est deux centres, où viennent se refléter les états morbides, passagers ou chroniques, généraux ou locaux ; ce sont la *face* et *l'abdomen*.

Chacun sait combien, et avec quelle rapidité, un malaise aigu, tel qu'une diarrhée, durant seulement une demi-journée— ou une nuit d'insomnie — ou un surmenage de courte durée, modifie l'expression de la physionomie et même la forme du visage. OEil terne, figure tirée, bouffissure des paupières inférieures sont la signature de la fatigue physique ou d'une phase morbide aiguë.

Lorsque l'état pathologique est ancien, peu importe qu'il s'agisse d'une affection cardiaque, d'une maladie des voies digestives, de tuberculose pulmonaire, ou d'un autre complexus morbide, les modifications de la face deviennent permanentes. On note de l'*empâtement* du menton ou de la nuque, de la tuméfaction des *conjonctives* et surtout des dépôts, d'aspect et de nature variables : les *dépôts* de couleur ocre ou rouille, sont plutôt un simple avertissement ; ils correspondent à un stade intermédiaire entre l'état morbide fonctionnel prolongé et le trouble définitif — les dépôts, de couleur verdâtre, indiquent une maladie de foie — les *varicosités*, les petits amas de graisse jaune, et ceux de matière presque incolore, traduisent la morbidité définitive (SIGAUD.)

Relativement aux maladies du tube digestif, **la coloration de la peau** est quelquefois significative. Le *teint blafard* indique une anémie profonde, et fera soupçonner soit une hémorragie abondante et récente(ulcus, cancer), soit une perte de sang lente et répétée (saignotement de l'ulcus duodénal, dysenterie, hémorroïdes, etc... L'anémie est fréquente chez les entéritiques, par suite de leur déperditions diarrhéiques, de leur déminéralisation et de leur auto-intoxication.

La *teinte subictérique* de la peau et des muqueuses engagera à pousser l'investigation du côté du foie, qui pourra être le seul organe atteint, ou subir le retentissement d'une affection initiale. Le teint *jaune-paille* des cancéreux est suffisamment connu ; il peut, du reste, manquer.

On notera les *éruptions acnéiques*, l'*urticaire*, les *xanthodermies*, les *taches rubis* sur l'abdomen et le thorax, les cicatrices d'adénites tuberculeuses au cou, les chapelets ganglionnaires, etc...

On observera avec attention le volume du cou et l'exophtalmie, pour ne pas rattacher à l'intestin la diarrhée de la *maladie de* Basedow.

Les **gencives** présentent un *liseré : bleu* dans le saturnisme (colique de plomb) — *vert*, dans le cuprisme — *rougeâtre*, dans l'hydrargyrisme, etc...

L'état de la **dentition** est de la plus haute importance, quoique certains sujets édentés prétendent fort bien mastiquer. L'émail est attaqué par la réaction acide de la salive, dans l'hyperchlorhydrie.

On pourra être frappé par la **mauvaise haleine**, qui indiquera de la carie dentaire, des fermentations gastriques, ou de la putréfaction intestinale, la muqueuse pulmonaire servant de voie d'élimination à divers acides, gaz ou éthers, élaborés dans le côlon.

La langue n'est pas un miroir fidèle de l'estomac ; pourtant, d'une façon générale, les malades du tube digestif ont la langue recouverte d'un *enduit blanchâtre*, jaunâtre ou brunâtre. Des *plaques noires*, adhérentes, situées surtout en arrière, indiquent un état hépatique. Une *langue très rouge* est fréquemment en rapport avec une forte hyperacidité de l'estomac. Quant à dire que la langue blanche et étalée est un signe d'hypoacidité, cette opinion est démentie complètement par mes observations.

G. Leven fait de la *langue rouge, humide et brillante* un petit signe de l'aérophagie (ou plutôt de la sialorrhée), qui détermine souvent des symptômes intestinaux.

Couillaud[1] a décrit le *Signe de la langue*, comme caractéristique de l'*ascaridiose* et de l'*oxyurose*. Il consiste en une hypertrophie des papilles fongiformes, qui apparaissent, sur le fond de la muqueuse linguale, sous l'aspect de points rouges, répartis sur les bords de la région antérieure et sur la pointe de la langue. Cette hypertrophie disparaît rapidement après l'expulsion des parasites.

On n'oubliera pas que les pastilles au *bismuth* provoquent une coloration noirâtre de la langue, la *rhubarbe* une couleur jaune-safran, le *lait* un enduit blanchâtre.

La langue peut *s'exfolier*, ou présenter par places des ulcérations superficielles. Les *fissures* sont en rapport avec une syphilis ancienne ou héréditaire.

Coutaret à décrit le **jaune palatin**, résultat d'un état dyspeptique ancien, ayant retenti sur le foie. Il s'étend à tout le voile, ou bien est limité au rebord ; il est uniforme, ou dessine latéralement deux ovales, en forme d'amande.

Dans les dyspepsies chroniques, et surtout dans les gastro-entérites infantiles, on trouve des **aphtes** et des taches de **muguet**, qui apparaissent sur la voûte palatine, la face interne des joues et le plancher de la bouche.

Mais, c'est principalement **l'aspect de l'abdomen**, qui traduit l'état morbide de l'organisme. J'insiste encore sur le sens tout à fait général de ce terme, et sur ce fait que les anomalies de forme du ventre peuvent se rencontrer dans des maladies à point de départ extra-digestif. On les trouve, non seulement dans les affections gastro-intestinales, mais dans l'hypodynamisme de l'organisme, par exemple après une fièvre typhoïde, dans la tuberculose pulmonaire, alors que le patient a un poids normal, après la grossesse, etc.

Ce serait une erreur complète de croire que régulièrement il s'agit de mollesse et de *chute du ventre*, surtout visible en faisant mettre le malade à quatre pattes, ou en comparant la

1. Thèse de Paris (1920).

forme de son abdomen dans la position couchée et dans la position debout. Il est des ventres qui, dans le décubitus dorsal, présentent des *bosses* alternant avec des *creux*, par exemple une proéminence suspubienne ou bilatérale, et une dépression en cuvette à l'épigastre.

Chez certains sujets maigres, on trouve un ventre proéminent, aussi bien dans la position couchée que debout, et *dur ou ferme*. C'est ainsi que je viens de voir une malade de 45 ans, qui pèse habillée 48 kilos, et dont le ventre offre l'aspect de celui d'une primipare, enceinte de 5 mois. La main n'arrive pas à pénétrer dans ces abdomens, contrairement à ce qui se passe dans les abdomens atones, où le plan dorsal est facilement atteint par les doigts. Ce n'est pas du météorisme (dans lequel la paroi est souple et rénitente) ; c'est de l'empâtement, du gonflement, *dense*.

Chez d'autres, on a l'impression d'un paquet de chiffons mouillés, à la surface duquel font saillie les anses grêles.

Dans certains cas, la paroi a presque disparu, tant elle est mince. La moindre chiquenaude provoque du clapotage gastrique. On distingue même quelquefois, soit l'estomac en masse, dont on suit facilement le mouvement respiratoire d'ascension et de descente, soit une partie des anses grêles. Parfois, on voit des *contractions vermiculaires* de l'iléon, indépendamment de toute obstruction.

Ces divers types de ventre ont tous perdu leur élasticité, comme l'ont perdue l'intestin et l'estomac qu'ils renferment, et comme l'organisme, envisagé globalement, a perdu sa force. Un abdomen affaissé et atone, ou globuleux et empâté (sans rénitence) ne se rencontre pas chez un sujet en bonne santé.

A mesure que la maladie causale s'améliore, même si elle ne doit jamais se guérir complètement, la forme du ventre se modifie, se rapprochant de la normale, ou *la paroi reprend du ton,* ce qui veut dire que *les viscères sous-jacents retrouvent quelque vigueur.* C'est ainsi que la malade dont je viens de parler, croyait avoir maigri, parce que son ventre avait « diminué » ; en réalité, cette diminution de proéminence était la conséquence du mieux survenu dans son état (congestion biliaire avec atonie gastrique). Inversement, un ventre creux tend à devenir simplement plat, ou à bomber, quand l'état général s'améliore.

On ne confondra pas la pariétoptose, c'est-à-dire la perte de tonicité du plan musculaire, avec la chute du panniocule adipeux, chez les sujets à gros ventre. Si l'une et l'autre peuvent coexister et atteindre un égal degré, la dernière se rencontre quelquefois seule ; c'est le *ventre en tablier*.

Le *gonflement épigastrique* après les repas, traduit une faiblesse de la musculature de l'estomac, qui ne résiste pas à l'extension des gaz par la chaleur et le travail de la digestion.

La *concavité totale* de l'abdomen se rencontre chez les sujets inanitiés.

On ne laissera pas passer inaperçues les petites *hernies* de la région inguino-crurale ou de la ligne blanche, ces dernières étant constituées par un lipôme ou par l'épiploon, et amenant souvent des douleurs gastro-intestinales et même des vomissements.

On remarquera, ou on recherchera, la *proéminence herniforme des flancs*, en ligne oblique, surtout par l'effort déterminé par le passage de la position couchée à la position assise ; quelquefois, il existe parallèlement une proéminence médiane en V — *l'écartement entre les muscles droits*, — la *voussure anormale* de l'hypocondre droit (rarement gauche) qui fera songer à une cirrhose hépatique hypertrophique ou à un kyste hydatique.

Divers auteurs, entre autres BERNHEIM, ROUSSY, etc., ont décrit récemment le *gros ventre en accordéon*, rappelant celui d'une femme enceinte de 7 mois, et tour à tour proéminent et affaissé. On constate, à certains moments, des bruits divers.

J'en ai observé un cas chez une fillette de 12 ans et un autre chez un homme d'une quarantaine d'années.

DÉNÉCHAU en fait une phrénonévrose. Or, dès 1898, L. VINCENT avait nettement décrit les variations de volume du ventre, qui se montrent tantôt par périodes de plusieurs jours ou de plusieurs semaines, — tantôt après le repas, durant une ou quelques heures — tantôt affectent une allure *régulièrement cyclique* en vingt-quatre heures. « Ces variations de volume s'observent dans la période intermédiaire à la compensation vraie et à la déchéance irrémédiable ; elles sont dues à un véritable ballonnement, et quelle que soit leur forme clinique, leur signification est la même : elles traduisent les efforts d'une tonicité digestive, qui va s'épuisant chaque jour, mais qui n'a pas encore dit son dernier mot [1]. »

En face d'un ventre en tonneau, complètement tendu, ou étalé sur les flancs, on pensera à l'**ascite**, et on recherchera la *sensation de flot* par le procédé habituel. La ligne de matité de l'ascite est concave en haut ; celle du kyste de l'ovaire concave en bas. On recherchera le *clapotage intestinal* dans l'ascite cloisonné ou dans l'occlusion ; mais, on se souviendra que le *clapotage cæcal* est une banalité.

Les **vergetures**, conséquence de la grossesse chez la femme, se rencontrent, de temps en temps chez l'homme, quand le ventre a été distendu par un embonpoint exagéré, puis qu'un amaigrissement notable est survenu.

Les **dilatations veineuses** témoignent, le plus souvent, d'un obstacle circulatoire intra-hépatique (*circulation collatérale*). Quand le réseau veineux est dirigé *de haut en bas*, c'est-à-dire quand le calibre des vaisseaux est surtout prononcé à la base du thorax, et que les ramifications s'amincissent à mesure qu'elles gagnent la partie inférieure de l'abdomen, il y a *gêne portale*. Quand l'origine du réseau est abdominale, et que les rameaux se dirigent *vers le haut*, il s'agit de thrombose de la *veine cave inférieure*. Dans d'autres cas, la disposition est *mixte*.

Quelquefois, le réseau cutané, développé outre mesure, mais ne constituant pas une vraie circulation collatérale, est seulement la conséquence de l'atonie, de la perte d'élasticité de la paroi veineuse.

---

1. *Traité de l'exploration manuelle des organes digestifs* (1898), p. 61.

MIRAILLÉ [1] a signalé les *varicosités de la base droite du thorax* dans l'hypertension portale. De mon côté [2], j'ai attiré l'attention sur l'existence de *fines varicosités, en ceinture discontinue* médiothoracique, occupant par conséquent aussi bien le côté gauche que le côté droit, dans les affections bénignes du foie. J'ai même cru pouvoir en faire un signe qui, à lui seul, permet d'affirmer l'existence d'un trouble hépatique chronique.

Chez les sujets à ventre ptosé, on fera l'**épreuve de la sangle** : placé derrière le malade, le médecin enserre la région hypogastrique, en la soulevant ; immédiatement, le patient éprouve un soulagement, c'est-à-dire la disparition du poids qui le gêne constamment, quand il est debout — et la respiration, généralement courte et incomplète, devient ample et plus profonde. Dès qu'on lâche le ventre, les phénomènes réapparaissent. Sans plus ample informé, le port d'une sangle est, dès lors, indiqué.

L'épreuve inverse ou *paradoxale* se rencontre rarement.

Les battements aortiques, souvent visibles au niveau du creux épigastrique, et quelquefois subjectivement gênants pour le malade, n'indiquent, le plus souvent, qu'un état de nervosisme, lié ou non à l'entéroptose.

Quant aux **contractions péristaltiques et antipéristaltiques** de l'estomac, qui constituent un bon signe de sténose du pylore, on ne doit pas les attendre pour faire le diagnostic, car elles manquent souvent, même à la période ultime de la maladie.

BOUVERET a décrit autrefois la **tension intermittente de l'épigastre,** qui a la même signification.

1. *Archives des maladies de l'appareil digestif* (septembre 1914).
2. *Les veinosités thoraciques, signe important des affections hépatiques bénignes* (Société de Médecine de Paris, 12 mars 1920).

II. – **La percussion de l'abdomen.**

Pour la délimitation des organes abdominaux[1], la percussion est un assez mauvais moyen d'examen.

Lorsqu'il n'y a pas de tympanisme intestinal, la limite inférieure du **foie** peut être trouvée facilement par la percussion *faible*. La ligne de matité supérieure (à deux travers de doigt sous le mamelon — cinquième espace intercostal) pouvant, d'autre part, être déterminée avec certitude, dans le plus grand nombre des cas, par la percussion *forte*, on obtient alors la zone de matité hépatique réelle, qui, sur la ligne mamillaire, est de 10 à 11 centimètres à l'état normal, chez l'homme, et de 8 à 9 chez la femme.

En face d'un foie petit, on ne conclura à une affection hépatique que si le sujet a un embonpoint moyen. Un foie, physiologiquement normal, diminue de volume par absence de réserves graisseuses dans son parenchyme.

Dans l'appréciation de la hauteur du foie, il faut tenir compte de l'influence de la respiration ; en effet, le bas du poumon descend pendant l'inspiration, et diminue la zone de matité. A noter également que la limite supérieure de l'organe remonte, dans la station debout, par suite d'un mouvement de bascule en avant. (Le Noir et Delort.)

Lorsque le côlon ascendant est rempli par des gaz, la percussion du foie, dans sa partie inférieure, fournit une sonorité franche, et il faut renoncer à dire si l'organe est normal ou atrophié.

Même en l'absence de pneumatose intestinale, la percussion du foie risque de faire trouver l'organe plus petit qu'il ne l'est,

---

1. A noter *l'influence de l'orientation du sujet*, tourné vers tel ou tel point cardinal, sur la variation de la zone de matité des viscères. Cette zone se modifierait également et instantanément par le fait que le patient rapproche ses pieds ou ses mains, fermant ainsi le circuit — et qu'une personne étrangère approche de l'organe l'extrémité de ses doigts (Abrams et J. Regnault. *Société de pathologie comparée*, 10 février 1920).

car le bord inférieur est éloigné de la paroi abdominale ; on peut tourner, en partie, la difficulté, en déprimant fortement, avec la main gauche, la paroi, de façon à l'accoler au foie, c'est-à-dire à intercepter la couche sonore de gaz.

Dans les cas assez fréquents, surtout chez la femme, où le bord inférieur du foie est aminci est mou, il tend, dans le décubitus horizontal, à pendre verticalement ou obliquement ; la percussion est incapable alors de délimiter l'organe ; elle le trouve plus petit qu'il ne l'est en réalité.

Inversement, le foie peut-être trouvé plus gros qu'il ne l'est, par accumulation de matières fécales dans l'angle côlique droit — par rotation autour de son axe transversal, la face supérieure devenant antérieure (GLÉNARD) — par déformation sans augmentation du volume total (foie allongé, en gourde, etc...).

C'est sur la palpation qu'on doit surtout compter pour fixer le niveau inférieur réel du foie, quand cet organe est anormal ou déformé.

Il en est de même pour *l'estomac*.

Pourtant par le *procédé de la chiquenaude* que j'ai signalé en 1912 [1], et qui n'a pas à être décrit, tant il est simple, on arrive assez régulièrement à un résultat, en raison de sa finesse ; il permet de distinguer les faibles différences de tonalité, surtout à la fin de l'inspiration, moment où la face antérieure de l'estomac se rapproche de la paroi abdominale.

Si la percussion de l'abdomen donne peu de résultats, au sujet des dimensions des organes y contenus, elle fournit, par contre, des indications de la plus haute valeur sur le degré de vitalité de ces organes.

Comme le dit SIGAUD, qui a fait une innovation en médecine, en étudiant la biophysique abdominale, la membrane di-

---

1. *Exploration manuelle de l'estomac*, etc... (1912), p. 73 (chez Rousset). Je n'ai trouvé ce procédé mentionné que dans PALASNE de CHAMPEAUX (*Manuel de sémiologie médicale*, 1919, p.37) et attribué à BERTRAND.

gestive est une membrane vivante, dont les propriétés physiques sont modifiées par l'activité vitale ; *les variations de la sonorité abdominale traduisent l'état physiologique des divers segments du tube digestif.*

A l'état normal, la résonance gastrique prédomine sur la résonance cæcale, laquelle dépasse, à son tour, la résonance de l'intestin grêle : c'est le *damier normal.*

Lorsque la vitalité du tube digestif diminue, pour faire place à l'asthénie, on a le *damier inverse,* la sonorité cæcale l'emporte sur celle de l'estomac, et la résonance de l'intestin grêle dépasse celle du cæcum. L'influence de la simple fatigue physique sur la mosaïque sonore de l'abdomen est facile à mettre en évidence.

Dans l'*état parétique,* forme terminale de l'asthénie, le ventre a une résonance uniformément basse ou grave ; toute trace de damier a disparu.

Le tympanisme est dû à la tension brusque des parois d'un segment digestif, et à la fermeture de ses orifices. Selon que ce son est *aigu, amphorique, bas* ou *caverneux,* on peut apprécier cliniquement l'état de tension de l'estomac et de l'intestin. Pratiquement, il marque « la limite extrême d'excitabilité, compatible avec le travail fonctionnel ; si les excitations s'accumulent, la fibre musculaire cède, la cavité s'affaisse et la fonction s'éteint [1] ».

D'après HAVES [2], le *duodénum dilaté* pourrait être reconnu à la percussion par une zone de tympanisme, siégeant derrière le muscle droit, à droite et en arrière du pylore, entre la matité du foie et la bande sonore du côlon. Une pression ascendante, exercée pendant une demi-minute, juste au-dessus de l'ombilic, suffirait à faire disparaître ce tympanisme ; on entendrait alors un gazouillement sonore.

---

1. SIGAUD. *Traité clinique de la digestion et du régime alimentaire,* t. II (1900, p. 71).
2. KELLOG. *Surgery, gynec. and obstet.* (février 1918).

III. — La palpation de l'abdomen.

A. — PALPATION SUPERFICIELLE
LES POINTS DOULOUREUX ABDOMINAUX.

La palpation superficielle renseigne d'une façon exacte sur la tonicité de l'abdomen ; elle complète matériellement l'examen visuel du tronc dans les diverses positions : stations verticale, horizontale, à quatre pattes. La main s'enfonce plus ou moins facilement dans la masse abdominale, et elle transmet des impressions diverses de *mollesse*, d'*œdème*, d'*effondrement*, de *tremblotement*, à la moindre secousse, de *rénitence*, de *défense musculaire*, d'*élasticité*, d'*empâtement général*, etc..., tous états suffisamment explicites, sauf le dernier, qui est l'indice d'un épuisement complet des fonctions digestives.

La facile insinuation des doigts, et même de la main tout entière, entre les muscles droits témoigne d'une laxité extrême de la *ligne blanche*, quand il ne s'agit pas de vraie *éventration*.

La palpation superficielle permet de découvrir, dans certains cas, les *tumeurs* de la face antérieure de l'estomac ou de l'intestin. On évitera de prendre pour un néoplasme les reliefs, quelquefois très développés, des muscles droits, ou les *tumeurs fantômes* de l'intestin [1], dus à une accumulation de gaz, empêchés de circuler par un spasme ou par une coudure momentanément trop prononcée.

Le diagnostic est difficile, car ces pseudo-néoplasmes s'accompagnent fréquemment d'amaigrissement, de fièvre, de douleurs vives et de débâcles diarrhéiques, qui en imposent pour

---

1. Les *kystes gazeux de l'abdomen*, qui sont très différents, constituent une affection rare, qui a été étudiée par LETULLE et TUFFIER (Académie de Médecine, 1er juillet 1919).

une affection grave. On les distinguera par certains caractères : forme régulière, allongée ; grande sensibilité à la palpation ; modification rapide, soit spontanée d'un jour à l'autre, soit pendant un examen, sous l'action des doigts ; absence de ganglions ; atténuation ou disparition par la médication antispasmodique.

Le *rein flottant au dernier degré*, c'est-à-dire tombé dans la fosse iliaque, et devenu superficiel, est souvent très accessible à la main, de même que le *cæcum*, qui fait quelquefois relief, sans qu'il y ait la moindre tumeur.

Les *tumeurs stercorales*, localisées à l'S iliaque, se présentent sous la forme de masses allongées, volumineuses et sensibles à la moindre pression.

L'hépatomégalie et la *splénomégalie* accentuées, accompagnées de *cirrhose*, sont facilement accessibles à la main.

La palpation superficielle renseigne exactement sur la *sensibilité de l'abdomen*.

Une vive hyperesthésie cutanée fera songer, le plus souvent, à quelque névropathie, si elle est généralisée à tout le ventre. Au contraire, si elle est bien localisée, c'est-à-dire si elle siège au niveau de l'estomac, du foie, de l'S iliaque, elle indiquera une affection réelle, légère ou grave, de l'un de ces organes, ou le retentissement sur lui d'une maladie d'un autre segment du tube digestif.

Peut-être, faut-il faire intervenir l'irritation de certains segments médullaires (6° à 9° dorsales, correspondant, sur la face antérieure du tronc, à la région comprise entre le cartilage ensiforme et l'ombilic) par retentissement de l'irritation du plexus solaire sur la moelle, dans la zone qui lui envoie certains filets (Zones de HEAD).

D'après HAENEL, le pincement de la peau dans cette région serait particulièrement douloureux chez le tiers des gastropathes.

La *douleur cæcale se rencontre, souvent forte, chez plus des trois quarts des malades du tube digestif*. Au lieu de signifier typhlite ou pérityphlite, elle traduit, en général, une affection de l'estomac ou du foie, et elle doit inciter le médecin à pousser de ce côté son investigation. Le diagnostic d'appendicite vient beaucoup trop souvent à l'esprit du praticien ; le plus souvent, il ne s'agit que de cœcalgie, et beaucoup de malades sont opérés de façon illégitime.

On ne confondra pas la douleur *en masse* du cæcum avec le *point de* Mac-Burney, ni avec celui de Lanz, situé plus bas, à l'union du tiers externe avec le tiers moyen de la ligne bispino-iliaque.

Chez la femme, la *douleur annexielle droite* risque d'être confondue avec l'*appendicite chronique*. On la distinguera par le toucher.

La *douleur de l'S iliaque* est moins fréquente que celle du cæcum. Elle est rarement due à une sigmoïdite ou à la coprostase ; elle me semble être généralement la conséquence d'un spasme, ou un simple retentissement de l'hyperesthésie gastro-cœcale.

La *douleur du foie* traduit, soit la lithiase biliaire, soit, plus souvent, la congestion banale ou une cirrhose de nature variable, soit une sensibilité particulière de tout l'organe, hyperesthésie, qui est d'origine réflexe, en général gastrique. La palpation profonde permettra de fixer le diagnostic.

La *douleur épigastrique* **médiane** correspond à une irritation du plexus solaire, que celle-ci soit d'origine *dynamique*, née sur place, ou bien consécutive à une excitation cérébro-rachidienne — ou *statique* (tiraillement par ptose). Mais, elle peut aussi bien être *organique*, ainsi que Hayem l'a dit dernièrement.

Il est de même intéressant de noter que la douleur solaire provoquée, qui existe chez un grand nombre de dyspeptiques, *peut faire défaut chez les vieux gastropathes, même porteurs d'une lésion grave.* Le temps, au lieu d'augmenter la sensibilité du plexus solaire, l'a inhibée ; ce centre est devenu anexcitable.

La *douleur épigastrique* **latérale** est en rapport avec un état pathologique du tissu gastrique lui-même, soit qu'il y ait lésion réelle, ou congestion, soit qu'entre en jeu une simple hyperesthésie ou une irritation de la muqueuse.

Une remarque importante à faire, à ce sujet, c'est que la douleur peut être très vive, à une pression *légère*, telle que celle de la percussion habituelle, qui détermine un certain ébranlement — ou d'un choc superficiel, tel qu'une chiquenaude, — et faire défaut, à une pression profonde, *forte*, et maintenue un certain temps ; j'ai insisté sur cette anomalie, à diverses reprises, depuis dix ans, et j'ai été heureux de voir le professeur HAYEM démontrer le bien-fondé de cette opinion [1]. Aussi, ai-je renoncé à l'emploi de tout appareil, destiné à mesurer la sensibilité épigastrique.

Si la douleur siège à gauche, l'hésitation n'est guère possible.

Si elle est à droite, le diagnostic doit être fait avec la sensibilité du *lobe gauche du foie* et de la *vésicule biliaire*. Lorsque l'estomac est abaissé, ce qui est presque la règle chez les dyspeptiques de longue date, la palpation profonde, à défaut de la radioscopie, résoudra le problème. La douleur hépatique est plus superficielle que la douleur pylorique. Pour la vésicule, on peut localiser l'exploration, en appuyant avec l'extrémité d'un doigt à l'intersection du bord externe du muscle droit et de la dixième côte ; là encore, la sensibilité est moins profonde.

GLÉNARD et HAYEM localisent dans le lobe gauche, et non à l'estomac, la douleur de la partie droite du creux épigastrique.

La distinction entre la douleur gastrique, la douleur de la *pancréatite chronique*, et la douleur de *l'aortite abdominale* de TEISSIER est souvent difficile. CHAUFFARD a décrit une zone « pancréatique », comprise dans un angle formé par une ligne verticale de 5 centimètres de hauteur, partant de l'ombilic, et par une oblique allant de ce point au creux axillaire. DESJARDINS a localisé le point pancréatique à 5 ou 6 centimètres de l'ombilic, sur cette ligne oblique.

---

1. *Exploration des points douloureux abdominaux par le procédé du martelage* (Académie de Médecine, 24 février 1920).

Chez les malades amaigris, sujets à des crises douloureuses médianes et profondes, et dont le creux épigastrique est très sensible, on pensera à une *pancréatite*, et on recherchera le sucre dans l'urine.

La compression, même modérée, du creux épigastrique, c'est-à-dire du plexus solaire, détermine souvent une douleur à distance : cæcum, S iliaque, seins, tête, — ou des symptômes plus ou moins pénibles : constriction à la gorge, sensation d'angoisse, vertige, impression d'anéantissement, etc...De même, la douleur cæcale provoquée se transmet à l'S iliaque, et réciproquement, ou bien elle irradie vers le plexus solaire.

Ces irradiations variées montrent toute l'importance du sympathique abdominal ; toutes les fois que le praticien constate une sensibilité anormale provoquée, il doit *penser autant à une simple irritation des plexus qu'à une affection organique*.

Phénomène curieux : quelquefois, la pression du cæcum fait naître une douleur épigastrique, c'est-à-dire solaire, alors que la pression directe sur le creux épigastrique n'a aucune action.

Certains auteurs ont décrit des *points dorsaux*. C'est ainsi que BOAS voit un signe d'ulcère gastrique dans un point, situé à gauche de la colonne vertébrale, au niveau de la dixième ou douzième dorsale ; à l'ulcère pylorique correspondrait un point, placé au même niveau, mais à droite. Pour SEIDL, ces points s'étageraient de la septième dorsale à la troisième lombaire. Dans la cholélithiase, le point serait à deux ou trois travers de doigt à droite de la douzième dorsale.

A côté de cas positifs, j'en ai trouvé bon nombre de négatifs, et je crois qu'il vaut mieux ne pas s'attarder à cette recherche.

Par contre, il faut tenir grand compte du *point phrénique*, en dehors du chef claviculaire du sterno-cléido-mastoïdien, et du *point du moignon de l'épaule*. Ces deux localisations douloureuses, quoique n'appartenant pas anatomiquement à l'abdomen, sont en rapport avec une affection hépatique.

LES POINTS DE PINCEMENT DE LIGAT. — LIGAT a montré récemment[1] que le pincement de la peau, au niveau d'organes malades, était douloureux sur une surface losangique d'un centimètre de côté avec grand axe vertical.

Le point relatif à *l'estomac et au duodénum* est situé au milieu d'une ligne, joignant l'ombilic à l'appendice xiphoïde.

Le point de la *vésicule biliaire* est à l'intersection de la ligne, joignant les extrémités inférieures de la X° côte, et d'une verticale située à mi-distance de la ligne médiane et de la ligne mamelonnaire.

Le point situé à l'union du 1/3 interne et des 2/3 externes de la ligne allant de l'ombilic à l'épine iliaque antéro-supérieure, correspond à l'*appendice*.

Le point situé au 1/4 supérieur de la ligne, joignant l'ombilic au pubis, correspond à une lésion de l'*intestin grêle*.

Le point situé au 1/4 inférieur de la ligne, unissant l'ombilic au pubis, se rapporte au *gros intestin*.

Les points situés au 1/4 inférieur de la ligne, joignant l'ombilic au milieu de l'arcade crurale, correspondent à la *trompe de Fallope*.

B. — PALPATION PROFONDE

La palpation profonde constitue un **mode d'examen capital** dans l'exploration abdominale ; elle permet, en effet, de délimiter, de façon précise, tout ou partie des organes, et de se rendre compte de leur consistance, de leur mobilité, de leurs contours.

Bien étudiée par GLÉNARD, qui a publié, en 1894, un important fascicule concernant l'estomac, et qui a réuni, ensuite, dans un volumineux ouvrage[2], tous ses travaux d'examen externe du tube digestif, la palpation profonde est une méthode, qui est restée méconnue en France, alors que, depuis longtemps,

---

1. LE PENDU. *La Clinique de Montréal* (août 1920.)
2. *Les ptoses viscérales* (chez ALCAN, Paris, 1899).

elle est étudiée et pratiquée régulièrement à l'étranger. On préfère ne pas faire effort, et demander régulièrement un appui (efficace ou non) aux appareils de laboratoire.

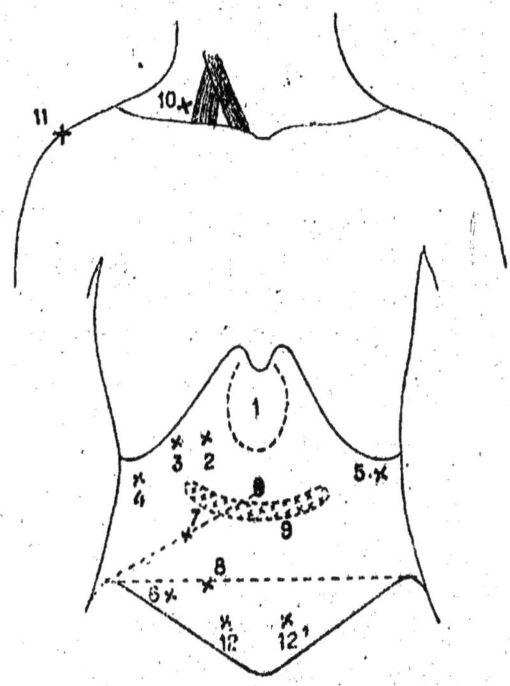

Fig. 3. — Les points douloureux antérieurs du tronc.
1. Zone épigastrique. — 2. Point pylorique. — 3. Point cystique. — 4. Point de l'angle colique droit. — 5. Point de l'angle colique gauche. — 6. Point cœcal. — 7. Point de Mac Burney. — 8. Point de Lanz. — 9. Zone du côlon transverse. — 10. Point phrénique. — 11. Point du moignon de l'épaule. — 12 et 12'. Points ovariens.

Le malade étant couché sur un divan ou une chaise-longue, le médecin est assis à sa droite, soit sur un siège à part, soit à côté du patient, face à lui. Depuis quelque temps, j'ai substitué au divan, qui a le défaut d'être trop bas, une table chirurgicale de 90 centimètres de haut ; cette élévation du plan du malade me semble faciliter l'examen.

Les jambes du malade sont complètement allongées ou *légèrement* repliées. Le point capital est d'arriver au relâchement de la paroi abdominale, ce qui existe naturellement, et souvent au maximum, chez les sujets à ventre atone — ce qui s'obtient, en grande partie, chez les autres, par des mouvements de respiration lents et amples.

La respiration joue, de plus, un rôle important pour aider à l'exploration des viscères, du fait qu'elle les mobilise tous : foie, rein, rate, estomac, côlon transverse. Chez les sujets amaigris et à paroi atone, la palpation profonde est toujours facile, en dehors de toute aide respiratoire ; chez les autres, il est obligatoire de mettre à profit l'*abaissement viscéral*, qui suit chaque mouvement d'inspiration ; la palpation ne donne souvent de résultats que pendant ce court instant, qu'il est d'ailleurs loisible au malade de prolonger.

Je ne dirai rien de la palpation profonde du rein, du foie et de l'estomac, que j'ai exposée en détail dans mon ouvrage sur les affections gastriques. Je m'en tiendrai uniquement à l'intestin, et j'examinerai successivement le cæcum et le côlon ascendant — l'S iliaque — le côlon transverse et le grêle.

Cæcum et côlon ascendant. Appendice. — Le cæcum, détrôné, depuis longtemps, au profit de son annexe : l'appendice, a une valeur séméiologique importante, plus à distance que locale. Impossible à délimiter, et insensible à l'état normal, il traduit l'existence d'une affection du foie ou de l'estomac, toutes les fois que la pression y détermine une douleur, ou que la main peut le sentir, ce qui est presque une règle chez les « digestifs ». Sur une série de 50 foies anormaux, j'ai noté 32 fois la douleur cæcale. Sur 108 dyspeptiques, 72, soit près des trois quarts, avaient un cæcum anormal ; sur 77 cas de cæcum anormal, 74 fois il y avait gastropathie. Ces chiffres montrent la relation existant entre le cæcum, d'une part, et le foie et l'estomac, d'autre part, relation qui est peu connue, quoiqu'elle ait déjà été signalée.

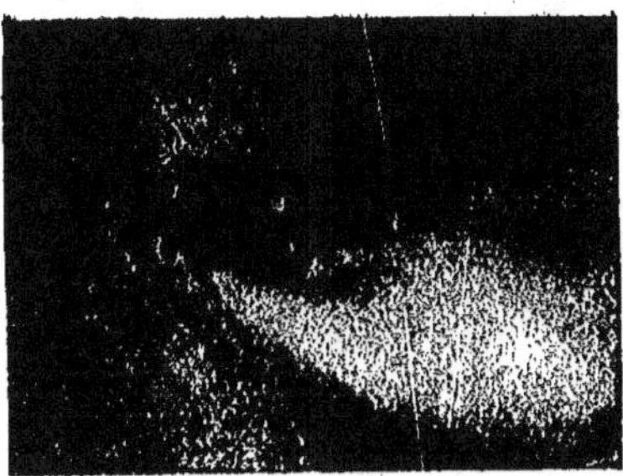

Fio. 4. — Palpation de l'S iliaque avec les doigts en crochet.

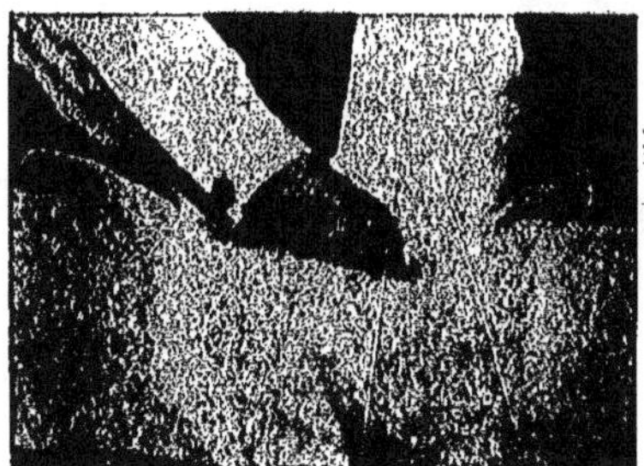

Fio. 6. — Position de la main pour la palpation profonde du bord inférieur de l'estomac et du côlon transverse; la main est en flexion et en pronation exagérée, et c'est le **bord radial** seul, qui palpe.

La situation du cæcum est variable, dans le sens vertical, aussi bien que dans le sens transversal. Au lieu de son emplacement normal, on le trouve tantôt à la hauteur de l'ombilic, tantôt tombé complètement en dehors, tantôt déjeté en dedans.

La forme et la consistance en sont également inégales : c'est un boudin allongé, plus ou moins dur — un sac aplati et mou (typhlatonie) — une poire boursouflée et tendue. Quelquefois, il fait *relief*, même dans le décubitus horizontal, ainsi que je l'ai déjà dit. *Chez un même malade, l'emplacement, la forme, la tonicité varient*, à des examens faits à certains intervalles, *toutes conditions de repas et d'exonération intestinale étant égales* [1] ; pourtant, sur des centaines d'examens, je n'ai jamais trouvé le cæcum enfoncé derrière le pubis, comme LOEPER dit l'avoir observé souvent [2], ni en forme de tuyau de pipe (SIGAUD). Je l'ai seulement rencontré, de façon rare, sous la forme d'une saucisse, atteignant le pubis, et palpable sur une longueur d'environ 10 centimètres.

Par contre, la dilatation cæcale est banale.

Lorsque le cæcum est haut, tendu et à paroi épaisse, il peut en imposer, de prime abord, pour le rein, tombé dans la fosse iliaque. La grande mobilité de ce dernier organe, qu'on peut remonter facilement dans sa loge ; l'absence de douleur provoquée ; le manque de dépressibilité, constituent d'excellents signes diagnostiques.

Une autre caractéristique du cæcum consiste dans les *bruits* que la pression de la main y fait naître, dans la plupart des cas, alors même qu'il n'est pas dilaté. *La main étant en pronation exagérée*, — le pouce enserrant la crête iliaque, le bout des doigts dirigé vers le pubis, — exécute des mouvements de va-et-vient, *de dedans en dehors avec son bord radial*. A chacun de ses mouvements, à condition qu'on les accompagne

1. L. PRON, *La palpation du cæcum et sa valeur séméiologique* (Académie de Médecine, 5 février 1918.)
2. *Leçons de pathologie digestive*, 1re série (1911), p. 49.

d'une pression suffisante, se produit un *grésillement*, un *coassement*, ou un bruit de *gargouillis*.

Le *clapotage* cœcal existe fréquemment. Pour ne pas le confondre avec le bruit provoqué par le claquement de la paroi abdominale sur le cæcum, il faut fixer, avec la main gauche, cette paroi, en appuyant sur l'hypogastre, un peu à droite du pubis.

Le plus souvent, **les bruits liquidiens du cæcum, gargouillis ou clapotage, ne sont en rien en rapport avec un état diarrhéique** ; ils existent chez les vieux constipés. Ils traduisent simplement l'atonie de l'organe et la présence de liquide, dû à une sécrétion autonome (ou à une endosmose anormale)[1], indépendante du fonctionnement et du contenu du reste du côlon.

Pour faciliter l'exploration de l'appendice, JAWORSKI et LAPINSKI conseillent le soulèvement de la jambe droite, à 15 ou 20 centimètres au-dessus du plan du lit ; sur le psoas contracté, et formant un plan dur, on pourrait palper l'appendice. Jusqu'à ces derniers temps, je regardais cette possibilité comme presque exceptionnelle ; mais, j'ai pu, depuis deux mois, en vérifier la réalité ; j'ai délimité *entièrement* l'appendice, le malade étant en position normale, et sans qu'il soulève la jambe droite ; je l'ai, d'autre part, senti partiellement plusieurs fois. Les doigts doivent opérer comme lorsqu'on fait rouler un crayon sur une table avec leur extrémité.

Les tumeurs du cæcum se rencontrent assez fréquemment : *tuberculose hypertrophique*, chez les sujets jeunes, qui peuvent conserver un bon état général ; *cancer*, chez les sujets âgés, qui déclinent alors rapidement.

Le **côlon ascendant**[2] peut être suivi facilement sur une plus ou moins grande partie de sa hauteur, habituellement le

---

1. Et non à une accumulation de matières fécales, qui ne pourraient être que dures, quand le malade est un constipé complet.

2. Le côlon ascendant se confond cliniquement, comme anatomiquement, avec le cæcum ; il n'y a pas, entre eux, de ligne de démarcation sensible.

Pendant la défécation, ils se ramassent en une masse globuleuse. (HERTZ.)

tiers ou la moitié, mais très rarement jusqu'à son angle ; chez les sujets à ventre déséquilibré et complètement atone, il est senti sous la forme d'une colonne plissée, inégale (fig. 8), donnant, sous la pression de la main, un bruit de gargouillis, qui augmente, quand l'état général et les fonctions digestives vont plus mal, — qui cesse complètement, quand l'ensemble de l'intestin et l'abdomen reprennent de la tonicité.

S iliaque. — Les doigts de la main droite *formant crochet*, et appuyant profondément (Planche hors texte ; fig. 4), le médius et l'annulaire accolés exécutent un mouvement alternatif de va-et-vient, en appuyant profondément, de dehors en dedans avec la *pulpe*, et de dedans en dehors avec la *face unguéale*.

Chez les sujets sains, la main ne perçoit rien, et ne détermine aucune douleur. Dans un certain nombre d'états pathologiques, locaux ou distants (*foie* et *estomac*), la pression provoque une douleur variable. Chez les grands constipés, l'S iliaque est senti sous la forme d'un boudin, large de plusieurs travers de doigt, épais, tendu et sensible. Inversement, dans l'entéroptose de GLÉNARD, l'S iliaque est réduit au diamètre d'une plume d'oie, ou d'un petit doigt : on dirait un tendon.

En règle générale, et indépendamment de l'entéroptose, ou d'une affection localisée à l'S iliaque, la main le sent contracturé et réduit de volume ; peut-être, est-ce le massage explorateur, qui provoque cette contracture.

Chez les anciens dysentériques, on constate souvent une douleur bien localisée, correspondant à une lésion mal éteinte ou à un point de *périsigmoïdite*.

Côlon transverse. — Le côlon transverse n'est-il palpable que dans l'entéroptose, c'est-à-dire quand il est en état de décalibration sténogène ? (GLÉNARD).

Au début de mes essais de palpation abdominale profonde, je le pensais. Puis, j'ai écrit, après expérience plus ample, qu'il y avait d'assez fréquentes exceptions à la localisation entéroptosique de la palpabilité du transverse. Depuis quelque temps, je pense avec deux auteurs russes Obrastzow et Hausmann, qui, chacun de leur côté, ont beaucoup pratiqué, étudié et décrit la palpation gastro-intestinale, que ce segment intestinal *peut être senti et délimité chez les deux tiers des dyspeptiques, à intestin anatomiquement normal.*

J'ai l'habitude de rechercher le côlon transverse, non pas

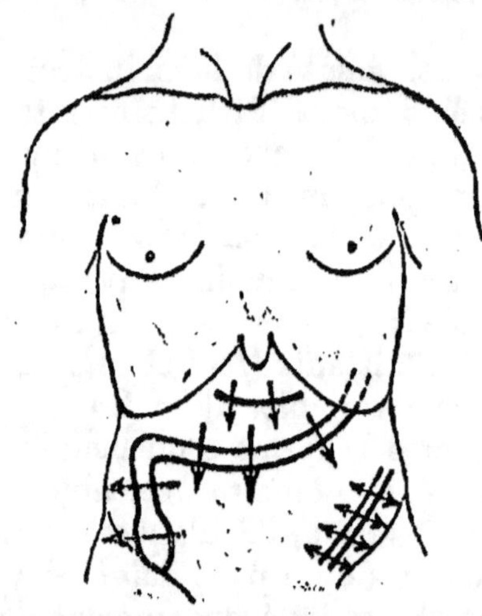

Fig. 5. — Sens des mouvements de la main dans la palpation profonde. De haut en bas (et jamais de bas en haut) pour le bas de la grande courbure et le côlon transverse — de dedans en dehors, pour le cæcum et le côlon ascendant — alternativement de dehors en dedans et de dedans en dehors, pour l'S iliaque.

avec l'extrémité des doigts, mais *avec le bord radial de la main,* en flexion et en pronation forcée (Planche hors texte ; fig. 6) — en appuyant *beaucoup moins à fond* que lorsqu'il s'agit de la grande courbure. Dans les cas positifs, on sent — presque toujours au-dessous de l'ombilic, rarement au-dessus — *rouler* un cylindre, de consistance musculaire, qui se durcit fréquemment, sous le massage explorateur de la main.

1° Ce cylindre est *superficiel,* quelquefois à fleur de peau ;

2° Il a un bord supérieur ; c'est là un caractère absolument distinctif ;

3° La pression n'y détermine à peu près jamais aucun bruit, quoiqu'il puisse sembler, *a priori* ;

4° Les doigts ont toute facilité pour le mobiliser dans le plan vertical.

Il y a là de quoi le différencier du **pli** *dur*, *profond*, *à gargouillis*, jamais abaissable par les doigts, constitué par le bord inférieur de l'estomac.

Quoique l'anatomie enseigne que le côlon transverse est accolé au bord inférieur de l'estomac, je ne l'y ai presque jamais trouvé. La distance moyenne, sur la ligne médiane, entre

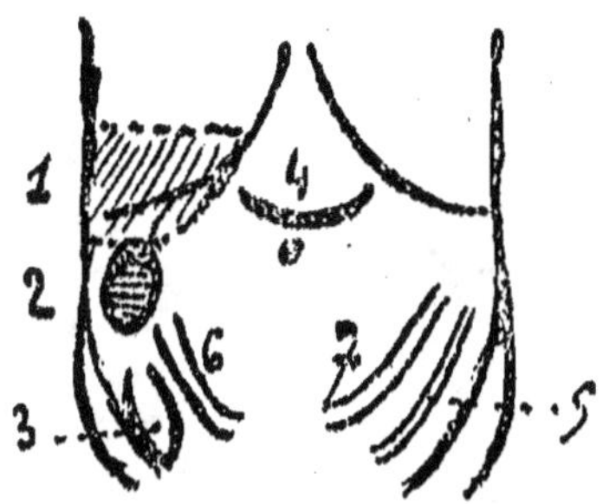

Fig. 7. — 1. Foie. — 2. Rein ectopié. — 3. Cæcum, en poire mince. — 4. Bord inférieur de l'estomac. — 5. Corde iliaque. — 6. *Portion droite du côlon transverse*, accolée au cæcum. — 7. *Portion gauche du côlon transverse*, côtoyant l'S iliaque.
Cette figure montre les données abondantes, que peut fournir la simple palpation.

l'un et l'autre, est de 2 à 5 centimètres. Je l'ai trouvée de 8 centimètres dans certains cas, et même bien davantage (fig. 7), et il est banal de rappeler la fréquence de la ptose du transverse au fond du bassin, alors que la grande courbure de l'estomac descend peu au-dessous de la ligne bispino-iliaque. « Le côlon étudié par les anatomistes, constitue une véritable pièce d'anatomie pathologique... l'on ne saurait transporter les constatations de l'amphithéâtre dans le domaine de la physiologie » (L. VINCENT) [1].

1. *Traité de l'exploration manuelle des organes digestifs* (1898) p. 128.

La radioscopie et la palpation profonde sont, sur ce point, entièrement d'accord.

L'anatomie du cadavre est souvent différente de celle du vivant, surtout en ce qui concerne l'intestin — organe dans lequel se développent des gaz de putréfaction, qui le remontent — et l'estomac, qui devient une poche flaccide, subissant, de ce fait, un mouvement de descente.

Le côlon transverse peut être suivi sur une longueur très variable, tantôt sur presque tout son trajet, y compris l'angle droit, tantôt seulement dans la partie médiane, tantôt sur l'un

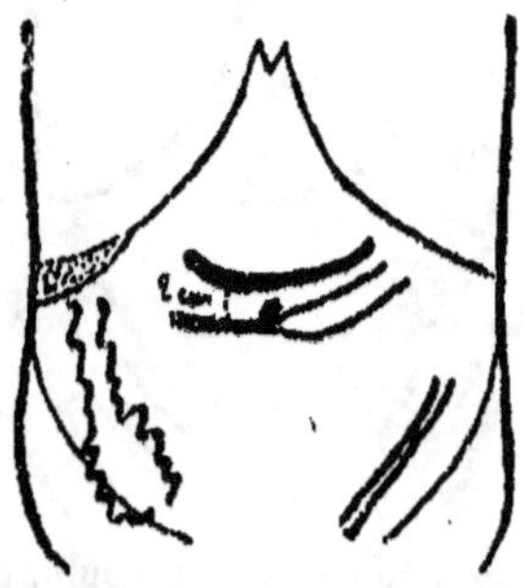

Fig. 8. — Différenciation des deux moitiés du côlon transverse, la partie droite sténosée, la partie gauche dilatée. Corde iliaque. Cœcum et côlon ascendant dilatés et atones. Ptose du lobe droit. Bord inférieur de l'estomac à 2 cm. au-dessus du côlon.

ou l'autre des côtés. Lorsqu'il peut être palpé sur une grande longueur, il arrive qu'on trouve une *discordance entre la partie gauche et la partie droite*, l'une étant dure et sténosée, l'autre dilatée et molle (fig. 8), l'une douloureuse, l'autre indolore. Les deux moitiés jouissent, en effet, comme je l'ai rappelé, d'une indépendance physiologique (la moitié droite absorbant les 9/10 des liquides destinés à la circulation portale, la moitié gauche n'étant qu'un organe d'assèchement fécal) aussi bien que d'une différenciation anatomique.

En terminant, je signale un point clinique de la plus haute importance, mis en relief par GLÉNARD : la corde côlique *indo-*

lente est un signe d'entéroptose ; *sensible*, elle signifie spasme réflexe, d'origine souvent hépatique.

Intestin grêle. — GLÉNARD a dit avec raison que « les enseignements fournis par la palpation de l'iléon sont des plus restreints [1] » ; la masse du grêle est trop uniforme pour former un relief, appréciable aux doigts, et surtout le grêle semble échapper aux modifications de calibre et de consistance, si fréquentes sur le côlon.

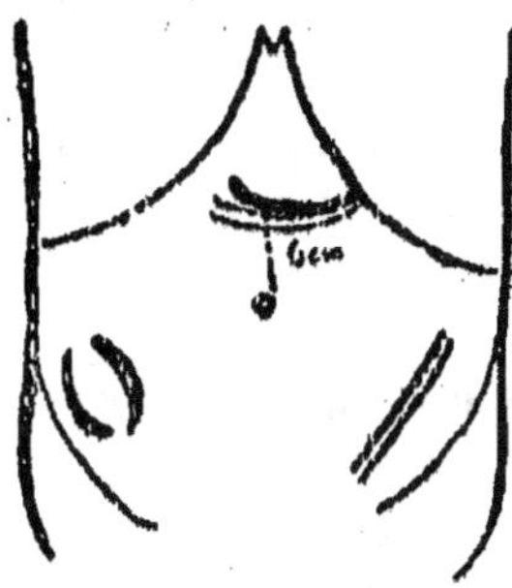

Fig. 9. — Bord inférieur de l'estomac (chez un prépylorectomisé pour ulcère) avec le *jéjunum*, délimité par la main. S iliaque en corde. Cæcum haut, en poire tendue.

Pourtant, de temps en temps, dans les ventres atones, on sent un segment isolé de grêle, et, assez souvent, la *fin de l'iléon* peut être palpée. OBRASTZOW a pu la sentir chez 60 °/₀ des typhoïdiques, et identifier à l'autopsie, ce segment intestinal [2]. J'ai très nettement délimité la portion paragastrique du *jéjunum*, chez un gastro-entérostomisé [3] (fig. 9).

Quant au *duodénum*, il semble téméraire de le faire figurer dans un chapitre de palpation intestinale.

1. *Les ptoses viscérales* (1898), p. 275.
2. *Ibid.* (p. 276).
3. L. PRON. *Examen clinique, chimique et radioscopique d'un prépylorectomisé* (Académie de Médecine, 2 décembre 1919).

IV. — L'auscultation abdominale.

Hayem a signalé dernièrement[1] l'importance des renseignements, que fournit l'auscultation du tube digestif.

Au niveau de l'intestin, l'auscultation fait reconnaître des « bruits, dus au déplacement des gaz dans un milieu liquide ou mou » : *borborygmes, bouillonnement*, limité ou étendu, « parfois si intense qu'il produit une sorte de *tapage gazeux*. Ce signe est fréquent en cas de ballonnement, dû, soit à des fermentations, soit plus rarement à des avalages d'air ou de salive ». Quand le gros intestin est très distendu, au lieu de gargouillement, on peut constater un véritable *clapotage*, ce qui est rare.

Hayem insiste sur les borborygmes à fines bulles, à siège fixe, et qui indiquent un rétrécissement.

Dans les péritonites subaiguës ou chroniques, il a noté des *bruits de cuir neuf* et de *froissement d'amidon* ; il s'agissait alors d'ulcère.

---

1. *De l'auscultation du tube digestif*. (Académie de Médecine, 2 novembre 1920.)

CHAPITRE III

EXAMEN DES MATIÈRES FÉCALES

Après quelques remarques générales sur les fèces normales du régime ordinaire, j'envisagerai les *selles après repas d'épreuve*, les *selles diarrhéiques*, puis les *selles du nourrisson*. Dans les modes d'examen ou d'analyse, je me bornerai aux indications qui sont à la portée de tous les praticiens, ou qui ne demandent qu'une minime instrumentation de laboratoire. Je ne dirai rien du dosage de l'azote, des graisses, des ferments digestifs, etc., car ces recherches ne sont pas du domaine de la médecine courante et, si bien exécutées qu'elles soient, elles n'ont qu'une valeur diagnostique et pronostique très discutable.

I. — Origine des selles.

Les selles normales sont constituées autant ou davantage par les produits de sécrétion et de desquamation de l'intestin que par les résidus des aliments [1].

HERMANN, ayant isolé une anse intestinale de 30 centimètres, chez un chien de forte taille, y a trouvé 60 grammes d'une

1. Je parle ici d'alimentation *normale*. Il est bien évident qu'un régime composé en prosque totalité de substances difficilement attaquables par les sucs et les ferments gastro-intestinaux, produira une quantité de fèces beaucoup plus abondante qu'une alimentation, dans laquelle n'entrent que du lait, de la viande, des œufs, du fromage et du pain blanc. 1000 grammes de choux donnent 436 grammes de fèces ; autant de pain bis, environ 600 grammes, alors que le pain blanc n'en fournit que 88 grammes, soit presque huit fois moins ; le lait et la viande, à peu près 40 grammes (D'après Rübner).

matière solide, brune, d'aspect et d'odeur caractéristiques. RIE-
DER, chez un chien, soumis alternativement à une alimentation
exclusivement carnée, puis hydro-carbonée, a trouvé, avec ce
dernier régime, 3,8 °/₀ d'azote dans les fèces contre 7,3 avec
le régime de viande ; donc, *moitié de l'azote, qu'on trouve dans
les selles n'a rien à voir avec l'alimentation ;* d'où le peu de
valeur des analyses coprologiques, qui ont néanmoins la prétention de vouloir étudier et connaître ainsi l'utilisation des
albuminoïdes, et les suites.

Dans le domaine humain, et non plus animal, je me rappelle qu'une de mes parentes, âgée de 82 ans, qui garda le lit
pendant quatre mois avant sa mort, et qui se contentait alors
d'une alimentation très réduite, avait une selle quotidienne,
égale en quantité à celle du temps où elle était active et prenait une nourriture normale.

II. — La selle du régime d'épreuve.

La quantité, la coloration, la mollesse ou la dureté des selles
dépendant, dans une certaine mesure, de la quantité et de la
nature de la nourriture, il est nécessaire d'adopter un repas
type, pour pouvoir apprécier les variations individuelles. Il est
également indispensable de colorer ce repas, pour se rendre
compte du temps écoulé entre son ingestion et l'excrétion de
ses résidus.

Mais, avec un repas unique, on risque de généraliser à tort
les résultats trouvés, c'est-à-dire de regarder comme habituelle
et spéciale au malade une anomalie, qui peut n'être que la conséquence d'un trouble passager. Le *régime d'épreuve* est infi-
niment supérieur au *repas* d'épreuve [1] ; en y soumettant le

1. Le repas d'épreuve de GAULTIER se compose de 100 grammes de pain
blanc, 60 grammes de bœuf demi-cuit, 30 grammes de beurre, 500 grammes
de lait, 100 grammes de pommes de terre. Le sujet en expérience prend un
cachet de 0 gr. 30 de *carmin* au début, au milieu et à la fin de ce repas ; or,
le pouvoir tinctorial et diffusif de cette substance étant relativement considérable, il arrive qu'elle colore non seulement les aliments correspondant
au repas, mais encore les aliments pris postérieurement.

patient pendant deux ou trois jours, ce qui ne souffre aucune difficulté, on est sûr, lorsqu'on opère sur une selle expulsée le troisième ou le quatrième jour, d'avoir affaire à des matières dépendant de ce régime, et, si l'on désire connaître la *durée de la traversée digestive*, il est facile de colorer un des repas par l'ingestion d'une cuillerée à soupe de poudre de charbon [1].

Le régime d'épreuve sera composé d'aliments usuels et variés, c'est-à-dire qu'il devra comprendre des hydrocarbonés (pommes de terre, dont les cellules sont facilement reconnaissables), de la viande, du pain et un corps gras, utilisé pour l'apprêt, ou pris isolément, tel que le beurre cru. Une seule particularité de ce régime consiste à ajouter à chaque repas une boulette de viande crue, hachée, qui permettra l'étude de la digestion du tissu conjonctif ; on prendra cette boulette dans un peu de bouillon.

Supposons qu'on ait coloré au charbon un des repas ; la première selle noire, qui sera expulsée, indiquera le temps que ce repas a mis pour parcourir le trajet bouche-anus. A l'état de santé, on trouve environ trente heures (24 à 36). Cette *durée de la traversée digestive* est augmentée, quand la sécrétion biliaire est diminuée ; elle est raccourcie, quand la sécrétion biliaire est augmentée ou la sécrétion pancréatique diminuée, ou que l'intestin grêle est malade. Il convient de tenir compte également de l'influence du système nerveux.

Envisageons maintenant une selle, non colorée artificiellement, et choisie parmi celles de la fin du régime.

Examen direct. — Son *poids* doit être d'environ 100 grammes ; sa *consistance*, ferme ; sa *forme*, moulée ; son *odeur*, à peine désagréable ; sa *couleur*, brun foncé ; sa *réaction*, neutre ; son *aspect*, luisant. Elle renferme 78 °/₀ d'eau.

Une quantité insuffisante de matières, une consistance dure,

---

1. Von Noorden prescrit trois cuillerées à soupe de la potion suivante :
Charbon végétal . . . . } āā 15 gr.
Mucilage de gomme arabique . . }
Eau de menthe poivrée . . . . .   60 gr.

une forme en billes, indique de la *constipation*. Une quantité normale ou abondante, un état pâteux ou liquide, indique de la *diarrhée*. Une selle, composée de deux parties : liquide et fragments ovillés ou moulés, indique une *fausse diarrhée* d'origine sigmoïdienne. Une selle pâteuse, adhérente, en tas, indique une *diarrhée d'origine cæcale*. Une selle en gelée, jaunâtre, gélatineuse, non adhérente, indique une *diarrhée du grêle*. Celle du *côlon* se traduit par des selles liquides et troubles.

Les selles pâteuses, de couleur ocre, émises le matin au réveil, sont généralement en rapport avec un excès de sécrétion biliaire et une traversée intestinale rapide.

La *coloration grise ou jaune-clair* des selles traduit une insuffisance dans la fonction biligénique du foie [1] ; une coloration *vert-foncé* montre, au contraire, de l'hyperchlolèpoièse, ou une action hémolysante massive. Dans le régime lacté, les matières sont crayeuses et friables.

J'ai parlé, plus haut, du *melæna* et de la *lientérie* ; j'envisagerai, à la fin de cet ouvrage, les *hémorragies intestinales*.

Les *selles mousseuses* ou *en purée*, avec des bulles gazeuses, sont l'indice de fermentations anormales, à point de départ intestinal ou hépatique.

La présence, à la *surface* des matières, de *mucus*, ayant l'apparence de blanc d'œuf ou de gélatine ; les *fausses membranes*, qui atteignent parfois une longueur de 10 à 15 centimètres et simulent grossièrement un ascaride ou un fragment de tænia, proviennent de la portion *terminale* du gros intestin. Lorsque le mucus est *mélangé* aux matières, l'inflammation siège dans les parties *hautes* du côlon.

Dans la côlite dysentériforme, où dominent le ténesme et de

---

1. Pourtant, les fèces décolorées pourraient contenir une quantité notable de stercobiline, ce qui indique bien le passage de bile dans l'intestin. Inversement, on pourrait constater une absence totale de stercobiline et de stercobilinogène, bien que les fèces fussent franchement colorées en brun, sous l'action d'autres pigments d'origine intestinale (Baulé. *Origine et valeur clinique de l'urobilinurie*. Presse Médicale, 26 novembre 1919).

vives coliques, les selles sont composées uniquement d'une petite quantité de *mucus clair*, ou légèrement sanguinolent.

Dans la dysenterie vraie, les selles sont couleur de *lavure de chair*, et contiennent des fragments de muqueuse ; cette indication est presque déplacée ici.

Les dépôts blanchâtres, ressemblant aux taches de bougie, (*stéarrhée*) témoignent d'une insuffisance pancréatique ou biliaire. Pour en vérifier la nature graisseuse, il suffit de délayer les matières avec un peu d'éther, de tremper dans le mélange un morceau de papier buvard, et de laisser sécher ; on constate alors une tache translucide caractéristique.

La présence de *pus* indique une ulcération terminale. Elle incitera le médecin à un examen soigneux, comprenant un toucher rectal ou une rectoscopie, pour ne pas laisser inaperçu un cancer qui, cliniquement, a souvent l'allure d'une simple entéro-côlite.

Quelquefois, on distingue, à l'œil nu, à la surface des selles, des paquets de *filaments blancs ;* ce sont des fibres de tissu conjonctif, dont on vérifiera la nature par l'examen microscopique ; elles sont généralement associées à la lientérie.

Pour rechercher les *calculs* d'origine diverse : cholélithes, entérolithes (lithiase intestinale), calculs médicamenteux, de même que certains *parasites* de petites dimensions (oxyures, anneaux de tænia) il faut filtrer les matières, préalablement délayées dans de l'eau, et pratiquer l'examen sur un fond noir.

A l'aide d'un papier de tournesol, qu'on applique sur les matières, on cherchera leur *réaction*, en regardant du côté non souillé ; *acide*, elle indiquera des fermentations hydrocarbonées, en général, — ou simplement une diminution de la sécrétion biliaire, qui est alcaline ; elle peut être aussi la conséquence de l'hyperacidité gastrique ; *alcaline*, elle indique des putréfactions azotées.

Les selles du jéjunum sont neutres, celles de l'iléon acides ; il y a donc là un simple moyen de les distinguer.

EXAMEN APRÈS DILUTION. — Si la selle est solide et non fraîche, on en prélèvera, *au centre* et non à la périphérie, une parcelle, de la grosseur d'une noix, qu'on diluera avec de l'eau ordinaire ou filtrée, en triturant ; puis, on étalera une couche mince du mélange dans une assiette ou un cristallisoir, sur un fond alternativement noir et blanc. Si la selle est pâteuse ou diarrhéique, on fera l'examen directement.

On distinguera ainsi, soit des parasites, soit des fragments d'aliments, soit des filaments de tissu conjonctif, soit du mucus en petits grains, soit du sable intestinal, soit de petits calculs pathologiques ou médicamenteux, qui seraient passés inaperçus, à l'examen de l'ensemble de la selle.

Réaction de SCHMIDT *et* TRIBOULET. — Cette réaction, quoiqu'elle ait été critiquée récemment [1], donne de précieuses indications sur le fonctionnement du foie et de l'intestin.

Dans un tube à essai, on verse 10 c. c. de dilution fécale et on y ajoute X gouttes du réactif suivant :

Sublimé.	3 gr. 50
Eau	100 gr.
Acide acétique	1 c. c.

On agite ; puis on laisse reposer pendant une heure. Généralement, au bout d'une demi-heure, le dépôt et le liquide surnageant prennent une teinte, dont la nuance varie, suivant le degré de transformation des pigments dans les voies biliaires, et suivant l'action complémentaire du tractus digestif.

A l'état de santé, on obtient un dépôt inférieur finement grenu, surmonté d'un liquide *trouble* homogène, le tout coloré en *rose* tendre (stercobiline) : c'est que la sécrétion des pigments et l'élaboration des sels biliaires sont normales, et que, par synergie fonctionnelle, l'estomac, le pancréas et la muqueuse intestinale remplissent correctement leur rôle. En ce qui concerne la muqueuse intestinale, la réaction rose indique une participation physiologique de la région iléo-cæcale, dont les

1. Société de Biologie (17 juillet 1920).

amas lymphoïdes semblent être les agents actifs de la transformation de la bilirubine en stercobiline.

Lorsqu'il se forme un DÉPÔT SUPÉRIEUR, celui-ci indique la présence de mucus (catarrhe), ou de graisse, ou des deux à la fois (graisse indigérée par dyscholie, ou acholie).

Le DÉPÔT INFÉRIEUR peut avoir une coloration variable.

Vert-vif, c'est une preuve que la bilirubine n'a pas été transformée en hydrobilirubine. Si la teinte est *vert-gris, vert-blanc, vert-jaunâtre*, elle indique, d'autant plus qu'elle est plus éloignée du vert franc normal, un état languissant des fonctions hépatiques.

Jaune, jaune-vert, jaune-pâle terne, le dépôt indique la formation de corps mal définis par la chimie, mais qui prouvent un trouble hépatique sérieux.

Quand la coloration est *blanche, blanc-vert ou blanc-gris*, on a la certitude d'une acholie pigmentaire, c'est-à-dire d'un état grave.

Quand la coloration est forte, c'est-à-dire *marron, violet ou orange*, c'est qu'il y a augmentation des pigments biliaires, mais ce sont des pigments inférieurs.

En ce qui concerne le LIQUIDE SURNAGEANT, quand celui-ci est *limpide*, il s'agit d'une insuffisance de l'intestin. Quand il est *presque transparent*, il y a oblite.

RECHERCHE DU SANG. — *Réaction de* WEBER. — A 10 c. c. de dilution fécale, on ajoute 1 c. c. d'*acide acétique glacial*, puis quelques c. c. d'*éther*. On agite avec une baguette de verre, puis on laisse reposer. L'éther monte à la surface, tenant en dissolution l'hématine du sang. On le décante dans un tube à essai. On ajoute ensuite 1 c. c. de *teinture de gaïac fraîchement préparée* et 1/2 c. c. d'*eau oxygénée* à 12 vol. Au bout de quelques minutes, apparaît une coloration bleue, due à l'oxydation de la teinture de gaïac en présence du sang.

Réaction D'ADLER. — Elle est plus sensible et plus rapide que la précédente.

A 2 ou 3 c. c. d'*acide acétique cristallisable*, ajouter une

pincée de *benzidine* ; agiter ; on obtient une solution gris-rose.
Ajouter une quantité égale de liquide fécal, puis quelques
gouttes d'*eau oxygénée* **chimiquement pure**. On obtient, en
quelques secondes, une coloration vert-bleu foncé. Si la coloration est longue à se produire, ou si elle est sale et grisâtre,
on la regardera comme très douteuse.

J'insiste sur l'obligation de ne se servir que d'eau oxygénée
absolument pure : pendant une période, heureusement fort
courte, je me suis servi d'eau oxygénée ordinaire, et j'avais, à
chaque analyse, une réaction positive.

Réaction de Meyer. — Pour préparer le réactif, on fait bouillir, jusqu'à décoloration, dans 100 grammes d'eau, un mélange
de 2 grammes de *phénolphtaléine,* 20 grammes de *potasse*
pure et 10 grammes de *zinc* en poudre. On obtient une coloration rouge, en présence du sang.

Ce réactif est excellent ; mais il est de conservation difficile,
si on ne maintient pas, au fond du flacon, une bonne pincée
de poudre de zinc. D'un autre côté, des oxydations spontanées peuvent se produire au niveau du goulot.

Quant au *réactif au pyramidon,* il est inférieur aux autres [1].

Diagnostic topographique d'une ulcération du tube digestif.
— Meunier [2] a proposé la méthode suivante pour faire le *diagnostic topographique d'une ulcération* du tube digestif.

Il fait observer que, sauf le cas d'hémorragie abondante et
par suite s'imposant cliniquement, le sang n'existe pas dans
le tube digestif sous la forme de sang frais : on le trouve sous
la forme d'hématine ; provenant du dédoublement de l'hémoglobine [3].

De plus, sur une ulcération en évolution, il existe toujours
une inflammation de la muqueuse périphérique, inflammation

1. L. Pron. *La réaction du sang au pyramidon* (Société de Biologie,
21 juin 1919). MM. Verger et Landr ont présenté ensuite des conclusions
identiques à la même Société (8 mai 1920).
2. *Presse Médicale* (8 mai 1920).
3. Du sang introduit expérimentalement chez un chien par une sonde rectale à 40 cm. de l'anus, est rendu sous forme de sang digéré, *d'hématine.*

qui se manifeste par une sécrétion de mucus, englobant l'hématine fournie par l'ulcération.

Or, ces deux substances, hématine et mucus, sont toutes deux insolubles dans l'eau, toutes deux insolubles dans une solution aqueuse acide, telle qu'elle existe dans le contenu gastrique ou duodénal. Il en résulte qu'*hématine et mucus forment un tout insoluble, sur lequel glissent les liquides gastro-intestinaux*. On comprend donc qu'on puisse faire en vain des recherches de sang dans les matières ou liquides prélevés, avant de tomber sur une partie de ces éléments, qui aura pu entraîner mécaniquement quelques parcelles d'hématine.

Or, le *mucus et l'hématine sont tous deux solubles dans une solution aqueuse ammoniacale*.

Soit donc un malade, chez qui on veut déceler une hémorragie gastrique ou intestinale. Après l'avoir mis pendant quarante-huit heures au régime lacto-végétarien classique, on lui introduit dans l'estomac, par la sonde, environ 200 c. c. d'eau contenant X gouttes d'ammoniaque officinale.

Cette solution désagrège le mucus et dissout l'hématine. Une petite partie est retirée de suite, et l'on fait agir sur elle les réactifs usuels ; le reste est laissé dans l'estomac. On donne immédiatement au malade deux à trois cuillerées à soupe de poudre de charbon, délayée dans un peu d'eau, à titre d'indicateur. C'est dans la matière *noire*, qui est rendue vingt-quatre heures environ après, qu'on recherche, par une des réactions classiques, l'hématine dissoute.

Diagnostic d'une ulcération duodénale. — Si le liquide gastrique ammoniacal donne une réaction négative, et que celle-ci soit positive dans les matières fécales, alors qu'on hésite cliniquement entre une lésion pylorique et duodénale, le diagnostic est tranché en faveur de cette dernière.

Diagnostic d'une lésion intéressant le segment supérieur ou inférieur de l'intestin. — Le sang de la *toute dernière* portion de l'intestin se présente sous la forme d'hémoglobine et non d'hématine.

Sang provenant d'hémorroïdes. — Il existe sous forme d'hémoglobine, soluble dans l'eau. Par suite, une parcelle de matière fécale, triturée avec de l'eau filtrée et examinée par un réactif coloré, donne une réaction positive.

Sang provenant des segments supérieurs. — 1° L'hématine provenant de ce sang est insoluble dans l'eau. Par suite, réaction précédente négative.

2° Matières fécales, traitées par quelques centimètres cubes d'eau, additionnée de IV à V gouttes d'ammoniaque, Il y a solution d'hématine avec réaction positive.

Sang provenant à la fois d'hémorroïdes et du segment supérieur :

1° Les matières fécales, traitées par l'eau, donnent une réaction positive.

2° Le résidu de cet épuisement, traité successivement par l'eau, donne des réactions de plus en plus faibles. Un dernier épuisement, fait avec la solution ammoniacale, donne, au contraire, une solution d'hématine avec *réaction positive.*

RECHERCHE DE L'ALBUMINE. — Normalement, avec une alimentation mixte, les selles ne renferment pas d'albumine ; dans beaucoup d'états intestinaux, elles en contiennent.

Pour la rechercher, on délaye un fragment de fèces dans un peu d'eau, jusqu'à consistance épaisse, quand il n'y a pas diarrhée ; on laisse reposer, huit à douze heures, dans un verre conique ; on décante et on filtre, sur porcelaine si possible, pour obtenir un liquide limpide. Si l'on se sert d'un filtre en papier, on ajoutera au liquide décanté une petite quantité de talc (JOLTRAIN et BAUFLE) qui obstrue les pores. On traite par *l'acide acétique*, qui précipite la mucine ; on filtre de nouveau, et on fait agir *l'acide trichloracétique* au cinquième ; en présence d'albumine, il se forme un précipité blanc ou un louche.

On conclut alors qu'on a affaire à une lésion *organique* de l'intestin.

EXAMEN MICROSCOPIQUE. — Il est souvent indispensable ; étant donné sa facilité et sa rapidité, il est à la portée de tous les praticiens.

On dépose sur une lame une goutte de dilution fécale ; on recouvre d'une lamelle, sur laquelle on appuie, pour aplatir ou écraser les petites parties solides ; puis, on examine, en se servant de l'objectif n° 2, puis 6 ou 7, et de l'oculaire n° 1.

On prépare de même une seconde lame, mais en ajoutant quelques gouttes de solution de LUGOL concentrée [1], au bord de la lamelle soulevée, puis rabattue et écrasée entre deux feuilles de papier buvard, qui absorbe l'excès de colorant.

Dans une selle normale, sur un fond de préparation, constitué par de petits détritus végétaux et une riche flore microbienne, qu'on laisse de côté, on remarque *des fibres musculaires*, plus ou moins altérées, reconnaissables à leur coloration jaunâtre et à leur aspect d'éclat de bois gonflé ; des *fibres élastiques*, reconnaissables à leur faible contour et à leur forme tortueuse ; *des graines jaunes de Nothnagel*, disposés en amas, et ressemblant à des débris de glace ; on les considère comme des blocs d'albumine coagulés ; *des savons jaunes de calcium*, aux contours cassés, polygonaux ; des *savons de magnésium* incolores ; *quelques grains d'amidon*, colorés en bleu ou en rouge vineux, selon leur stade de transformation.

Dans une selle pathologique, on constate tantôt : des *fibres musculaires* en plus grande abondance, à striations visibles, ce qui montre une insuffisance pancréatique ; des *fibres conjonctives*, filaments incolores, onduleux, mesurant plusieurs millimètres de longueur, rarement bifurqués ; des *fibres élastiques*, filaments volumineux, transparents, très réfringents, ondulés, bifurqués et anastomosés en réseau ; des *résidus d'hydrates de carbone, particules de pain* et *cellules de pommes de terre*, reconnaissables à leurs grains d'amidon, colorés en bleu par la solution iodo-iodurée ; des *résidus de substances grasses*, sous forme de *gouttelettes de graisses neutres*, que l'on peut dissoudre par l'éther ou le chloroforme, les unes d'aspect amorphe,

---

1. Iode sublimé. . . . . 1 gr.
    Iodure de potassium. . . . . 2 gr.
    Eau distillée. . . . . 100 gr.

les autres reluisantes, plus teintées en jaune, soit sous forme de *cristaux aciculés d'acides gras*, disposés comme un tas d'aiguilles, soit sous forme de *savons jaunes de calcium*. La plus ou moins grande abondance de graisses neutres, d'acides gras ou de savons, indique, soit un trouble des fonctions biliaires, soit un trouble des fonctions pancréatiques.

L'abondance de *phosphate ammoniaco-magnésien* (cristaux en forme de couvercle de cercueil) est en rapport avec des fermentations intestinales ; l'abondance de *cellules épithéliales desquamées*, avec un catarrhe du canal intestinal.

On peut encore rencontrer de l'*oxalate de chaux* (cristaux en forme d'enveloppe de lettre) ; des cristaux de *cholestérine*, indiquant un péristaltisme intestinal exagéré ; des *globules blancs*, plus ou moins dégénérés, indiquant une ulcération ; des *cristaux d'hématoïdine*, rouge-jaune, en tablettes rhomboïdales ou en prismes obliques à base rhomboïdale.

Les *parasites* seront examinés à la fin du volume, dans un chapitre spécial.

Résumé séméiologique. — Dans l'insuffisance buccale, soit par mauvaise dentition, soit par tachyphagie, les selles sont lientériques et souvent pâteuses.

Dans l'insuffisance gastrique (achlorhydrie, hypopepsie), les selles contiennent beaucoup de fibres conjonctives.

Dans l'insuffisance pancréatique, les selles, liquides ou pâteuses, de couleur grisâtre, renferment beaucoup de fibres musculaires intactes et de gouttelettes de graisses neutres.

Dans l'insuffisance hépatique : décoloration, réaction acide au papier de tournesol, réaction de Triboulet négative, abondance de cristaux d'acides gras.

Dans l'insuffisance iléale : aspect de gelée jaunâtre, non adhérente ; coloration verte du dépôt dans le tube au sublimé ; abondance de tous les éléments microscopiques.

Dans l'insuffisance cæcale (évacuation prématurée, inflammations diverses, parasites) : aspect pâteux, réaction faiblement acide, amidon et flore iodophile abondants.

Dans l'INSUFFISANCE SIGMOÏDIENNE : fausse diarrhée, réaction alcaline faible.

Mais, il ne faut pas oublier qu'en pratique, on rencontre souvent des perturbations complexes, et que l'association de deux insuffisances, ou d'une insuffisance et d'un hyperfonctionnement, aboutira à des constatations également enchevêtrées.

III. — Les selles du nourrisson [1].

Durée de la traversée digestive. — A partir du deuxième mois, chez l'enfant au sein, comme chez l'enfant au biberon, le passage du carmin dans le tube digestif se fait en seize à vingt-deux heures. Quand le chiffre de la traversée tombe au-dessous de quatorze heures, on est en présence d'un état pathologique (indigestion ou entérite).

La masse alimentaire colorée ne doit pas franchir la valvule iléo-cæcale avant la dixième heure ; tous les trajets inférieurs à dix heures dénotent un catarrhe de l'intestin grêle.

Les catarrhes, avec modification de la muqueuse, congestion vive, et surtout exulcération, sont exaspérés par le carmin, et l'exonération intestinale se fait en huit à trois heures (TRIBOULET) [2].

Mais, comme les enfants ne peuvent avaler les cachets, on fera prendre, au commencement ou à la fin du repas à suivre, une cuillerée à soupe d'eau, dans laquelle on aura dissous 0,10 cg. de carmin.

NOURRISSON AU SEIN. — Un enfant au sein, bien portant et bien nourri, a deux selles par vingt-quatre heures.

Une unique selle est compatible avec une bonne santé, mais elle ne doit pas être dure, et doit avoir un poids moyen de

---

1. En partie d'après TRIBOULET (*Journal de diététique et de bactériothérapie*, 15 nov. 1911).
2. *La Clinique* (11 mars 1910).

15 grammes dans le premier mois, et de 20 à 30 après le troisième mois.

L'odeur doit être nulle ou celle du beurre frais, à peine aigrelette ; la couleur et l'aspect : œufs brouillés ; au bout de deux à trois heures, les langes prennent une teinte verdâtre, par suite de l'oxydation de la bilirubine.

La réaction est franchement acide, en raison de la pullulation du *B. bifidus*.

ALLAITEMENT MIXTE. ALLAITEMENT ARTIFICIEL. — A mesure qu'augmente la quantité de lait pris au biberon, on arrive peu à peu à l'aspect de la selle d'enfant élevé exclusivement au biberon, c'est-à-dire d'un amas compact, de forme allongée, parfois divisé en petites masses ovoïdes. La quantité varie suivant l'âge de l'enfant, et suivant la ration alimentaire.

Comme le nourrisson au sein, l'enfant bien portant, élevé au biberon, ou partie au sein et partie au biberon, ne doit avoir qu'une selle par vingt-quatre heure, ou, au plus, trois selles en deux jours.

Les selles sont grises, gris-mordoré, luisantes, demi-compactes et humides ; ou bien gris-jaune terne, cassantes, sèches, dénotant un certain degré d'acholie, qui est, d'ailleurs, de règle dans l'allaitement artificiel (TRIBOULET) ; par elle, s'expliquent bien des modalités de couleur et d'odeur des selles dans ce cas.

La selle normale d'un enfant soumis à l'allaitement artificiel n'est jamais sans odeur ; elle a une odeur *légèrement* fécaloïde, qui ne doit se développer que peu après émission.

RÉGIME MIXTE. — *Lait, bouillon, farines.* — Les selles ont tendance à devenir un peu moins fréquentes (trois dans les deux jours), un peu plus abondantes, et aussi plus molles. Leur couleur change ; l'aliment peut influencer nettement la coloration, surtout quand il s'agit de farines caramélisées et de préparations chocolatées.

La réaction peut être neutre ; mais, dès que la proportion de lait de vache augmente, ou qu'on donne des bouillons et des farines, la réaction devient franchement alcaline. Quand elle est acide, c'est qu'il y a insuffisance de la fonction biliaire, ou fermentation des aliments hydro-carbonés.

Etats pathologiques. — Nourrisson au sein. — Observée sur la couche, quelques heures après l'émission, la teinte jaune verdâtre, diffuse, est un détail physiologique ; ce qui l'est moins, c'est la *teinte verte, dès l'émission*. Encore, devrat-on distinguer deux aspects : s'il s'agit d'une selle œufs brouillés, avec *quelques parcelles* vert-vif, rappelant un peu les herbes hachées, cela n'a pas grande importance ; par contre, si la selle est plus molle, luisante, avec quelques *glaires*, c'est l'indice d'un certain degré de fermentations côliques, qu'on reconnaîtra à des signes fonctionnels accessoires : défécation précédée de petits tortillements de l'enfant, et accompagnée de quelques gaz — selle un peu mousseuse, à réaction irritante qui se traduit par la présence d'un érythème anal ou fessier — quelques régurgitations.

Lorsque la selle est *verte en totalité, sans qu'il y ait diarrhée*, il n'y a là qu'un épiphénomène, indiquant des fermentations, et quelquefois du *muguet*, localisé au cæcum (Triboulet).

Régime mixte. Régime des farineux. — Quand les farineux sont mal digérés, les selles sont plus fréquentes, plus volumineuses et en tas ; elles ont une réaction acide, alors qu'un enfant normal, soumis à ce régime, a des selles alcalines. Lorsque les fermentations sont abondantes, avec prédominance acétique, elles ont une odeur caractéristique de vert-de-gris.

De telles selles, « type de diarrhée de non-assimilation, de lientérie » doivent être soumises à la *réaction de* Lugol ; on y reconnaît ainsi les degrés de transformation des féculents : bleu-noir pour l'amidon totalement indigéré, bleu-violet, gris-violet, gris-marron, à mesure qu'ont agi les ferments amylolytiques.

Quand un enfant dystrophique, soumis à la diète hydrique, avec adjonction d'un peu de crème de riz ou autre, donne de telles réactions, quel que soit l'aspect des selles, le pronostic d'avenir immédiat est, d'ordinaire, de la plus haute gravité. (TRIBOULET.)

Quand *les selles sont glaireuses*, c'est l'indice d'une entérite ou d'une gastro-entérite, dont le siège est très rarement dans le côlon, contrairement à ce qui se passe chez l'adulte.

En agitant une parcelle de matières dans un tube à essai, et, en additionnant de quelques gouttes de solution de *sublimé acétique*, on voit remonter, en haut du tube, toute la matière glaireuse et le pigment verdâtre, formant une collerette compacte, un véritable bouchon de mucus, quand celui-ci est abondant; ou seulement une mousse, à aspect de débris d'algues, quand la sécrétion muqueuse est peu accusée.

Chez l'enfant, la réaction du sublimé se présente un peu différemment que chez l'adulte. En voici le signification, d'après NOBÉCOURT[1].

Avec les *selles normales*, le liquide est uniformément trouble ; au fond du tube, le dépôt est finement granuleux ; à la surface, se forme un amas, qui ne persiste pas. Jusqu'à deux, trois ou quatre mois, la coloration est *verte*, car la *bilirubine* passe en nature dans les selles ; c'est pourquoi, à cette période de la vie, celles-ci verdissent facilement, par suite de la transformation de la bilirubine en *biliverdine* (bilirubine oxydée). Chez l'enfant au sein, cette réaction verte peut persister jusqu'à 7 ou 8 mois. Chez l'enfant au biberon, elle disparaît plus rapidement, d'après TRIBOULET ; pour MONGES, le genre d'alimentation n'a pas d'influence manifeste. Après 2 mois, sauf les exceptions indiquées, la réaction devient vert-rouille, puis rose, fleur de pêcher, caractéristique de la *stercobiline* ou *hydrobilirubine*.

Au cours des *affections gastro-intestinales*, la *coloration verte* des selles indique la présence de biliverdine ; de même, la réaction verte au sublimé. La réapparition de cette dernière,

---

1. *Journal de médecine de Paris* (1914). Conférence faite à la Clinique des maladies des enfants, le 20 mars 1914.

aux âges indiqués, décèle un flux biliaire intense avec transit intestinal rapide, ou, d'après TRIBOULET, un trouble de l'action réductrice normale des follicules lymphoïdes de l'intestin.

D'autre part, la *coloration pâle, grise* ou *blanche* des matières peut être la conséquence, soit d'un excès de graisse (MARFAN et GILLET) ou de phosphates (BUDIN et MICHEL), soit d'hypocholie ou d'acholie pigmentaire. Cette dernière est démontrée par les colorations faibles ou nulles, obtenues avec le sublimé. Un liquide et un dépôt gris-vert, jaune-vert, jaune, indiquent une faible sécrétion de bile ; une coloration blanche, blanc-gris ou blanc-vert démontre l'acholie pigmentaire. Généralement alors, le liquide n'est que peu ou pas trouble, l'amas supérieur est épais ou persistant, ce qui est dû à un excès de graisse non utilisée.

CHAPITRE IV

L'EXPLORATION RADIOLOGIQUE DE L'INTESTIN

Par J. Aimard
*Directeur des Services d'Electro-Radiologie
de l'Etablissement thermal de Vichy.*

L'exploration radiologique de l'intestin comprend l'étude du duodénum, du jéjunum et de l'iléon, de l'appendice et du gros intestin, du cæcum jusqu'à l'ampoule rectale, à l'état normal et à l'état pathologique. Les rayons X nous renseignent sur les modifications, que peut présenter un de ces segments du tube digestif, quant à son aspect, sa situation, sa forme, son calibre, sa mobilité, sa motricité, et les lésions, que l'on peut rencontrer, au cours d'affections d'observation courante.

Bien des signes radiologiques sont communs à différentes affections de l'intestin, et ce serait s'exposer aux pires mécomptes de penser que la radioscopie et la radiographie, comme on est souvent tenté de le croire, donnent un diagnostic tout fait ; bien au contraire, les images qu'ils offrent demandent à être soigneusement interprétées. Elles exigent la connaissance parfaite de l'anatomie normale de l'intestin, dans les variétés si nombreuses qu'elle présente ; leur interprétation ne doit avoir lieu qu'avec les plus grandes réserves, après examen complet du malade.

L'examen radiologique est, en effet, le complément indispensable de tout examen clinique de l'appareil digestif ; la nature et l'importance des renseignements qu'il fournit est telle, que l'on peut actuellement affirmer, sans être taxé d'exagération, que tout examen clinique, susceptible de comporter un examen radiologique, est sans celui-ci un examen incomplet.

Comment pratique-t-on l'examen radiologique de l'intestin ?

Deux méthodes sont à notre disposition : la méthode haute par le lait ou le repas opaques, la méthode basse par le lavement opaque. Elles peuvent être employées séparément, ou combinées ; chacune d'elles comporte sa technique et ses indications. Nous les décrirons successivement, et nous indiquerons, à propos de chaque affection, le mode d'examen, qui convient particulièrement à chaque segment considéré.

LE LAIT ET LE REPAS OPAQUES. — Le lait et le repas opaques sont employés pour examiner le duodénum, l'intestin grêle, l'appendice et les côlons. Pendant longtemps, le sous-nitrate, puis le carbonate de bismuth, ont joui de la faveur des radiologistes dans leur préparation ; actuellement, on leur préfère le *sulfate de baryum crémeux*, qui est parfaitement émulsionnable, d'innocuité absolue, sans saveur ni odeur, fort bien accepté par les malades, et qui donne une opacité et des images, équivalentes à celles que fournit le carbonate de bismuth.

Pour la préparation du *lait opaque*, nous employons le sulfate de baryum crémeux, à la dose de 200 grammes, en y ajoutant simplement la quantité d'eau nécessaire pour le délayer dans deux verres à boire, soit 400 centimètres cubes de liquide opaque. On obtient ainsi une émulsion stable, facile à absorber, que l'on peut aromatiser, si l'on veut, de menthe, de vanille, d'anis ou de citron.

Le *repas opaque* exige une préparation spéciale. Il se compose d'une bouillie épaisse, faite, au choix, de crème de riz, ou de maïs, de semoule, de farine ou d'une purée, auxquels on incorpore 150 à 200 grammes de sulfate de baryum crémeux. La consistance de ce repas est voisine de celle d'un repas ordinaire. Son volume est celui d'une assiette à potage environ. Ce repas peut être salé ou sucré, ou aromatisé au gré du malade. Sa saveur doit être agréable ; il doit être pris avec plaisir, afin de ne provoquer aucune répugnance, ni dégoût, au moment de son absorption.

L'emploi du repas opaque implique la connaissance de l'horaire de sa progression dans le gros intestin, surtout si l'on veut étudier la constipation. Il importe, en effet, de savoir qu'il commence à arriver dans le cæcum quatre heures après son ingestion, et doit s'y trouver entièrement contenu, au bout de neuf heures. (Ce dernier point a son importance, en ce qui concerne l'étude de la stase iléale.) Il atteint l'angle côlique droit en sept heures, le milieu du côlon transverse en huit heures, l'angle côlique gauche en dix heures, le côlon iliaque en douze heures, le côlon pelvien en seize heures, l'ampoule rectale en dix-huit à vingt heures. L'élimination du repas opaque se fait vers la vingt-quatrième heure. Ces chiffres constituent des moyennes ; ils peuvent varier, en dehors de tout état pathologique.

Le repas opaque met surtout en évidence les lésions de la première moitié du gros intestin ; dans cette partie du côlon, la colonne opaque forme un tout continu avec le minimum de fragmentations ; dans la seconde moitié, le repas se dessèche peu à peu, au cours de son trajet, et ne parvient pas à mouler régulièrement la cavité du gros intestin ; aussi, a-t-on avantage, pour examiner l'intestin, depuis l'anse côlique transverse gauche jusqu'à l'ampoule rectale, à employer le lavement opaque, particulièrement pour l'étude des sténoses et du cancer de l'intestin, car, mieux que le repas, le lavement met en évidence les images lacunaires et les lésions de la portion terminale.

Le lavement opaque. — Le malade à examiner par lavement opaque doit avoir le gros intestin vide ; on lui donne, à cet effet, un purgatif, la veille de l'examen, ou bien deux grands lavements évacuateurs ; dans ce dernier cas, le premier est administré la veille au soir, le second trois heures avant l'examen, pour permettre à l'intestin d'être tout à fait au repos, au moment de l'injection. — La quantité de liquide à injecter ne doit pas dépasser 1 lit. 500 d'eau bouillie à 37°, dans laquelle on ajoute, au moment de l'examen, 600 grammes de sulfate de baryum crémeux ; à cette température, le lavement est bien supporté et ne provoque pas de contractions. La position de choix est le décubitus abdominal, comme le recommande H. BÉCLÈRE. Le bock placé à 60 centimètres au-dessus du plan de la table, on donne le lavement à faible pression, sous le contrôle radioscopique continu. Si, au cours de l'administration du lavement, on constate un arrêt anormal, le patient se met en décubitus dorsal, et la palpation, sous le contrôle de l'écran, intervient, pour renseigner sur la nature de l'anomalie (H. BÉCLÈRE). Le lavement doit être donné d'une façon lente et progressive, afin de distendre régulièrement l'intestin et d'en mouler les parois. Si le malade ressent une vive douleur, il faut suspendre l'injection, car une pression trop brusque risquerait d'aggraver la lésion d'une muqueuse, dont l'intégrité est souvent déjà très compromise ; presque toujours, d'après BENSAUDE, cette douleur est l'indice du contact du lavement avec la partie malade et la distension de la partie sous-jacente.

Comment se fait la progression du lavement dans un côlon normal ? Le liquide opaque, après avoir distendu l'ampoule rectale, pénètre dans l'anse sigmoïde, qui subit ordinairement un mouvement d'ascencion. On constate quelquefois, à son niveau, un arrêt du lavement, occasionné par un spasme, qui peut persister plus ou moins longtemps (BENSAUDE). En géné-ral, l'anse sigmioïde est franchie sans difficulté, et le liquide opaque progresse dans le côlon descendant, jusqu'à l'angle splénique. A cet angle, on constate souvent un retard physio-logique apparent ; fréquemment, le côlon descendant et l'anse gauche du transverse s'accolent étroitement sur une certaine longueur, à partir de leur jonction ; leur projection sur l'écran se confond alors en une seule et même ombre, et la pénétration du lavement dans le transverse échappe à l'observateur, qui se contente de regarder, à l'angle côlique gauche, l'extrémité de la colonne opaque ; mais, s'il a soin, comme l'indique BENSAUDE, de diriger ses regards sur le trajet du descendant, il assiste au remplissage du transverse, qu'il voit très souvent se détacher assez bas, en donnant à l'écran l'illusion d'être branché sur la partie médiane du descendant. Le parcours de l'injection, depuis le cæcum jusqu'au rectum, a lieu en quelques minutes. Le dessin des bosselures et des sillons du côlon, qui s'efface tout d'abord sous la pression du lavement, réapparaît, peu après l'injection ; l'intestin, assez distendu par le liquide opaque, se projette sur l'écran sous forme d'une colonne de large calibre.

Le duodénum

La radiologie permet d'étudier les ptoses, l'ulcère, le diverticule, la dilatation, la sténose du duodénum, et ses anomalies de forme, par compression due aux tumeurs de voisinage.

Le lait ou le repas opaque conviennent à l'étude du duodénum. Le malade doit être examiné en position debout, en décubitus dorsal, et en décubitus abdominal. Ces deux dernières positions sont celles qui donnent le plus de renseignements.

Le bulbe duodénal, de forme triangulaire, s'étend obliquement en haut et à droite, du pylore au col de la vésicule biliaire ; la deuxième portion, qui a 10 centimètres de long, descend, le malade étant en position horizontale, depuis la première jusqu'à la troisième ou quatrième vertèbre lombaire ; les troisième et quatrième portions mesurent ensemble 8 à 10 centimètres de long ; la troisième est horizontale, la quatrième, ascendante, est obliquement dirigée en haut et à gauche, jusqu'à l'angle duodéno-jéjunal, vis-à-vis de la deuxième vertèbre lombaire.

Au moment de l'absorption du repas opaque, le malade est examiné debout. Il avale seulement deux gorgées du liquide opaque ; comme l'orifice pylorique est ouvert, la presque totalité du liquide absorbé passe immédiatement dans le bulbe, et, de là, dans les trois autres portions du duodénum ; on profite de ce passage pour faire un court examen de l'organe ;

puis, on commande au malade d'absorber la totalité de son repas ; mais, à ce moment, le pylore se ferme, le passage du repas opaque dans le duodénum ne se produit vraiment de façon continue que quatre ou cinq minutes après le début du repas. La traversée du duodénum est de trente à soixante secondes, pour que les ombres opaques passent l'angle duodéno-jéjunal.

Après un rapide examen du malade en position debout, on le place en décubitus latéral droit, et on procède au blocage du duodénum, en employant la manœuvre suivante, préconisée par Case. On recommande au malade d'inspirer profondément et de rester en inspiration, en même temps qu'il se tourne rapidement sur le dos. D'une main, on exerce une pression au-dessus de l'angle duodéno-jéjunal, en même temps qu'on presse le contenu de l'estomac vers le pylore. Il faut prendre soin de comprimer entre la main et la colonne vertébrale, de façon à obstruer artificiellement le duodénum, et à incarcérer son contenu. Par la pression au-dessus de l'angle duodéno-jéjunal, qui est aussi fermé entre la colonne vertébrale et le doigt compresseur, le duodénum est facilement rempli, du pylore à la jonction duodéno-jéjunale, et son contenu entier est rendu aisément visible.

Ptoses du duodénum. — Les ptoses du duodénum peuvent être partielles ou totales. Dans le premier cas, on observe un allongement considérable de la première portion du duodénum qui se fait sous l'influence de l'allongement vertical de l'estomac et de l'abaissement consécutif du pylore. Le sommet de l'angle sous-hépatique est fixe ; mais l'angle se ferme ; les deux premières portions deviennent parallèles, se rapprochent même et paraissent accolées l'une à l'autre.

En cas de ptose totale, l'examen radiologique montre l'angle sous-hépatique à un travers de main au-dessous de la première vertèbre lombaire ; la première, la deuxième et même la troisième portion du duodénum sont largement descendues ; l'angle duodéno-jéjunal reste seul à peu près fixe.

Ulcère du duodénum. — Il est nécessaire, pour procéder à

l'examen dans les meilleures conditions, d'examiner le malade à jeun, sans user du procédé du double repas, car l'état de vacuité de l'intestin favorise l'évacuation de l'estomac, qui, même à l'état normal, se ralentit, à mesure que l'intestin se remplit.

Il n'existe pas de signe radiologique pathognomonique, de l'ulcère du duodénum ; cependant, il en est un certain, nombre, dont quelques-uns, réunis chez le même malade, possèdent une grande valeur diagnostique :

1° Hyperpéristaltisme de l'estomac avec perméabilité accentuée du pylore, évacuation gastrique très rapide — et ptose gastrique.

2° Point douloureux à la pression sur le duodénum. Ce point douloureux doit être fixe, et se retrouver au même niveau dans toutes les positions d'examen.

3° Dilatation de la première portion du duodénum.

4° Contours indécis de cette première portion.

5° Déformation permanente d'une des portions du duodénum (la première en général), signe de l'encoche dû au spasme, qui accompagne l'ulcère.

6° Présence d'une tache opaque, située sur un point du duodénum (point douloureux) après l'évacuation totale de l'estomac.

7° Déplacement du pylore vers la droite.

DIVERTICULE DU DUODÉNUM. — Le diverticule, associé à l'ulcère du duodénum, siège au niveau de la première portion ; le diverticule véritable siège, en général, sur la troisième portion ; ses dimensions peuvent aller jusqu'à celles d'une grosse noisette ; il est sensible à la pression, et retient du liquide opaque, un peu plus longtemps que le temps nécessaire à l'évacuation de l'estomac (six heures).

DILATATION DU DUODÉNUM. — Elle est la conséquence de la ptose viscérale et d'une coudure qu'elle entraîne pour l'iléon, au point où il est retenu par les vaisseaux mésentériques (PAUCHET). Elle se caractérise, immédiatement avant l'absorption d'un repas opaque, par un gros élargissement du bulbe duodénal, par l'existence de mouvements péristaltiques exagérés, modifiant la forme et le volume de l'organe, sans le vider complètement. Dix, quinze, vingt heures après le repas opaque, cette dilatation est caractérisée par la persistance dans le grêle de traînées opaques, alors que, chez les sujets normaux, le grêle est évacué complètement, dix heures après l'absorption du repas opaque.

Sténose du duodénum. — Le diagnostic radiologique de la sténose du duodénum est basé sur les signes suivants : 1° réplétion anormale et durable de la cavité duodénale, en amont de la sténose ; 2° péristaltique visible et persistante des parois duodénales, pendant toute la durée de cette réplétion ; 3° antipéristaltique de la muqueuse duodénale.

A l'état normal, le repas opaque traverse le duodénum rapidement, sous forme de bouchées, sans en remplir la cavité ; en cas de sténose, l'image du duodénum apparaît entière avec des contours nets, « elle affecte la forme d'une saucisse » dont la longueur et la largeur varient, suivant le siège et le degré de stricture de la sténose.

La péristaltique du duodénum sténosé se manifeste par des ondes bien dessinées, qui apparaissent aussitôt après sa réplétion, parcourent toute sa longueur en quelques secondes, se succèdent à des intervalles rythmiques de sept secondes environ, et persistent sans arrêt, tant que dure la réplétion. Cette persistance ininterrompue des ondes péristaltiques appartient en propre à l'intestin grêle ; on ne l'observe ni dans les sténoses de l'estomac, ni dans celles du gros intestin, où la péristaltique est coupée de notables interruptions (A. Béclère).

Les ondes péristaltiques et antipéristaltiques coïncident toujours avec un état de réplétion anormale, avec absence du passage du repas opaque dans le duodénum. L'intensité des contractions musculaires contraste avec leur inefficacité manifeste, et l'observation simultanée de ces deux signes permet de conclure, sans réserve, à l'existence d'un obstacle anormal de nature indéterminée (A. Béclère). La radiologie aura indiqué le siège de l'obstacle ; mais, ce serait une erreur que de lui en demander davantage ; les antécédents, les signes cliniques, les moyens de laboratoire doivent intervenir également pour en préciser la nature et la cause, qui peut être due à un carcinome, à un ulcère de la paroi postérieure de l'estomac, avec adhérences, à une tumeur ganglionnaire rétro-péritonéale, à une cholélithiase avec cholécystite et péricholécystite consécutives.

Les sténoses organiques peuvent être vues dans toutes les positions ; les cas de pseudo-obstruction, ou d'obstruction fonctionnelle, ne sont constatés que dans le décubitus dorsal.

ANOMALIES DE FORME DU DUODÉNUM. — Certaines anomalies de forme du duodénum peuvent contribuer à différencier une tumeur de la tête du pancréas d'une tumeur d'origine hépatique ou cholécystique. En cas de tumeur de la tête du pancréas, l'examen montre un duodénum repoussé en haut et à droite, déformé, élargi, et épousant les contours de la tumeur. D'autre part, chaque fois que, pour une raison quelconque, le pancréas est intéressé, le repas opaque s'évacue rapidement de l'estomac, et le duodénum est visible d'une façon inusitée. En cas de tumeur d'origine cholécystique, le duodénum peut-être déplacé en bas et repoussé loin du foie ; de même, en cas de néoplasme du foie, l'examen radiologique peut montrer un déplacement de la première et de la deuxième portion du duodénum par compression, ainsi que des anomalies dans le fonctionnement de cet organe.

LE JÉJUNUM ET L'ILÉON

La progression du repas opaque dans l'intestin grêle varie suivant que l'évacuation gastrique est normale, rapide, ou lente, et que la péristaltique de l'intestin détermine une marche plus ou moins accélérée de son contenu.

Le repas baryté apparaît à gauche et au milieu de l'abdomen, une demi-heure après son absorption ; après deux heures, on le rencontre au milieu et en bas, où il forme une masse indissociable en arrière des pubis ; après quatre heures, il occupe une petite partie de l'iléon et remplit manifestement le cæcum ; après six heures, il montre la dernière partie de l'iléon, remplit le cæcum, le côlon ascendant, et s'étend jusqu'au côlon transverse ; après sept heures, le grêle est complètement vide.

Les rayons X permettent d'étudier d'une façon précise la ptose du grêle, la sténose du jéjunum, la stase iléale et la sténose de l'iléon.

PTOSE DU GRÊLE. — Les dernières portions du grêle descendent dans le petit bassin ; il en résulte une stase dans l'iléon et un retard dans la réplétion du cæcum, du fait du siège élevé de celui-ci et de sa fixité. En pareil cas, on trouve, vers la huitième ou neuvième heure après l'absorption du repas opaque, des résidus de ce repas dans l'iléon, sous la forme de zones d'ombre arrondies, que l'on doit différencier d'ombres sigmoïdes ou rectales. Ces phénomènes de stase sont à la limite entre l'état physiologique et l'état pathologique, comme le fait remarquer justement BÉCLÈRE.

STÉNOSE DU JÉJUNUM. — Elle est caractérisée par un arrêt du repas opaque, peu après l'angle duodéno-jéjunal, qui s'accumule et montre l'image d'un ruban plus ou moins long et plus ou moins large et presque verticalement dirigé, dont l'extrémité peut remonter jusqu'à l'angle duodéno-jéjunal et même en deçà (A. BÉCLÈRE).

STASE ILÉALE. — Le retard de l'évacuation de l'intestin grêle est constaté radiologiquement par la présence du repas opaque dans les dernières anses, dix heures après son absorption. On ne remarque, en effet, aucune trace de substance opaque dans le cæcum ; cette stase peut être due à des adhérences, une bride, une coudure, à une insuffisance de la valvule iléo-cæcale, à un spasme du sphincter iléo-cæcal, ou à une combinaison de ces deux derniers facteurs.

STÉNOSE DE L'ILÉON. — La sténose de l'iléon se révèle par : 1° la stagnation anormale du contenu de l'intestin ; 2° l'élargissement anormal de sa lumière ; 3° l'aspect typique de collections hydro-gazeuses, pris par les anses intestinales élargies et verticalement juxtaposées comme des tuyaux d'orgue, lorsqu'on examine le malade en position debout.

La stagnation peut durer de vingt-quatre heures à plus d'une semaine, les circonvolutions sont très élargies ; elles peuvent atteindre le diamètre de la tête d'un enfant ; elles présentent l'aspect de collections hydro-gazeuses avec une zone supérieure claire, une zone inférieure liquide opaque, et une ligne de niveau intermédiaire, toujours horizontale. Il peut exister deux à six cavités, superposées comme des tuyaux d'orgue. Cet aspect de tuyaux d'orgue, remplis de gaz et de liquides à des niveaux divers, peut parfois être vu directement à l'écran sans préparation spéciale. Il est pathognomonique de la sténose de l'intestin grêle.

LE GROS INTESTIN

L'APPENDICE. — Les rayons X nous renseignent sur sa situation, sa forme, ses dimensions, sa direction ; le repas opaque est le procédé de choix pour son examen, qui doit se faire quatre heures après l'absorption, et dans les heures qui suivent, en décubitus dorsal, et même quelquefois en décubitus abdominal, et en position debout. Il faut toujours avoir soin, au cours de l'examen, de relever le siège, afin d'empêcher le cæcum de masquer l'appendice.

L'exploration radiologique permet souvent d'éliminer le diagnostic d'appendicite, ou de le confirmer, par la localisation exacte du point douloureux, la vérification de la fixité cæcale, la constatation d'altérations cæcales.

L'appendice n'est pas toujours visible, mais on peut le voir fréquemment ; souvent aussi, il peut passer inaperçu, si sa cavité est peu perméable au repas opaque ; s'il est antérieur ou postérieur par rapport au cæcum, son ombre se confond avec celui-ci. L'appendice est souvent invisible, parce qu'il est rétro-cæcal ; on peut, dans ce cas, user d'un artifice pour le déceler. De quatre à douze heures après l'absorption d'un repas opaque, on cherche radioscopiquement l'embouchure de l'iléon et on refoule le cæcum ; la région rétro-cæcale est ainsi ouverte, on glisse alors une plaque radiographique sous le malade, et le cæcum est maintenu en place par un localisateur compresseur. L'image de l'appendice se dessine nettement, et on ne peut pas le confondre avec l'iléon incomplètement rempli.

On peut, en plaçant un index métallique sur le point douloureux présumé où siège l'appendice, et en faisant passer le rayon normal par celui-ci, localiser la douleur. En pratique, on repère la zone appendiculaire, constituée par le bas-fond cæcal et son pourtour immédiat, à partir de l'angle iléo-cæcal (DESTERNES). La douleur et l'index métallique peuvent se trouver sur la verticale passant par l'appendice, être éloignés de lui, correspondre au cæcum ou au côlon ascendant. D'après DESTERNES, une double coudure, des calculs, un aspect irrégulier, la localisation de la douleur, la fixité du cæcum, constituent des signes graves d'appendicite ; dans l'appendicite chronique, la radiographie peut montrer des anomalies dans l'aspect du cæcum, dans son mode de remplissage et d'évacuation ; s'il s'agit de forme chronique d'emblée, on trouve le cæcum, et parfois l'appendice, très dilatés et très longs à s'évacuer ; si on a affaire à des accidents consécutifs et des crises d'appendicite aiguë, les accidents inflammatoires ayant déterminé la production d'adhérences et de spasmes, le repas opaque ne peut plus remplir le cæcum, dont la cavité est irrégulière, et dont la motricité est troublée : l'image est rétractée, fragmentée, à bords déchiquetés, à contours flous et indécis.

LE CÆCUM

L'examen radiologique du cæcum peut être réalisé par le repas ou le lavement opaques ; en cas de lavement opaque, l'examen se fait au moment de l'injection, tandis que, si on utilise la méthode haute, l'examen n'est possible que dans les six à douze heures qui suivent l'ingestion du repas baryté.

Nous décrirons brièvement le cæcum mobile, l'ectasie cæcale, la tuberculose iléo-cæcale.

CÆCUM MOBILE. — Dans la station debout, le cæcum descend vers le pubis et jusque dans le petit bassin ; dans le décubitus dorsal, il remonte largement ; dans le décubitus latéral gauche, il se rapproche considérablement du sacrum ; s'il est seul mobile, il se coude à angle droit sur le côlon ascendant ; il peut se faire également que le côlon ascendant, mobile lui aussi, participe à ces mouvements.

ECTASIE CÆCALE. — On observe à l'écran une dilatation anormale du cæcum avec par la suite stagnation anormale du repas opaque. Le cæcum est rempli rapidement par le repas opaque, comme un sac inerte, à contour immobile, sans contraction ; il présente des dimensions considérables, surtout dans le sens transversal.

TUBERCULOSE ILÉO-CÆCALE. — La méthode d'examen de choix est le lavement opaque ; il délimite, mieux que le repas, les contours de l'intestin.

La forme nodulaire échappe généralement à l'exploration radiologique ; la forme ulcéreuse et la forme hypertrophique sont celles qui se diagnostiquent le plus aisément. Elles se révèlent par l'irrégularité des contours de l'intestin et tardivement par son obstruction. Le défaut de remplissage du cæcum est le premier signe observé ; c'est aussi le plus important ; il est dû au spasme et aux lésions. Il est surtout visible à l'écran, quand on administre le lavement ; les bosselures du cæcum ne se dessinent pas, et la valvule iléo-cæcale est le plus souvent insuffisante. Lorsqu'on supprime la pression pour permettre l'évacuation du lavement, la zone atteinte se vide généralement, et demeure vide, tandis que le reste de l'intestin contient plus ou moins longtemps le lavement. Les lacunes sont dues à l'infiltration des parois de l'intestin, devenu rigide ; il se laisse facilement traverser sans opposer de résistance.

LES CÔLONS ET L'ANSE SIGMOÏDE

PTOSES. — Les divers segments du gros intestin peuvent occuper des positions variées, que seul l'examen radiologique décèle avec une rigoureuse exactitude.

Le cæcum, qui est normalement situé dans la fosse iliaque droite, au-dessus du détroit supérieur, peut descendre dans le petit bassin ; il en est de même du côlon ascendant et de l'angle hépatique ; celui-ci peut occuper une position bien au-dessous de la crête iliaque droite. Le côlon transverse, qui normalement décrit une vaste guirlande, en passant à peu près à la hauteur de l'ombilic, peut, du fait de la ptose, descendre au-dessous de la symphyse pubienne, en présentant des replis et des coudures, affectant diverses formes rappelant les lettres V, W, N, M. L'angle hépatique s'abaisse, en général, avec le transverse ; aussi, l'anse côlique transverse droite peut être accolée au côlon ascendant, et présenter de la confusion de leurs images, qui pourrait en imposer pour des adhérences, si on ne prenait pas la précaution de palper le malade sous l'écran en différentes positions (position horizontale, inclinée siège relevé, ou décubitus latéral gauche) pour obtenir une dissociation nette des images présentées. — L'angle splénique, qui est situé sous le diaphragme gauche, est le segment le plus fixe des côlons ; il peut lui aussi être ptosé, et il est assez fréquent de le voir au niveau de la crête iliaque gauche, et même quelquefois au-dessous. Il entraîne dans sa descente l'anse côlique transverse gauche et le côlon descendant, qui peuvent présenter, de ce fait, les sinuosités les plus variées. — Ces ptoses se compliquent parfois d'adhérences.

ADHÉRENCES. — Le diagnostic radiologique d'adhérences ne doit être posé qu'avec les plus grandes réserves ; à la suite d'un défaut de mobilité d'un segment de l'intestin, on peut soupçonner leur existence, sans pouvoir l'affirmer. Les adhérences intestinales se traduisent par l'absence de mobilité à la palpation sous l'écran, et par le changement de position du malade. Il ne faut pas craindre de multiplier les examens en différentes positions ; ceux-ci peuvent montrer la réunion de différents segments de l'intestin entre eux, ou bien avec un organe voisin : estomac, foie, vésicule biliaire, ovaires, utérus. Le repas opaque et le lavement conviennent également pour le déceler. Les brides et adhérences péri-cæcales, les brides de l'angle hépatique peuvent produire une sténose, qui se caractérise par la stase du repas opaque dans le cæcum et le côlon ascendant et par la fixité de l'angle hépatique, malgré la palpation et les changements de position. Les brides peuvent accoler les deux branches de l'angle colique gauche, leur soudure donner lieu à un séjour prolongé des matières opaques en amont de l'angle splénique, ainsi qu'à une augmentation progressivement croissante du transverse. (BENSAUDE.)

AÉROCOLIE. — L'aérocolie est diagnostiquée à l'écran, sans préparation préalable. Dès l'examen, on est frappé de la transparence remarquable de l'abdomen. Les replis intestinaux se voient sous forme de traits noirs, tranchant sur la transparence générale. En cas d'aérocolie intense, la distension des anses intestinales peut déterminer un déplacement des organes abdominaux, comme le foie et la rate. Elle permet souvent d'examiner directement ces organes, sans recourir à l'insufflation des côlons ou à la dilatation gazeuse de l'estomac.

DOLICHOCÔLONS. — La radiologie seule permet de faire avec certitude le diagnostic de dolichocôlon ; on utilisera pour cela le lavement et le repas opaques ; le lavement donnera l'aspect anatomique, le repas indiquera les retards et l'accumulation au niveau de tel segment allongé, reconnu par le lavement. Il est nécessaire de commencer l'examen par le lavement, pour étudier ensuite, au moyen du repas baryté, le passage dans l'anse allongée.

Les dolichocôlons pelviens présentent ainsi que l'a décrit AUBOURG, quatre variétés : en 8, verticale courte, verticale longue, horizontale, qui sont aisément mises en évidence par le lavement. Le côlon iliaque participe peu aux allongements segmentaires ; le côlon descendant peut présenter des flexuosités multiples, en dessinant des plis variés et nombreux jusqu'à l'angle splénique, ou bien une seule flexuosité à sa partie moyenne. Le côlon transverse présente de très nombreuses variétés d'allongement ; la partie gauche décrit souvent un 8 avec une boucle plus ou moins accusée, au niveau de l'angle splénique, passant tantôt en dehors, tantôt en dedans du côlon descendant. Le côlon transverse peut être allongé en totalité et plonger dans le petit bassin et affecter la forme d'un U, d'un W, d'un S (AUBOURG.) Dans les dolichocôlons ascendants, on trouve soit des flexuosités nombreuses, soit l'exagération de la courbure normale. Ces allongements sont caractérisés au point de vue radiologique par leur grande mobilité, par le palper sous l'écran et le changement d'aspect, quand on fait passer le malade à la position debout, après l'avoir examiné couché. Dans cette position, apparaissent des poches à air nombreuses, au niveau des segments ; l'aérocolie accompagne le plus souvent les dolichocôlies ; elle tranche sur le noir du liquide opaque. Dans les dolichocôlons, les angles hépatiques et spléniques sont fixes ; les segments intermédiaires sont allongés, peu ou pas dilatés ; les temps d'évacuation sont très augmentés. AUBOURG a pu voir le repas opaque persister cent heures dans une anse côlique gauche augmentée de longueur.

MÉGACOLONS. — Les anses intestinales trop longues et trop larges sont des mégacôlons (BENSANDE) Le siège en est de préférence au niveau de l' Siliaque. En cas de mégacôlon très accusé, l'examen direct peut montrer une clarté intense, qui s'étend à tout l'abdomen, et sur laquelle se détachent le cœcum, le côlon ascendant et le transverse. Le mégacôlon peut refouler le diaphragme gauche, les organes abdominaux, et masquer à droite une partie de l'ombre hépatique. La capacité de l'intestin est nettement augmentée ; il faut deux à trois litres pour remplir un côlon pelvien. En effet, si on donne un lavement opaque, il arrive dans un segment qu'il distend, et donne parfois un aspect étalé immense ; les rayons X montrent les limites du segment intestinal malade. L'aérocôlie étant souvent associée à la dilatation, si après le lavement opaque on fait placer le malade debout, on observe à l'écran une image, comparable à celle de l'hydropneumothorax avec niveau liquide horizontal opaque, surmonté d'un dôme gazeux.

Spasmes. — L'intestin spasmodique se caractérise par une diminution des plus nettes de son calibre. On constate cet aspect radiologique dans nombre de constipations (A. Weill). Le spasme peut être total et atteindre tout le gros intestin, ou n'être que partiel. Un spasme, siégeant sur le transverse et le côlon descendant, peut, en cas de constipation, déterminer une dilatation anormale du cæcum et du côlon ascendant, facilement décelable à l'examen radiologique. La sténose spasmodique peut être confondue avec la sténose organique ; la portion spasmée apparaît très rétrécie et effilée aux extrémités ; parfois, elle est filiforme ou même totalement absente ; en outre, ce segment étroit ne montre souvent ni les bosselures, ni les incisures propres au gros intestin, et prend de la sorte l'aspect d'un ruban plus ou moins étroit. Les spasmes de l'intestin peuvent être consécutifs à une affection organique ; le lavement arrive souvent à vaincre les spasmes fonctionnels peu accusés et à produire une distension normale, mais il est impuissant à déplisser entièrement les segments atteints de lésion anatomique.

Coudures. — Indépendamment des deux coudures normales, que présente l'intestin au niveau des angles hépatique et splénique, il peut en exister d'autres, dont les plus fréquentes et les plus bénignes sont celles qui sont dues aux ptoses. Mais, à côté d'elles, on peut en rencontrer d'autres, au sujet desquelles les rayons X seront de la plus grande utilité, car ils permettront de dire si elles sont définitives ou passagères. Les points où elles existent correspondent souvent à des régions douloureuses, et leur constatation à l'écran permettra d'expliquer la persistance de troubles intestinaux douloureux.

Sténoses. — Les sténoses peuvent être dues à des brides, à des adhérences, à des coudures, à une compression ; elles peuvent être spasmodiques, inflammatoires, tuberculeuses, cancéreuses. Le diagnostic radiologique d'une sténose du gros intestin ne peut être posé avec certitude absolue ; quant à la nature de la sténose, il est à peu près impossible de l'établir.

Le lavement opaque est le procédé de choix pour l'étude des sténoses ; cependant, il est nécessaire d'examiner également le malade avec le repas opaque, et aussi sans préparation préalable, comme le recommande BENSAUDE.

L'examen de l'intestin en état d'occlusion, sans préparation préalable, montre la présence d'une image hydro-gazeuse, occupant la place du cæcum et du côlon ascendant, dans la station debout. Ce signe ne localise pas le siège de l'occlusion ; s'il existe d'autres niveaux liquides, le siège de la sténose se trouve au delà du dernier niveau ; il n'y a ordinairement qu'un niveau en plus du niveau cæcal ; c'est toujours dans le descendant qu'il est situé ; la sténose siège alors dans le descendant ou sur un segment au-dessous.

Le lavement opaque donne, en cas d'obstacle, un signe net : l'arrêt du liquide injecté. Si la sténose intéresse l'intestin grêle, le lavement remplit le gros intestin sans difficulté ; si la sténose siège sur le gros intestin, l'arrêt du liquide opaque indique d'une façon certaine l'endroit du segment du gros intestin où se trouve l'obstacle.

Le repas opaque peut subir un simple retard, ou se trouver arrêté d'une façon absolue ; il est moins sensible que le lavement à l'influence d'une sténose, car il parcourt le gros intestin dans le sens normal, et n'exerce sur la sténose une pression ni aussi forte, ni aussi brusque que le lavement.

Dans les sténoses larges et moyennes, il est de règle que le repas franchisse l'obstacle. Le repas et le lavement combinés doivent également être employés ; ils permettront de déceler certaines sténoses serrées, formant soupape, qui arrêtent le lavement, mais laissent passer le repas (BENSAUDE). Leur emploi simultané permet de délimiter la sténose et d'avoir une idée de son étendue. Dans ce cas, on fait ingérer d'abord le repas et, après son arrêt, on administre le lavement.

La compression du gros intestin par une tumeur ou un viscère peut simuler une sténose de la paroi intestinale, Ben-saude a pu voir un kyste du rein droit, comprimant l'angle hépatique du côlon et produisant une image lacunaire, un cancer de la tête du pancréas produisant une stase cæcale.

Le rétrécissement du rectum empêche le lavement opaque de produire la moindre distension de l'ampoule rectale ; la lésion est caractérisée par son étendue ; l'image radiologique présente une forme conique « en navet ».

Constipation. — C'est grâce à la radiologie qu'on a pu établir les différentes variétés de constipation et les expliquer par leurs causes si variées. Actuellement, on admet deux grandes variétés : l. constipation avec stase dans la première partie du gros intestin (cæcum et côlon proximal) et la constipation avec stase dans la dernière partie du gros intestin (anse sigmoïde et ampoule rectale).

Cette stase côlique est due (P. Duval et H. Béclère) soit à la mobilité anormale du cæcum, soit à la péricolite membraneuse ou inflammatoire, soit à l'ectasie cæcale, compliquée ou non de typhlo-colite. Nous avons déjà signalé les renseignements que donne l'écran, en ce qui concerne le cæcum mobile et l'ectasie cæcale.

Dans la *péricolite inflammatoire*, le cæcum est immobile dans les différentes positions du corps ; le côlon ascendant présente des strictures anormales en certains points, au niveau de l'angle hépatique ou sur le côlon même.

En cas de *péricolite membraneuse*, le lavement opaque pénètre jusqu'à l'angle hépatique, où il s'arrête un instant ; le cæcocôlon est boursouflé, bulleux, barré par des rides, que l'on différencie nettement de contractions ; ces incisures par les brides s'accentuent dans la position debout ; au cours de l'examen radioscopique, on constate qu'il est difficile, souvent impossible, de séparer le côlon ascendant de la première partie du transverse ; en cas d'examen par voie haute, on notera la stagnation du repas opaque dans le cæcum, et le retard de l'évacuation cæcale, si on étudie la traversée digestive.

La constipation fonctionnelle peut présenter différentes

formes, selon les constatations radiologiques (CONSTANTIN) : *proximales* (stase dans le cœco-ascendant et le tiers droit du transverse) ; *distales* (stase dans les deux tiers du transverse et le côlon descendant) ; *terminales* (stase dans l'anse sigmoïde ou le rectum) ; *bipolaires* (stase dans le cœco-ascendant et le rectum).

On conçoit l'importance de la radiologie, puisque, d'après ses constatations et suivant la localisation de la stase, un traitement médical approprié de la constipation fonctionnelle peut être institué ; en cas de constipation organique, elle seule indique avec une certitude assez grande la nature et le siège de l'intervention.

Le procédé de choix pour l'étude radiologique de la constipation est le repas opaque ; cependant, le lavement opaque doit également être employé, pour obtenir des renseignements complémentaires.

DYSENTÉRIE. — L'hypermobilité locale suivie d'une hypertonicité, l'état spasmodique de l'intestin, les lésions permanentes de la paroi intestinale, l'épaississement des tuniques expliquent l'aspect radiologique des images de l'intestin dysentérique. Ce qui frappe, quand on examine un dysentérique par lavement opaque, c'est la rapidité avec laquelle le liquide traverse l'ampoule rectale, l'S iliaque et le côlon descendant jusqu'à l'angle splénique, sans les distendre.

Dans les formes graves de la dysentérie, on n'observe pas l'ombre habituelle de l'ampoule rectale et de l'S iliaque ; cette ombre peut manquer complètement ; dans d'autres cas, la partie supérieure du rectum seule ne se dessine pas sur l'image ; dans d'autres cas, le rectum peut se dessiner tout entier, mais sous la forme d'une poire de petite dimension, ou même d'un véritable canal à bords linéaires et parallèles. Tantôt, toute la région procto-sigmoïdienne paraît sur l'écran comme atrophiée et ratatinée, tantôt l'image présente une solution de continuité entre le rectum et le côlon descendant, l'ombre de l'S iliaque fait défaut ; dans beaucoup de cas, cette ombre se dessine sous la forme d'un filet très mince, donnant l'impression

d'un tube rigide. L'image ainsi modifiée de la région procto-
sigmoïdienne ne varie pas, même quand on augmente la quantité de liquide injecté (BRAÏLOVSKY.) Dans les formes légères,
les contours du rectum et de l'S iliaque se dessinent sous la
forme d'une ombre grise, peu opaque. Le lavement pénètre
très rapidement dans les différents segments du gros intestin ;
pendant son administration, des bosselures et des incisures
apparaissent immédiatement sur les côlons descendant et transverse ; normalement, elles n'apparaissent qu'au bout d'un certain temps.

CANCER DU GROS INTESTIN [1]. — Le cancer de l'intestin peut
être mis en évidence par le repas ou le lavement opaque, mais
avec une valeur inégale. A chaque segment, correspond un
mode d'exploration différent. Le repas et le lavement opaques
sont indiqués dans l'examen du cæcum et du côlon ascendant ; tous deux montrent arrêt et lacune, l'insuffisance ou le
rétrécissement de la valvule iléo-cæcale. Dans l'exploration du
transverse, l'image fournie par le repas perd de sa netteté, à
mesure qu'il progresse ; l'emploi du lavement est préférable ;
celui-ci constitue encore le procédé de choix dans l'examen
du côlon descendant, de l'anse sigmoïde et de l'ampoule rectale.

Ainsi que nous l'avons fait remarquer plus haut, il est de
toute importance que, dans l'exploration radiologique du gros
intestin par lavement opaque, celui-ci soit administré avec
une technique parfaite, si l'on veut éviter de graves erreurs.
La pression ne doit pas être forte, car elle peut surdistendre
l'S iliaque ou le tordre, de façon à produire un arrêt ; on doit
également éviter la pénétration d'air, en même temps que le
liquide opaque ; une évacuation de l'intestin préalablement insuffisante peut laisser des matières durcies, capables de simuler un obstacle organique.

1. Pour la rédaction de ce chapitre, nous avons fait de larges emprunts au
remarquable travail de MM. BENSAUDE et GUÉNAUX : *Le radiodiagnostic du
cancer du gros intestin.* (Archives des maladies de l'appareil digestif, mai
1917).

Nous envisagerons le cancer avec signes d'occlusion aiguë ou subaiguë, et le cancer sans signes d'occlusion.

Dans le premier cas, on peut examiner le malade sans aucune préparation opaque, car l'examen radioscopique met en évidence deux signes importants de l'occlusion intestinale : le météorisme et l'accumulation de liquide dans les anses intestinales ; il permet, en outre, quelquefois de préciser le segment intestinal, où siège l'obstacle.

Cependant, le repas opaque constitue le procédé de choix pour l'exploration de l'intestin en état d'occlusion. L'aspect, constaté à l'écran, est celui d'une image gazeuse ou hydrogazeuse. Une zone claire très étendue occupe l'emplacement habituel du gros intestin, mais sa largeur dépasse la largeur normale de celui-ci ; les sillons côliques, représentés par les bandelettes musculaires du gros intestin, se détachent en noir sur ce fond clair, et, entre eux, se dessinent les bosselures caractéristiques du côlon. Les gaz s'accumulent en des points différents, selon que l'obstruction siège au début, au milieu ou à la fin du gros intestin. En cas d'image hydro-gazeuse, la radioscopie montre, en position debout, un niveau liquide situé au-dessous d'une accumulation de gaz. Il peut exister plusieurs niveaux : un seul, qui siège alors dans le cæcum, — deux, qui se rencontrent : un dans le cæcum, et un dans le descendant, — quelquefois, un troisième niveau se constate dans le transverse ; leur constatation contribue quelquefois à situer le siège de l'obstacle.

Le lavement opaque indique ce siège avec une précision absolue ; le liquide injecté s'arrête à son niveau, et l'image du segment intestinal, rempli par le liquide opaque, vient s'ajouter à l'image gazeuse, située en amont de la sténose.

Dans le cancer sans signe d'occlusion, le lavement peut rencontrer un obstacle et ne pas le franchir ; d'autres fois, il subit un temps d'arrêt, mais finit par continuer son trajet, en donnant quelquefois une image anormale au niveau de l'obstacle, d'autres fois enfin, il arrive au cæcum sans être arrêté.

En cas d'arrêt, la colonne opaque peut former un entonnoir,

dessiner une ligne irrégulièrement dentelée, décrire une courbe, ou tracer une ligne droite ou bien envoyer au delà du point d'arrêt « un prolongement ombré, rappelant la flamme d'une bougie ».

Lorsque le lavement, après un temps d'arrêt, finit par franchir l'obstacle, le segment intestinal peut montrer une image lacunaire ; la *lacune totale* peut séparer le gros intestin en deux segments opaques ; elle est l'indice d'une tumeur, qui obstrue la presque totalité de la lumière intestinale, mais qui respecte une partie de la paroi ; la partie saine se laisse distendre au passage du liquide injecté, et permet au lavement de pénétrer au delà de la tumeur. La lacune n'est que *partielle*, quand le liquide opaque peut séjourner au contact de la tumeur ; elle se présente sous la forme d'une lacune latérale ou d'une lacune circulaire, qui diminue le calibre de la colonne opaque sur un certain parcours, en la réduisant à un mince filet plus ou moins régulier, traduisant ainsi à l'écran l'existence d'un rétrécissement annulaire. Après l'injection d'une partie du lavement opaque, on peut voir se distendre d'une façon excessive le segment compris entre la tumeur et l'anus ; cette distension est surtout très accusée au niveau de l'ampoule rectale et de l'anse sigmoïde. Après évacuation du lavement, dans les cas de sténose incomplète, toute la portion de l'intestin, située au-dessous de la tumeur, peut se vider, les autres segments restant injectés. Cette rétention des matières indique une sténose et précise son siège.

Certains cancers n'entravent nullement la pénétration et l'évacuation du lavement ; ils sont très malaisés à diagnostiquer. Il ne se forme aucune image anormale ; cette absence d'image peut tenir au petit volume de la tumeur, à sa situation, ou à son développement extrinsèque.

L'examen avec repas opaque renseigne sur son cheminement ; l'arrêt du repas peut être absolu ou à peu près absolu. Il s'accompagnera de stase. L'arrêt de la colonne opaque peut se produire loin de l'endroit sténosé, quand il y a accumulation de matières fécales en amont de l'obstacle. La stase, qui résulte de l'arrêt du repas, est surtout appréciable, lorsque la sténose se trouve dans la première moitié du gros intestin ; la valvule iléo-cæcale devient alors insuffisante, et il se produit un reflux des matières dans l'intestin grêle. Le repas peut montrer, comme le lavement, des lacunes, et déceler ainsi des altérations de la paroi de l'intestin, mais d'une façon moins précise que lui, surtout dans la seconde moitié du gros intestin.

DEUXIÈME PARTIE

LES ENTÉROPATHIES

SECTION I

LES DYSPEPSIES INTESTINALES

I. — L'insuffisance duodéno-pancréatique.

C'est là un chapitre obscur de pathologie. En effet, d'une part, les troubles de la digestion intestinale ne sont que secondaires ; c'est l'estomac, le foie, le pancréas, viciés dans leur fonctionnement, qui provoquent de la diarrhée, des fermentations, des gaz, de la stéarrhée, etc.. ; d'autre part, les vraies dyspepsies primitives de l'intestin sont très difficiles à étudier ; EINHORN, avec sa sonde duodénale, a bien tenté d'éclaircir le problème, et GAULTIER a décrit, il y a dix ans, les *dystrypsies* ou dyspepsies duodénales ; mais, la méthode d'EINHORN n'est pas du domaine pratique, et les dystrypsies de GAULTIER constituent un chapitre encore à l'étude.

Je ne parlerai ici que de l'INSUFFISANCE DUODÉNO-PANCRÉATIQUE, état qu'on rencontre de temps en temps. Quoique le pancréas ne fasse pas partie anatomiquement de l'intestin, on ne peut, physiologiquement, ni cliniquement, isoler la digestion duodénale de la digestion pancréatique.

J'ai vu, pendant les vacances de 1920, un malade, qui peut être pris comme type de description.

Symptomatologie. — C'était un homme de 38 ans environ, ayant passé sept ans consécutifs sous les drapeaux, ayant été en première ligne pendant toute la guerre, blessé plusieurs fois, et soumis par conséquent à un surmenage prolongé et à un régime alimentaire défectueux.

Depuis un an et demi, il avait *maigri* de 8 kilos et se plaignait de *diarrhée lientérique* avec *coliques* et *gaz* abondants ; l'*appétit était exagéré*, et le *teint terreux* ; il y avait de l'asthénie générale ; les selles, de couleur jaunâtre, étaient émises surtout le matin de bonne heure et dans la soirée, au nombre de quatre à cinq en vingt-quatre heures ; elles étaient abondantes, et donnaient au malade l'impression qu'il se vidait ; il les sentait se préparer, et couler en lui d'une façon passive, comme dans un tuyau inerte. Outre des débris macro-alimentaires, elles contenaient des glaires et des « morceaux blanchâtres ».

A l'examen du ventre, pas de douleur provoquée ; foie normal ; clapotage gastrique ; cæcum en poire épaisse ; langue blanchâtre.

Traitement. — Me souvenant d'avoir vu plusieurs cas d'achylie gastrique, accompagnée de ces diverses manifestations, je fis, en l'absence de tout moyen de laboratoire, le diagnostic d'insuffisance sécrétoire gastro-duodéno-pancréatique, et j'ordonnai le traitement suivant :

Suppression des hydro-carbonés, sauf les pommes de terre. Prendre surtout de la viande rôtie, des légumes verts, peu de pain. Comme médicaments : au début du repas de midi et du soir, deux pilules de *pancréato-kinase*, et, à la fin de ces mêmes repas, un cachet ainsi composé, selon la formule de Carnot :

```
Acide citrique pulv. . . . . . . . . . . . ⎫
                                          ⎬  ãã 0,50 cg.
Pepsine en paillettes à titre 100. . . .  ⎭
```

Une amélioration se produisit dès les premiers jours du traitement ; et, au bout d'une semaine, le malade avait regagné plus d'un kilo. J'ai eu de ses nouvelles en octobre ; l'état était redevenu de tous points normal.

Lorsque le foie semble être insuffisant : urobiline dans l'urine, selles décolorées, etc..., on prescrira des pilules de *choléokinase*, ou bien, en maintenant la pancréato-kinase aux deux principaux repas, on ordonnera deux pilules d'*extrait hépatique et biliaire*, au début du petit déjeuner. On pourra s'adresser également à l'*amylodiastase*.

En tout cas, on évitera la forme cachets, pour administrer la pancréatine et l'extrait hépato-biliaire.

L'examen des selles permettra de vérifier l'insuffisance pancréatique (épreuve des noyaux).

II. — Les fermentations intestinales.

A l'état de santé, c'est-à-dire lorsque la sécrétion des sucs digestifs, la motricité du tractus gastro-intestinal et la répartition de la flore microbienne sont normales, les produits toxiques, résultant de la décomposition des aliments ne se forment qu'en quantité modérée, et de plus, ils sont modifiés par l'organisme, puis éliminés par les divers émonctoires.

Les putréfactions azotées.
L'auto-intoxication intestinale.

Les albuminoïdes, sous l'action des bacilles protéolytiques, fournissent des acides butyrique, caproïque, valérianique, des ptomaïnes, des leucomaïnes, des corps aromatiques (oxyacides, phénol, paracrésol, indol, scatol) et des gaz (méthane, hydrogène, acide carbonique, hydrogène sulfuré, méthylmercaptan). Les composés oxyaromatiques sont transformés en dérivés sulfoconjugués dans le foie, et éliminés sous cette forme (1) qui est beaucoup moins toxique.

1. Ils se combinent à l'acide glycuronique. Normalement, l'urine contient 0 gr. 04 de *composés glycuroniques* ; l'augmentation de cette quantité montre que le foie remplit son rôle de neutralisant des poisons ; sa diminution dénote, au contraire, une insuffisance hépatique.

Dans l'intestin grêle, dont le contenu a une acidité de 1 °/₀₀, les microbes protéolytes ne peuvent développer leur action putréfiante. C'est *dans le gros intestin*, où la réaction devient alcaline, que cette action se manifeste.

Quand les microbes aérobies (*Coli* et *Lactis*) diminuent, et ne peuvent plus contrebalancer l'action des anaérobies protéolytes, *les selles deviennent alcalines*, par suite de la formation d'ammoniaque dans l'intestin, et les gaz se produisent en quantité abondante, dégageant une odeur nauséabonde, due aux acides gras, aux composés phosphorés et surtout à l'*hydrogène sulfuré*.

Quand le foie et les glandes antitoxiques ne suffisent plus à leur tâche de défense, les acides gras passent dans le sang, (d'où *acidose*), en même temps que les poisons résultant de la putréfaction azotée. Toutes les fonctions organiques sont alors atteintes.

L'auto-intoxiqué est amaigri, pâle ou jaune, avec une peau sèche et ridée. L'appétit est diminué généralement ; chez certains malades, on note de la boulimie ; chez tous, la soif est vive. La langue est chargée, l'haleine fétide, le ventre gonflé ; le foie est souvent gros, surtout chez l'enfant ; la digestion gastrique présente des troubles variables, selon les sujets. Les selles sont dures, ovillées, ou bien en purée ; elles contiennent souvent des glaires, des membranes, du sable, et dégagent toujours une odeur fétide accentuée.

Le foie, surmené, manifeste son épuisement et son atteinte par de l'angiocholite ou de l'ictère chronique simple. La présence d'*indican* dans les urines prouve l'insuffisance hépatique.

Dans le système circulatoire, on note soit de la cardialgie, pouvant aller jusqu'à la pseudo-angine de poitrine, de la tachycardie simple ou paroxystique, de l'arythmie, rarement de la bradycardie, quelquefois de l'œdème des malléoles et de la face.

Les auto-intoxiqués sont souvent des fiévreux. On constate chez eux une élévation de température régulière pendant chaque digestion (37°6 à 38°3), ou accidentelle, à la moindre fatigue ;

quelquefois, c'est une *fièvre intermittente* avec frissons, qui peut aller jusqu'à 40°, et qui affecte le type quotidien, tierce, quarte, etc...; la rate n'augmente pas, ou peu, de volume ; l'examen du sang permet seul de faire le diagnostic avec le paludisme. Par contre, un certain nombre de malades sont des hypothermes et des cryesthésiques, ayant constamment froid aux mains et aux pieds.

Ce sont également des nerveux. Les enfants, irritables, émotifs, coléreux, ont un sommeil mauvais ; dans la première partie de la nuit, se produisent, chez certains, des rêves terrifiants. Les adultes sont des neurasthéniques avec fatigue constante, abattement, doute, vertige, phobies. Chez d'autres, on note simplement de la céphalée quotidienne, qui augmente par le travail intellectuel — ou des crises migraineuses, avec vomissements acides.

L'oligurie est, en général, marquée, quoique les malades boivent beaucoup. Le rapport entre le résidu total et les sels minéraux de l'urine montre une déminéralisation exagérée ; le coefficient de BOUCHARD (urée et résidu total) indique une insuffisance du métabolisme, de même que celui de l'azote uréique ; le rapport ammoniurique est toujours au-dessus de la normale ; les coefficients aromatiques sont toujours très élevés.

Cet état chronique est entrecoupé, de temps à autre, par des crises éliminatrices. Ce sont des *vomissements périodiques,* incoercibles, durant de quelques heures à plusieurs jours, et s'accompagnant de céphalée et de douleurs gastriques ; d'abord alimentaires, ces vomissents se composent de liquide limpide, filant, quelquefois teinté de bile, mais toujours acide et renfermant de l'acétone. Avant la période de vomissements, l'haleine prend une odeur spéciale, aigrelette, et l'urine contient de l'acétone. La température, quelquefois normale, monte habituellement à 38° ou 39°. C'est une décharge pendant l'intoxication acide, et, pour COMBE, ces vomissements périodiques de LEYDEN sont toujours de nature auto-toxique.

Dans d'autres cas, après une période d'anorexie, de nausées, de vertige avec élévation thermique et de vomissements banals, se montre uue *diarrhée* abondante et fétide avec coliques.

Chez les enfants, on note des *crises hépatiques*, composées de vomissements muqueux, jaunes ou verts, et de selles diarrhéiques polycholiques.

TRAITEMENT. — Il doit viser à modifier le bouillon de culture intestinal — à introduire dans le tube digestif des microbes antagonistes — à diminuer l'activité des microbes protéolytiques — à évacuer ces microbes et leurs toxines — à stimuler les fonctions défensives de l'organisme.

Le milieu de culture sera modifié par l'emploi du *régime lacto-farineux*. En principe, les acides lactique et succinique, qui se forment aux dépens de la lactose du lait, empêchent ou diminuent la putréfaction de la caséine, substance albuminoïde, et des autres aliments azotés, avec lesquels ils se trouvent en contact ; le lait serait ainsi l'aliment antiputride par excellence. En fait, avant son arrivée dans le côlon, la lactose est résorbée ; les acides lactique et succinique ne peuvent plus se former, et la caséine reste un excellent aliment de putréfaction.

Aussi, les dérivés solides du lait : *fromage frais* et *lait caillé*, sont-ils de beaucoup préférables, car leur consistance protège la lactose contre sa résorption, et lui permettent de gagner le côlon, où les acides lactique et succinique ont à jouer leur rôle. Puis, viennent le *petit lait*, qui a sur le lait l'avantage de ne contenir qu'une faible quantité de caséine (0 gr. 85 au lieu de 3 gr. 50) et de graisse (0 gr. 23 au lieu de 3 gr. 70), et le *babeurre*, qui ne renferme que 0 gr. 90 de beurre et, par contre, 3 gr. 70 de lactose ; sa teneur en caséine, quand elle arrive à 4 %, ce qui se voit, selon les laits employés pour sa fabrication, peut être nocive. En dernier lieu, se placent le *koumys* et le *képhir* ; le premier renferme moins de caséine, il doit donc ici avoir la préférence.

Ces produits ne sauraient constituer qu'une partie du régime alimentaire. Celui-ci sera composé principalement de farines de céréales, de riz, de pâtes, de purées de légumes (pommes de terre, pois, lentilles, haricots, fèves, marrons), de puddings, de jaunes d'œuf, de fruits cuits ou crus, de beurre frais en petite quantité. Dans les cas moyens, on tolérera le jambon d'York et la viande grillée. Toujours, on évitera le bouillon de viande, le blanc d'œuf, la graisse animale, le poisson, les crustacés et la viande crue ou peu cuite. *Le lait ne sera permis qu'en potage ou en entremets, jamais ou rarement en nature.* Le pain sera pris en petite quantité, grillé, ou sous forme de longuets ou de biscottes. COMBE vante les propriétés antiputrides des *myrtilles*.

Outre les dérivés du lait, on administrera des *ferments* lactiques, antagonistes des bacilles protéolytiques, soit sous forme de *yoghourt*, lait caillé oriental, qui contient, indépendamment des acides lactique et succinique, une quantité importante de bacilles saccharolytes, parmi lesquels le *bacille de Massol* ; on le prend, soit en nature, soit mélangé avec des légumes ou du riz — soit sous forme de *lacto-bacilline* de METCHNIKOFF, qui contient le bacille bulgare et un autre microbe lactique ; on la trouve en petits flacons de 10 c. c. de bouillon de culture, à prendre en deux fois, entre les repas dans de l'eau sucrée ou lactosée — et en poudre, dont la dose moyenne est de 0 gr. 50 — de *biolactyl*, liquide ou en comprimés — ou de *bouillon paralactique* de TISSIER, qui est une culture de *B. acidi paralactici* en symbiose avec le *B. acidi bifidus*.

Certaines levures sont capables de tuer les microbes de la putréfaction azotée, grâce à leurs produits d'excrétion : alcool et acides lactique et succinique ; elles joueraient, de plus, un rôle phagocytogène. On les a employées principalement dans les manifestations cutanées de l'auto-intoxication gastro-intestinale, sous forme de *ferment de raisins* : une cuillerée à soupe dans un tiers de verre d'eau sucrée, quatre à six fois par jour, le sucre servant d'aliment au *saccharomyces* — de *cure de raisins*, durant trois à six semaines — de *levure de bière* fraîche : une cuillerée à soupe, dans du liquide sucré, une heure avant les deux ou trois repas.

Mais, le régime ne suffit pas toujours, car les microbes peuvent s'accoutumer au nouveau milieu, qui leur est offert. Il faut lui adjoindre des antiseptiques intestinaux, parmi lesquels le meilleur est le *calomel* ; puis, viennent le *salacétol* : 0 gr. 50 à 1 gramme, deux fois par jour, entre les repas ; le *salicylate* de *bismuth*, à employer en cas de diarrhée ; le *salicylate de magnésie*, en cas de constipation. Le *naphtol* est beaucoup trop irritant ; quant au *benzo-naphtol*, son action est aléatoire.

Un point capital est de stimuler le foie, et d'exalter son rôle de défense ; le calomel est cholagogue autant qu'antiseptique, et les expériences de Béchamp [1] ont montré que la *bile* et la *choline* augmentent la résistance de l'animal à l'intoxication phénolique ; on administrera donc des pilules d'*extrait hépato-biliaire* à tous les auto-intoxiqués. Le *sulfate de soude et de magnésie*, ainsi que le *citrate de magnésie*, agiront comme excitants hépatiques, en même temps que comme évacuants des produits intestinaux.

L'*huile de ricin* est souvent mal tolérée, quand on l'emploie pendant longtemps, et elle a, comme tous les corps gras, le défaut d'inhiber la motilité gastrique.

Quant aux *lavages intestinaux*, on en a beaucoup abusé ; ils amènent des spasmes chez les malades à muqueuse impressionnable, et provoquent ou augmentent, chez la grande généralité, la production de membranes et de glaires.

Les fermentations des hydro-carbonés. La dyspepsie de fermentation.

Lorsque les bacilles saccharolytes — parmi lesquels il faut citer le *B. coli*, le *lactis aerogenes*, l'*acidi paralactici*, etc... — ne suffisent plus à leur tâche, soit par diminution de leur nombre, soit par affaiblissement de leur vitalité, soit par trou-

1. *Contribution à l'étude de l'auto-intoxication d'origine intestinale* (Thèse de Paris, 1913) p. 46.

bles sécrétoires du pancréas, la fermentation des aliments ternaires est viciée ; elle s'exagère et fournit en abondance de l'acide butyrique et acétique, à côté d'acide lactique et d'alcool. Tandis que l'amidon et les divers sucres donnent CO^2 et H, la cellulose, en fermentant, dégage CO^2 et, au lieu d'hydrogène, CH^4.

Ces fermentations ont lieu *dans l'intestin grêle* ; l'alcalinité normale du côlon est débordée par l'acidité du chyme, et les selles gardent la réaction acide.

C'est la *dyspepsie de fermentation* proprement dite. Assez fréquente, elle n'a pas d'individualité clinique nette. Le malade se plaint de ballonnement pénible, de douleurs localisées vers l'ombilic, d'alternatives de diarrhée et de constipation, ou de demi-diarrhée fréquente avec *selles en tas, bulleuses, spumeuses, d'odeur butyrique*.

La constatation de leur *réaction acide* suffit à affirmer le diagnostic. On pourra le compléter par la recherche des hydrates de carbone, dont on trouvera une partie non digérée (cellulose et amidon).

TRAITEMENT. — Il va de soi que le régime alimentaire sera l'inverse du précédent. On supprimera le lait, les pommes de terre, et surtout les purées de pois, lentilles, haricots, et l'on recommandera principalement la viande à midi, le jambon ou le poisson, le soir, les légumes verts, les pâtes, le riz, du fromage, des confitures, du beurre, et des fruits cuits ou crus.

Comme médicaments, on aura recours à la *maltine* : 0 gr. 20 au début des repas, en cachets — aux tisanes *d'orge germée*, à la fin des repas — ou aux préparations *d'amylodiastase*. Contre les fermentations elles-mêmes, on prescrira, à la fin des repas, un des cachets :

Erythrol.	0,05 cg.
Peroxyde de magnésie.	0,20 cg.

avec addition de *quassine* (0 gr. 01) si l'estomac est atone — de *belladone* (0 gr. 02 à 0 gr. 04) s'il y a hyperchlorhydrie — de *codéine* (0 gr. 01 à 0 gr. 02) s'il y a de fortes douleurs.

J'examinerai plus loin les *douleurs* et les *troubles mécaniques* dus aux gaz, de même que la *flatulence* d'origine non fermentative.

LES INFLAMMATIONS ET LES INFECTIONS INTESTINALES

CHAPITRE I

DUODÉNITE

La *duodénite chronique simple* a une symptomatologie peu nette.

Tantôt, le malade éprouve, peu de temps après les repas, une douleur variable, le plus souvent modérée, qui siège sous les fausses côtes droites ; tantôt, c'est seulement quatre ou cinq heures après. L'appétit n'est pas modifié, ou bien il est exagéré ; les vomissements sont rares. La période digestive s'accompagne de fatigue générale, d'inquiétude et de nervosisme.

Pour distinguer cliniquement la douleur duodénale provoquée de la douleur hépatique, on se souviendra que cette dernière est superficielle, alors que la première est profonde ; celle-ci siège, en général, plus bas et plus près de la ligne médiane.

Le diagnostic ferme ne peut se faire que devant l'écran. La distinction entre la *périduodénite* et la ptose du duodénum est mentionnée au chapitre ayant trait à celle-ci.

CHAPITRE II

ENTÉRITES AIGUES

Je n'envisagerai ici que les *entérites primitives*, en laissant de côté les entérites secondaires, qui sont l'expression d'une maladie générale ou d'une affection viscérale : cœur, foie, rein, etc...

Etiologie. Pathogénie. — Les entérites aiguës primitives frappent de préférence les enfants, surtout pendant la saison chaude.

Des causes nombreuses peuvent leur donner naissance. C'est d'abord les *intoxications exogènes*, soit professionnelles, soit médicamenteuses, mais avant tout l'intoxication alimentaire : gibier faisandé, poisson et viande défraîchis, conserves altérées, etc... qui introduisent dans le tube digestif des agent microbiens nocifs (*botulisme*). Puis, viennent l'*infection endogène*, par exaltation des microbes saprophytes : coli-bacille, streptocoque, et l'*infection exogène* : staphylocoque, pneumocoque, bacille paratyphique, bacille de la diarrhée verte, etc... apportés par les aliments ou descendus du rhino-pharynx. Enfin : l'*auto-intoxication*, par formation de poisons dans la cavité digestive ou dans certains organes et par dyspepsie gastro-intestinale.

Le refroidissement et le surmenage constituent deux causes favorisantes, qui jouent un rôle dans la plupart des cas.

I. — Entérite catarrhale bénigne.

Les symptômes se montrent quelques heures après un repas de qualité douteuse, et se bornent à des coliques, des borborygmes, de la diarrhée, malodorante comme les gaz, qui sont émis souvent en abondance, des nausées ou des vomissements.

Puis, au bout d'un ou deux jours, tout se calme. C'est l'indigestion banale gastro-intestinale.

Le traitement se bornera à la diète ou la demi-diète, plutôt au bouillon de légumes qu'au lait, et aux applications chaudes sur l'abdomen. On pourra administrer une petite purgation saline : 20 grammes d'un mélange de *sulfate de soude* et de *sulfate de magnésie*.

II. — Entérite aiguë fébrile.

Elle se montre assez rarement chez les sujets habituellement bien portants ; on la rencontre plutôt chez les sujets à tube digestif fragile et par conséquent chez les entéro-côlitiques, où elle ne constitue pas du tout une complication vraie, mais un syndrome surajouté.

On a la même symptomatologie que dans l'entérite simple, mais plus accentuée ; les selles, d'abord solides puis liquides, jaunâtres, verdâtres, contiennent des glaires et des filets sanguinolents ; le ventre est légèrement ballonné et sensible à la pression ; la température atteint 39° le soir et tombe, le matin ; les vomissements sont fréquents.

Outre le traitement précédent, on administrera le *collargol*, en pilules de 4 centigrammes, à raison de trois à quatre par jour — ou le *phosphate de trinaphtyle* : 10 à 15 centigrammes, par jour, en comprimés de 5 centigrammes, et le *pyramidon*, à dose minime : 10 centigrammes en potion, le soir, à défaut de *bains tièdes*, bien préférables. On se gardera de couper la diarrhée, qui représente souvent un mode de défense du tube digestif.

III. — Entérite aiguë à forme typhoïde

C'est l'ancienne *fièvre muqueuse*. Au lieu de durer seulement quatre à sept jours, comme l'entérite aiguë fébrile, elle peut se maintenir pendant quinze à vingt jours.

La température subit une rémission moindre, le matin. Les selles, moins liquides, sont fréquemment bilieuses ; le ventre est nettement ballonné et gargouillant ; le malade est courbatüré, asthénique, avec une céphalalgie souvent violente.

C'est, en somme, le tableau d'une TYPHOÏDE peu sévère. On ne pourra poser le diagnostic que par la séro-réaction ; cliniquement, les taches rosées manquent ; la température se maintient moins longtemps en plateau, et peut présenter des rémissions. On peut confondre, encore et surtout, l'entérite pseudo-typhoïdique avec les PARATYPHOÏDES ; le séro-diagnostic tranchera la question.

Le traitement sera le même que dans la forme précédente, en insistant sur les bains tièdes.

IV. — **Entérite cholériforme** (CHOLÉRA NOSTRAS).

Cette forme rappelle complètement le tableau du choléra asiatique. Le début est brusque ; les selles sont abondantes, muqueuses, bilieuses, puis séreuses ou riziformes, souvent striées de sang ; elles s'accompagnent de coliques, de ténesme et de vomissements. Rapidement, le malade s'adynamise, se refroidit et se cyanose, en même temps qu'il est tourmenté par des crampes ; le facies est grippé, les yeux excavés, la voix éteinte, le pouls filiforme ; les lèvres sont sèches, la langue rouge, le ventre excavé. Fréquemment, on constate de l'érythème maculo-papuleux sur tout le corps, et des signes de pleuro-pneumonie.

Dans la FORME FOUDROYANTE, le patient est sidéré en moins de vingt-quatre heures ; dans la FORME GALOPANTE, la durée ne dépasse pas quatre à cinq jours ; dans la forme normale, la maladie dure une dizaine ou une quinzaine de jours.

Quand la guérison doit avoir lieu, il se produit une *réaction fébrile.*

Le diagnostic se basera sur la notion d'épidémicité et sur l'absence du vibrion cholérique dans les selles.

Le traitement consistera en *bains chauds*, pour lutter contre l'hypothermie, en injections répétées de *sérum artificiel* et de toniques neuro-cardiaques : *caféine* : 0,25 à 1 gramme — *sulfate de strychnine* : 2 à 5 milligrammes — *huile camphrée éthérée*. Comme boissons, on insistera sur la *limonade lactique* (10 gr. d'acide lactique par litre avec 100 gr. de sirop simple).

CHAPITRE III

COLITES ET PÉRICOLITES

I. — Côlites et péricôlites aiguës.

Leur étiologie est la même que celle des entérites aiguës : infections, intoxications, auto-intoxication ; mais, il faut y ajouter la coprostase.

La *dysenterie* sera traitée ailleurs, de même que la *typhlite* et la *sigmoïdite*. Je ne mentionnerai ici que la CÔLITE DYSENTÉRIFORME PRIMITIVE, qui se manifeste par des évacuations fréquentes et minimes, composées de crachats glairo-sanguinolents, par des épreintes, du ténesme, des coliques et de la douleur à la pression de la fosse iliaque gauche.

Quand les ulcérations sont profondes, on a la *forme hémorragique*, qui fait songer à un ulcère ou à un cancer du côlon ; mais, c'est plutôt là une complication de côlite secondaire.

Le diagnostic ne peut se faire avec certitude que par l'examen des selles, qui montrera l'absence d'amibes ou de bacilles spécifiques.

TRAITEMENT. — Dans les formes bénignes, on se contentera d'applications chaudes sur le ventre, du régime lacto-végétarien, de lavements de *sérum artificiel*, et de calmants :

Extrait de belladone . . . . } ÀÀ cinq cg.
Extrait d'opium . . . . }
Julep gommeux . . . .   150 c. c.

A prendre dans les vingt-quatre heures par cuillerées à soupe.

Dans les formes plus sévères, on mettra le malade à l'eau bouillie, aux tisanes de riz, au bouillon de légumes ; on remplacera les lavements de sérum par des lavements au *nitrate d'argent* à 0,50 °/₀₀, et l'on emploiera le *chlorhydrate d'émétine* en injections hypodermiques : 0,04 à 0,08 centigrammes par jour ; ce médicament agit très bien, même dans certaines diarrhées rebelles, sans germes spécifiques.

Dans la forme hémorragique, on prescrira une potion au *chlorure de calcium* : 4 grammes par jour, et, au lieu de grands lavements, on donnera dans la journée deux à quatre petits lavements de 200 grammes d'eau tiède, contenant 30 à 50 grammes *d'eau oxygénée*.

Quand les ulcérations sont profondes, ou que l'inflammation occupe toute l'épaisseur de la paroi intestinale, à la côlite se joint de la PÉRICÔLITE *simple*, à laquelle il n'y a à opposer que des applications chaudes — ou *suppurée*, qui réclame un traitement chirurgical.

II. — Côlites et péricôlites chroniques.

La côlite chronique succède à la côlite aiguë, primitive ou secondaire. Elle se manifeste objectivement par une douleur *localisée* à la pression, sur le trajet du côlon, ou en plastron (presque toujours sur le côlon descendant) et par un épaississement en boudin. Il y a alternance de constipation et de diarrhée ; les selles sont fréquemment glaireuses.

Les PÉRICÔLITES sont trop souvent méconnues, malgré leur banalité. Toutes les affections aiguës du gros intestin, et l'appendicite surtout, peuvent, en effet, leur donner naissance, de même que les métro-annexites chez la femme. Elles consistent, le plus souvent, en *brides fibreuses*, ou en *adhérences*, qui gênent le transit stercoral, et amènent de la stase fécale. Elles sont souvent la cause de douleurs tenaces, qu'un traitement externe, consistant en *révulsion* (pointes de feu) arrive rarement à calmer de façon durable.

Dans la plupart des cas, on devra avoir recours au chirurgien, qui pratiquera une simple entérolyse, une typhlostomie, une côlostomie, ou mieux une entéro-anastomose ou une exclusion.

Le diagnostic ne peut être établi avec certitude que par la radioscopie.

LA PÉRICÔLITE MEMBRANEUSE DE JACKSON. — Cette affection est caractérisée, au point de vue anatomique, par la présence d'une membrane mince, vélamenteuse, transparente, vascularisée, adhérant faiblement au côlon par de petits tractus. Habituellement, elle s'insère : en dehors, sur le péritoine pariétal, qu'elle semble continuer — en haut, sur le péritoine sous-hépatique ou prérénal — en bas, sur le côlon ascendant ; le plus souvent, le cæcum est libre.

Au point de vue clinique, on note des douleurs spontanées, siégeant plus haut que le point appendiculaire, plus diffuses, — une douleur provoquée, non accompagnée de contracture, — de la constipation, alternant avec une diarrhée muqueuse, — de la paresse de digestion — de la stase cæco-côlique — des phénomènes d'auto-intoxication — pas de fièvre.

Pour BOLOGNESI [1], la péricôlite membraneuse ne représente pas une entité anatomo-clinique, et la membrane péri-côlique peut exister, indépendamment de tout syndrôme typhlocôlique spécial. Cette membrane serait une malformation, le plus souvent congénitale, quelquefois acquise (par processus mécanico-irritatifs de la région), et jamais de nature inflammatoire.

Le syndrôme décrit par JACKSON serait dû à des phénomènes sténosants, par suite de l'ectasie du côlon, contenu dans un sac péritonéal trop étroit, ectasie provenant de la stase fécale, d'une côlite ou d'une appendicite. On retomberait alors dans la maladie de LANE.

La simple libération suffit souvent à amener la guérison.

---

1. *Contribution à la pathogénie de la péricôlite membraneuse* (Archives des maladies de l'appareil digestif, septembre 1920).

III. — **Typhlite et pérityphlite.**

Depuis que l'appendicite a paru sur la scène nosographique, la typhlite en a été chassée. Il est presque vieillot de mentionner cette dernière. Pourtant, elle existe encore.

SYMPTOMATOLOGIE ET DIAGNOSTIC. — La TYPHLITE AIGUË est généralement due à de l'encombrement stercoral. Le malade éprouve des douleurs plus ou moins vives dans la fosse iliaque droite, accompagnées d'un léger mouvement de fièvre. La langue est sale, la céphalée fréquente. A la palpation, on sent une tuméfaction bosselée, de consistance mollasse ; il n'y a pas de défense de la paroi, ni de contracture.

La constipation est absolue ; d'autres fois, les selles, depuis longtemps insuffisantes comme quantité, se composent de liquide fétide, dans lequel nagent des billes.

On ne peut guère confondre la typhlite aiguë avec le cancer ou le tuberculome cæcal ; quand elle est simple, elle ne peut guère, non plus, être prise pour une *appendicite*.

Mais, lorsqu'elle s'est répétée plusieurs fois, que l'inflammation s'est transmise au péritoine, cette *péritonite plastique* crée un plastron douloureux, et la palpation provoque une défense musculaire ; en même temps, la fièvre peut monter à 39°, ou davantage, et présenter de grandes oscillations.

Le diagnostic avec l'appendicite devient alors très difficile. Peut-être, l'absence du point de MAC-BURNEY et les commémoratifs pourront-ils, dans certains cas, éviter la confusion. En pratique, la chose n'a, d'ailleurs, aucune importance, car le seul traitement est l'intervention chirurgicale.

TRAITEMENT. — Dans la forme bénigne, on mettra le malade à la diète hydrique ou au bouillon de légumes, et on prescrira l'application de compresses humides chaudes sur la fosse iliaque droite. Pour déblayer l'intestin on donnera, dans la journée, un ou deux *lavements d'huile d'olive* tiède-chaude, et, le lendemain, une purgation d'*huile de ricin*. La guérison est très rapide, une fois qu'on a obtenu l'exonération.

Dans la forme grave, en attendant le chirurgien, on maintiendra, en permanence, une *vessie de glace* sur la région atteinte.

IV. — **Sigmoïdite et périsigmoïdite.**

Alors que l'S iliaque est très fréquemment douloureux à la pression et contracturé, comme je l'ai dit, chez les gastropathes, la sigmoïdite véritable est assez rare.

La symptomatologie est la même que dans la typhlite ; la tumeur est seulement plus allongée, en *boudin*.

Le traitement est également le même.

Chez la femme, le toucher vaginal servira à distinguer la sigmoïdite aiguë de la *salpingo-ovarite* gauche. *L'appendicite gauche* risque d'être confondue avec la sigmoïdite ; on sait également qu'un *abcès appendiculaire*, à point de départ normal, peut se propager à la fosse iliaque gauche ; les antécédents colitiques ou coprostatiques, et l'examen de la fosse iliaque droite seront utilisés comme moyens d'appréciation.

RECTO-ENDOSCOPIE. — Depuis plusieurs années, BENSAUDE a montré tous les renseignements, qu'on pouvait retirer de l'endoscopie rectale. Indépendamment des lésions cancéreuses, il a décrit la *procto-sigmoïdite catarrhale*, caractérisée par de légères modifications de couleur, d'éclat et de relief de la muqueuse — la *procto-sigmoïdite hémorragique*, dans laquelle la congestion est poussée à l'extrême — la *procto-sigmoïdite érosive et ulcéreuse* — la *procto-sigmoïdite à exsudats* et fausses membranes — la *procto-sigmoïdite bourgeonnante*.

V. — **Rectite.**

Des causes nombreuses sont susceptibles de produire l'inflammation de la muqueuse rectale, soit directement : hémorroïdes infectées, fistule, fissure, plaie — soit par voisinage avec d'autres organes malades : prostatite, périmétrite, etc...

Symptomatologie. — Aiguë, la rectite se manifeste, outre la fièvre, par du ténesme, des douleurs souvent violentes, qui irradient vers les cuisses, l'hypogastre et les lombes. La dysurie est fréquente ; les selles, répétées et fragmentées, se composent surtout de glaires muco-purulentes, striées de sang. Le toucher est pénible pour le malade.

Chronique, elle se manifeste par de la pesanteur anale et du lombago sourd. L'examen au spéculum, souvent impossible à la phase aiguë, fait découvrir de minimes ulcérations, ou quelquefois de petits polypes, sur un fond muqueux rouge et plus ou moins boursouflé. Les selles sont douloureuses.

Traitement. — Contre la fièvre, on utilisera la médication habituelle : *quinine*, *aspirine*, etc... Contre la douleur locale, on prescrira, deux à quatre fois par jour, un suppositoire calmant :

Extrait de belladone.	)
Extrait thébaïque.	} āā deux cg.
Stovaïne	)
Beurre de cacao	Q. S.

qu'on alternera avec de petits lavements de 50 à 100 grammes de *décoction de pavot*, et avec des bains de siège chauds.

Dans la forme chronique avec ulcérations, on fera des cautérisations au crayon de *nitrate d'argent* ou à l'*anse galvanique*.

CHAPITRE IV

L'ENTÉRO-COLITE MUCO-MEMBRANEUSE

Considérations sur la pathogénie et la symptomatologie. — L'entéro-côlite est, depuis nombre d'années, fort à la mode (quoiqu'elle semble perdre actuellement du terrain) comme l'a été autrefois la dilatation gastrique. Les malades, qui en sont atteints, sont légion, les travaux qui lui ont été consacrés sans nombre, de même que les théories pathogéniques, qui ont cherché à l'expliquer.

En réalité, cet état morbide ne mérite pas tant d'honneur, et je ne m'attarderai pas à exposer, ni à discuter, toutes les doctrines, dont il a été l'objet.

En effet, presque toujours noyée parmi des symptômes importants, subjectifs ou objectifs, dont elle est inséparable et qui la dominent, l'entéro-côlite apparaît cliniquement comme un **épiphénomène**, engendré par une autre affection lésionnelle ou un simple trouble fonctionnel.

Ainsi que l'ont dit Soupault et Jouaust, l'hypersécrétion de mucus est le résultat de l'excitation de la muqueuse intestinale par des causes de nature très différente, et sa valeur séméiologique est uniquement subordonnée à ces causes mêmes. Aussi, ces auteurs conseillent-ils le terme de *côlosuccorrhée*, qui a l'avantage d'exprimer le fait même de l'hypersécrétion, sans préjuger de ses origines.

J'ai consacré autrefois un volume à l'entéro-côlite[1] ; son titre montre que la conception de Soupault et Jouaust est la mienne. Depuis dix ans, mes idées n'ont fait que s'affermir, et je n'hésite pas à manifester à nouveau mon étonnement de ce que, malgré des noms comme Robin, F. Glénard, G. Lyon, le corps médical, d'une voix à peu près unanime, persiste à voir dans la côlosuccorrhée une maladie autonome, de nature infectieuse.

Constipation habituelle, avec alternatives de débâcles diarrhéiques, ou plutôt de fausse diarrhée — *coliques*, vives ou sourdes, siégeant le long ou aux angles du côlon transverse ou bien dans la région ombilicale ou dans une des fosses iliaques, de préférence la gauche — présence, à la surface des fèces, de *mucus*, sous forme de blanc d'œuf, de mousse, de boules jaunâtres, ou de membranes, pouvant présenter les aspects les plus divers : telle est la triade symptomatique, que les classiques assignent à l'entéro-côlite, triade à laquelle ils ajoutent la *corde côlique*, sus-ombilicale ou latérale (droite ou gauche).

En fait, trouve-t-on couramment réunis ces trois ou quatre

1. *Entéro-côlite, estomac et système nerveux*, (1910), 1 vol. in-18, 132 pages (chez Rousset).

symptômes ? Il n'en est rien. Leur coexistence chez un même sujet n'est pas la condition habituelle. Le plus souvent, *c'est sur une seule manifestation : l'excrétion de mucus ou de fausses membranes, que se fonde le diagnostic.* Un assez grand nombre de malades, qui rendent du mucus d'une façon abondante, ou de longues membranes, ne laissant place à aucun doute sur leur nature et leur origine, n'ont que de la constipation comme autre symptôme intestinal ; la corde côlique et les douleurs abdominales font défaut, ou ne se montrent que d'une façon tout à fait accidentelle. Personne pourtant n'hésite à qualifier d'entéro-côlite l'affection, dont ils sont atteints.

Or, ROGER [1], comme SOUPAULT et JOUAUST, admet que le mucus peut apparaître dans les selles, au cours des états morbides les plus différents, et, pour COMBE également, « la glaire et la membrane ne constituent qu'un symptôme banal, pouvant être produit par toute irritation de l'intestin [2].

Il est regrettable que le savant spécialiste de Lausanne n'ait pas suivi, dans ses travaux qui témoignent d'un labeur opiniâtre, principalement la théorie de l'*irritation*, et qu'il se soit hypnotisé sur les modifications de la flore bactérienne de l'intestin.

A l'état de santé, les acides lactique et succinique, élaborés par les bacilles *coli* et *lactis aerogenes,* pendant la décomposition des hydrates de carbone, empêchent le développement des anaérobies, et s'opposent ainsi à la putréfaction intestinale.

Chaque fois, au contraire, que les bacilles saccharolytes diminuent, on voit se multiplier dans les selles les bacilles protéolytes, et c'est ainsi que, pour COMBE, l'entérite muco-membraneuse se développe.

Quelles sont, d'après lui, les causes qui déterminent cette transformation de la flore intestinale ? Ce sont certaines maladies, telles que la grippe et la rougeole — une alimentation

<hr>

1. *Digestion et nutrition* (1910), p. 562.
2. *Traitement de l'entérite muco-membraneuse* (1917), p. 170.

azotée trop précoce ou trop abondante, qui augmente l'alcalinité du milieu intestinal — l'infection du tube digestif, que cette infection soit exogène (entérites aiguës, intoxication alimentaire, fièvre typhoïde, dysenterie, etc...) ou endogène (auto-intoxication par suralimentation).

Or, que rencontre-t-on dans l'observation clinique des malades ? *Presque jamais*, on ne trouve de maladie infectieuse à l'origine de l'entéro-côlite, et *presque toujours*, par contre, on y trouve un état morbide de l'estomac ou du foie. Presque toujours également, la constipation (vraie, ou alternant avec de la diarrhée ou de la fausse diarrhée) et le rejet de glaires, ou de membranes, sont deux manifestations *accessoires* parmi les symptômes présentés par le patient, symptômes qui consistent le plus souvent en douleurs ou brûlures gastriques, ou en hypersécrétion continue, constatée par le tubage à jeun.

Quand un malade se présente au médecin avec le diagnostic d'entéro-côlite, que celui-ci veuille bien l'interroger au point de vue gastrique, tant sur la période présente que *passée*, et qu'il examine l'estomac ; il y trouvera, *huit fois au moins sur dix*, de la dilatation, une douleur provoquée, du clapotage tardif ou du clapotage à jeun.

Plus rarement, le patient accusera des troubles hépatiques, et l'examen (douleur, hypertrophie ou atrophie) comme l'interrogatoire (selles décolorées, douleur sous-scapulaire, etc...) les confirmeront.

Dans quelques cas, une appendicite chronique, une affection utéro-annexielle, ou une ptose abdominale, sera découverte, qui expliquera l'entéro-côlite.

C'est à ceci que se réduit cliniquement la pathogénie de l'entéro-côlite. Les troubles nerveux concomitants sont plutôt la conséquence de la dyspepsie initiale qu'un facteur étiologique proprement dit, quoique je ne songe nullement à nier l'origine psycho-nerveuse de certains cas.

A noter la *coïncidence de l'entéro-côlite avec le catarrhe muqueux de l'estomac*. Sur 40 cas de mucorrhée gastrique, j'ai noté 25 fois la mucorrhée côlique. Les deux états me semblent avoir la même pathogénie : avant tout hyperchlorhydrie, secondairement trouble hépatique, en dernier lieu irritation par déséquilibre abdominal ou par inflammation de voisinage.

TRAITEMENT. — Il sera celui de l'affection causale.

En général, le traitement de l'hyperchlorhydrie par les *poudres alcalino-terreuses :*

<pre>
Carbonate de chaux ppté ou carbonate
    de bismuth . . . .   30 gr.
Magnésie hydratée . . . . } ää 15 gr.
Phosphate tricalcique . . . . }
</pre>

et la *belladone* (X gouttes de teinture) au début des deux ou des trois repas, amène une diminution rapide des glaires et des membranes ; la magnésie agit contre la constipation.

Quand on a affaire à un malade hépatique, on prescrira, le matin à jeun, un verre d'eau de *Vichy-Hôpital* chaude, et, au début des deux repas, deux pilules d'*extraits de foie et de bile.*

Contre les manifestations nerveuses, on emploiera l'hydrothérapie tiède — le *bromure de sodium :* 1 gramme en solution, avant le dîner — ou le *bromure de codéine :* 0 gr. 02 à 0 gr. 04 en pilules ou sirop, entre les repas — ou l'*intrait de valériane :* 0 gr. 10 à 0 gr. 20 en solution, au même moment.

Si les coliques sont fréquentes, on prescrira des applications chaudes humides sur l'abdomen (cataplasmes de farine de lin, laudanisés au besoin, ou compresses d'eau chaude). Si elles sont fortes, on donnera matin et soir, une pilule d'un centigramme d'*extrait gras de cannabis.*

Les entéro-côlitiques pouvant avoir des fermentations intestinales, au même titre que les autres malades de l'intestin, du foie ou de l'estomac, on aura recours au *collargol* en pilules : 0,12 à 0,16 cg. par jour, entre les repas — ou *phosphate de trinaphtyle :* 0 gr. 05 en comprimés, une heure avant les repas — au *peroxyde de magnésie,* joint au *dermatol* en cachets, après les repas, avec de l'*érythrol* s'il y a des renvois à mauvaise odeur :

Erythrol	0,05 cg.
Peroxyde de magnésie.	0,25 cg.
Dermatol.	0,10 cg.
Lactose	0,40 cg.

Quant aux *ferments lactiques*, on les réservera uniquement aux cas accompagnés de putréfactions azotées.

Pendant la belle saison, on enverra les constipés atones à *Châtel-Guyon*, après une halte à *Vichy*, et les spasmodiques douloureux à *Plombières*, dont les eaux hyperthermales et peu minéralisées constituent un calmant du système nerveux. Pour les neurasthéniques francs, on préférera *Néris* et *Divonne*. Aux femmes atteintes de lésions utéro-annexielles, et chez lesquelles l'entéro-côlite est nettement secondaire, on conseillera *Luxeuil*.

Pendant de nombreuses années, on a fait un abus des *lavages intestinaux* ; c'était le meilleur moyen pour entretenir la production et le rejet de glaires. On en est revenu heureusement. Il n'y a, par contre, aucun inconvénient à permettre de petits lavements d'un demi-litre, à l'eau ordinaire *tiède-chaude*, ou à l'eau *salée* (10 °/₀₀₀) ou *bicarbonatée* (30 °/₀₀).

CHAPITRE V

LA LITHIASE INTESTINALE [1]

C'est une affection encore mal connue, quoiqu'elle ait été étudiée déjà du temps de LABOULBÈNE, et auparavant par BIOGGI et MARQUEZ (1878). Jusqu'à ces toutes dernières années, on ne décrivait qu'une lithiase intestinale : la LITHIASE CARBONO-

---

1. Assez embarrassé pour situer la lithiase dans cet ouvrage, je la place ici, à cause de ses rapports fréquents avec l'entéro-côlite.

PHOSPHATIQUE, qui se manifeste sous la forme sableuse, rarement calculeuse ; la proportion de phosphate de chaux est de 20 à 40 %, et celle de carbonate de 1 à 40. Lœper, en découvrant de l'oxalate de chaux dans certains échantillons, jusqu'à une proportion de 22 %, a introduit en nosologie la LITHIASE OXALIQUE [1].

La première a une origine intestinale ; c'est un catarrhe lithogène, associé le plus souvent à l'entéro-côlite. La seconde a une origine dyscrasique.

Le sable d'origine catarrhale est tantôt brunâtre, tantôt grisâtre ; le sable oxalique est fréquemment jaune. Les calculs carbono-phosphatiques s'écrasent d'ordinaire facilement ; les calculs oxaliques sont plus durs.

SYMPTOMATOLOGIE. — Dans la *forme latente*, c'est par hasard que le malade — qui est un constipé, un amaigri, un nerveux — découvre un dépôt sableux sur ses selles, ou au fond de son vase.

Dans la *forme douloureuse*, les crises peuvent être très violentes ; elles débutent par le creux épigastrique, puis descendent dans l'abdomen, au bout d'environ une heure. La palpation permet de constater, sur le trajet du côlon, une zone particulièrement sensible, au niveau de laquelle l'intestin est contracturé.

Souvent, le rejet de sable est accompagné de sang.

Dans cette forme, les signes généraux font de rapides progrès, et peuvent aller jusqu'à la cachexie ; on penche alors vers le diagnostic de tumeur.

DIAGNOSTIC. — C'est l'examen attentif macroscopique des selles, qui peut seul poser le diagnostic. Quand on y a découvert du sable ou des calculs, l'analyse chimique dira s'il s'agit de *lithiase biliaire*, de lithiase intestinale ou de *pharmacolithes;* l'absorption de fortes doses de sels de magnésie ou de chaux peut, en effet, être la source de concrétions d'apparence pathologique.

---

1. *Leçons de pathologie digestive* (deuxième série, 1912), chap. XIV.

TRAITEMENT. — **Au moment des *crises*, on emploiera le traitement banal des douleurs intestinales :** *applications humides chaudes — petits lavements laudanisés* (XV à XX gouttes de laudanum) — *laxatif huileux*, **en cas de constipation avec spasme — potion calmante du type suivant :**

```
Extrait de belladone. . . . . . . .  ⎱ ÂÂ dix cg.
Extrait gras de cannabis . . . . . . ⎰
Julep gommeux . . . . . . . . .      150 c. c.
```
Deux à cinq cuillerées à soupe par vingt-quatre heures.

Le traitement du *catarrhe lithogène* se bornera à celui de l'entéro-côlite.

Dans la *lithiase oxalique*, on évitera la viande et la gélatine, les crustacés, les condiments, le cacao, le chocolat, les fromages forts. On ne permettra que les potages maigres, les œufs, les féculents, la laitue, les fromages frais, les fruits, le beurre, le sucre en minime quantité. Comme boisson, du cidre peu fermenté, ou du vin blanc largement coupé d'eau. Les eaux d'*Evian, Vittel, Contrexéville, Martigny*, etc..., seront prescrites, le matin à jeun et une heure avant les principaux repas.

L'exercice sera recommandé à dose moyenne, pour favoriser l'oxydation des tissus.

Comme médicaments, LŒPER conseille, par périodes de dix jours, une cuillerée à soupe d'une des solutions suivantes, le matin à jeun :

```
Phosphate de soude. . . . . . . . .  ⎱
Citrate de soude. . . . . . . . . .   ⎬ ÂÂ 5 gr.
Sulfate de magnésie. . . . . . . . . ⎰
Eau. . . . . . . . . . . . . . . .    200 gr.
```
ou :
```
Citrate de soude . . . . . . . . . . ⎱ ÂÂ 5 gr.
Citrate de magnésie. . . . . . . . . ⎰
Eau. . . . . . . . . . . . . . . .    200 gr.
```

CHAPITRE VI

APPENDICITE [1]

ÉTIOLOGIE. — L'appendicite affecte surtout l'adolescence et la jeunesse. Sur 2.781 cas, de Bovis en a trouvé 37 %, de 20 à 30 ans, 32 de 10 à 20 ans, 17 de 30 à 40 ans. Le sexe masculin est beaucoup plus touché que le sexe féminin : 3 contre 1.

Les causes les plus diverses se trouvent à son origine. En première ligne, viennent les infections générales et surtout la grippe, — puis, l'abus de l'alimentation carnée — les corps étrangers : graines, pépins, calculs, concrétions stercorales, les vers intestinaux, principalement les oxyures et les trichocéphales ; RIFF a trouvé des oxyures dans 80 % des appendices malades — les traumatismes : chocs directs, chutes — le refroidissement du tube digestif par des boissons glacées — les infections hépatiques — les maladies d'estomac à type hyperchlorhydrique — les affections utérines — les ptoses ; EDEBOLS a vu, dans 12 cas, la néphropexie amener la guérison de l'appendicite — les entérites aiguës ; en ce qui concerne les états intestinaux chroniques, l'entéro-côlite semble rarement jouer un rôle réel.

PATHOGÉNIE. — En 1895, DIEULAFOY a repris *la théorie du vase clos*, émise en 1882 par TALAMON. Un corps étranger venant à oblitérer l'orifice du canal appendiculaire, il en résulte l'accumulation des produits de sécrétion glandulaire, la distension de l'organe, la compression des vaisseaux, d'où diminution de vitalité. Dans le sac ainsi formé, les microbes (coli-bacille, seul ou associé au streptocoque, au pneumocoque, au staphylocoque, etc...) se multiplient, en même temps que leur viru-

1. Il faudrait un volume pour traiter complètement cette question. Etant limité comme nombre de pages, en raison des circonstances actuelles, je ne retiendrai que les points essentiels, en insistant toutefois sur le diagnostic,

lence augmente, et forment un centre d'infection pour l'organisme.

RENDU a défendu la *théorie de la stagnation*, qui se rapproche beaucoup de celle de TALAMON-DIEULAFOY. Il n'y a qu'à y ajouter le gonflement de la muqueuse, comme cause d'oblitération du canal de l'appendice, dont l'étroitesse est une condition favorisante.

La *théorie de l'infection* est celle qui rallie le plus de suffrages. La richesse des parois de l'appendice en tissu lymphoïde en fait, en quelque sorte, un exutoire microbien dans toutes les maladies infectieuses, à point de départ général (grippe) ou local (angiocholite, salpingite, etc...). L'appendice prend ainsi une large part à la défense de l'organisme en drainant les germes, qui lui arrivent par la voie lymphatique ou par le courant sanguin.

I. — Appendicite aiguë.

APPENDICITE LÉGÈRE OU CATARRHALE. — C'est l'*appendicite variétale* de TALAMON, ou *hyperémique* de LETULLE et WEINBERG.

L'organe est augmenté de volume, turgescent, rouge ou violacé, recouvert d'une séreuse dépolie, avec de légères adhérences. La muqueuse est congestionnée ; la cavité est en communication avec le cæcum et contient un liquide visqueux, louche ou sanguinolent — ou bien, il en résulte une cavité close, qui renferme des corps étrangers, des parasites ou de petits calculs stercoraux ; elle est souvent recouverte d'ecchymoses.

Le début est presque toujours brusque.

Le premier symptôme et le plus constant est la *douleur ;* elle se montre d'abord au creux épigastrique ou autour de l'ombilic, et se localise bientôt dans la fosse iliaque droite. En même temps ou peu après, la malade éprouve des nausées, suivies de *vomissements* alimentaires, puis bilieux.

A l'examen extérieur, on constate de l'*immobilité respira-*

toire de la moitié droite du ventre, et un léger ballonnement. La palpation est difficile, en raison de la *sensibilité cutanée* et de la *défense musculaire*. La douleur maxima siège en un point situé au milieu d'une ligne, allant de l'épine iliaque antéro-supérieure à l'ombilic (Point de MAC-BURNEY) — à l'union du premier et du second tiers de la ligne horizontale bispino-iliaque (Point de LANZ) — à 4 centimètres de l'ombilic, sur la ligne spino-ombilicale (Point de MORRIS) — à l'intersection de la ligne spino-ombilicale et du bord externe du muscle droit (Point de MUNRO) — à l'intersection de ce bord et de la ligne bispinale (Point de SONNENBURG). De ces divers points, le plus classique est celui de MAC-BURNEY [1].

Au bout d'un temps, qui varie de deux à vingt-quatre heures après le début de la douleur, apparaît la *fièvre ;* elle est généralement légère. Un autre symptôme à peu près constant est la *leucocytose ;* de 11.000 à 12.000 dans les premières heures, le chiffre des leucocytes va en augmentant progressivement ; HEWITT attache une grande importance à l'accroissement des polynucléaires. Le *pouls* est fréquent et petit.

La *constipation* est de règle.

SIGNORELLI a décrit le *décubitus appendiculaire*. Le malade est presque toujours couché sur le dos, avec le tronc légèrement tourné vers la droite, la cuisse fléchie à angle droit ou obtus sur le bassin, la jambe à demi fléchie sur la cuisse et en légère abduction, de sorte que le membre inférieur repose sur le plan de lit par son bord externe. On a donné à cette attitude le nom de *signe de la jambe*.

Récemment, BLAISSDELL [2] a décrit, sous l'appellation de *Turning test* ou *signe du mouvement de rotation*, une particularité, qu'il a rencontrée dans 90 % des cas, où une intervention a montré qu'il y avait appendicite. Le patient, habituellement couché sur le dos ou le côté droit, éprouve une douleur

---

1. Ce point, d'après son auteur, ne se trouverait pas au milieu de la ligne spino-ombilicale, mais à un pouce et demi ou deux pouces de l'épine iliaque (T. HERNANDO Y ORTEGA : *Diagnostico diferencial de la appendicitis*) (Madrid).
2. *Archiv of diagnosis ochsner general surgery. Practical medicine* (1918).

quand il se tourne vers le côté gauche, et cette douleur se calme immédiatement par le passage au décubitus dorsal ou mieux droit.

L'état douloureux aigu dure un ou deux jours, puis cède graduellement, en même temps que les symptômes généraux s'amendent, ou bien, après la période d'amélioration, survient une nouvelle crise. Une fois la guérison complète obtenue, les rechutes sont la règle, à des intervalles variables.

APPENDICITE AVEC PÉRITONITE LOCALISÉE. — La péritonite est *plastique* ou *suppurée*.

Dans la forme à PÉRITONITE PLASTIQUE, tous les symptômes sont plus marqués. La douleur suraiguë, en coup de pistolet, est pongitive, et exaspérée par le moindre mouvement ou le plus léger contact. La température atteint ou dépasse 39°.

Au bout de quelques jours, la palpation permet de sentir un *plastron* pathognomonique, qui résulte de l'inflammation péritonéale et de l'agglutination des anses intestinales avec l'épiploon. Ce plastron, dont la forme est variable, augmente pendant cinq ou six jours. Alors, ou bien l'affection va vers la résolution ; le gâteau séro-intestinal se résorbe, la température baisse, le pouls peut tomber au-dessous de la normale, les gaz trouvent issue par l'anus — ou bien, elle passe à la forme suppurée.

Dans la FORME SUPPURÉE, les phénomènes généraux s'aggravent. La température arrive à 40°, accompagnée de frissons ; le faciès devient péritonéal ; la langue est sèche ; les vomissements sont fréquents, verdâtres, entrecoupés de hoquets.

Localement, on constate de l'œdème de la paroi, et de la dilatation des veines sous-cutanées. Le plastron est dur et résistant ; la fluctuation est rare, car le pus est profond.

A la constipation s'ajoute du ténesme vésical.

D'après KAHN, la bradycardie, quand elle existe, révèlerait la gangrène de l'appendice ; elle serait due à la résorption des ptomaïnes. FIESSINGER n'accepte pas cette opinion et, au point de vue cœur, il n'a noté que de la microsphygmie dans cette complication.

L'examen du sang indique une forte leucocytose avec polynucléose neutrophile.

Exceptionnellement, la résorption de l'abcès a lieu. Presque toujours, en l'absence d'une intervention heureuse, l'abcès tend à s'ouvrir, du douzième au dix-septième jour, dans le cæcum ou dans un autre organe creux, plus rarement au dehors ; c'est alors la guérison spontanée. Mais, le pus se fait jour souvent dans la cavité péritonéale, d'où péritonite, qui emmène le malade.

Il ne faut pas méconnaître les *rémissions mensongères*, sur lesquelles a insisté JALAGUIER. Sans modification de l'état local, une chute marquée de température se produit, et l'on escompte la guérison ; mais, le fait que le pouls reste rapide indique la marche envahissante de l'abcès.

APPENDICITE AVEC PÉRITONITE SUPPURÉE GÉNÉRALISÉE. — Lorsqu'elle succède à la forme localisée, elle est rattachée facilement à sa cause.

Quand elle se montre *d'emblée*, il est difficile d'en trouver le point de départ, car on a le tableau de la péritonite aiguë commune avec occlusion : ballonnement extrême, vomissements porracés ou noirâtres, quelquefois fécaloïdes, suppression complète des gaz, respiration anxieuse. Au bout d'une semaine environ, l'hypothermie annonce le coma final.

APPENDICE SURAIGUË TOXÉMIQUE. — Dans cette forme, qui est la plus grave, DIEULAFOY a montré que *la péritonite peut faire défaut*, ou n'être que légère.

Alors, le ventre reste normal, quelquefois même souple, et la douleur dans la fosse iliaque droite est modérée, ou peut manquer. L'affection se manifeste uniquement par des signes de septicémie, c'est-à-dire par l'altération des traits, la mauvaise qualité du pouls, et la discordance entre celui-ci et la température, qui peut aussi bien être de 40° que de 37°.

La FORME AVEC PÉRITONITE débute à la façon d'une banale indigestion : vomissements alimentaires ou bilieux avec diarrhée et langue saburrale. L'inflammation de la séreuse reste discrète ; la douleur et le ballonnement sont peu marqués, la palpation est bien tolérée. Mais, le faciès est pleinement grippé, le nez pincé, les yeux excavés, la respiration rapide, le pouls filiforme et irrégulier, souvent dissocié ; la température, qui est d'environ 39° le premier jour, tombe bientôt à 37 et au-dessous. Les urines sont rares et albumineuses.

Un signe capital, qui témoigne de la sidération des moyens de défense organique, est l'absence de polynucléose.

L'évolution de cette forme est, comme dans la précédente, très rapide ; la fin arrive dans les quarante-huit heures.

COMPLICATIONS. — On peut regarder comme complications locales, quoiqu'on puisse ranger certaines d'entres elles parmi les symptômes, la *gangrène de l'appendice* et son *amputation spontanée*, outre la *perforation*, les *adhérences*, et les *diverticules*.

Parmi les retentissements de l'appendice sur le TUBE DIGESTIF, DIEULAFOY a insisté sur les *hématémèses*, auxquelles il a donné le nom de *vomito negro appendiculaire ;* elles traduisent la septicémie et doivent être attribuées à des altérations du foie ; dans d'autres cas, elles sont la conséquence d'*ulcérations* ou d'*érosions* de la muqueuse gastrique ou duodénale. De même, les ulcérations du grêle ou du côlon amènent du *melæna*. La *diarrhée* de défense (DIEULAFOY), qui masque et défigure parfois l'appendicite à son début, a un pronostic grave, surtout quand elle est cholériforme. *L'occlusion intestinale tardive* est toujours d'origine mécanique : adhérences, volvulus, coudures du grêle ; elle peut mettre des années à se manifester. *Précoce*, elle est de même nature, ou bien dynamique, c'est-à-dire paralytique.

L'appendicite a une prédilection pour le FOIE, ce qui se conçoit facilement, quand on tient compte du rôle antitoxique de ce dernier, et du surmenage auquel il est soumis dans cette maladie : *ictère bénin*, par infection ascendante — *ictère grave*, qui traduit l'infection ou la toxémie (*hépatite toxique* de DIEULAFOY) — *abcès du foie*, unique ou multiple — *abcès soushépatique — pyléphlébite*.

Les COMPLICATIONS PLEURO-PULMONAIRES existent dans environ un tiers des cas. Les lésions vont de la *pleurésie sèche* à la *pleurésie purulente*, en passant par la *pleurésie séro-fibrineuse* classique. La pleurésie purulente siège presque toujours à droite, et elle est souvent la conséquence d'un *abcès sousdiaphragmatique ;* l'infection arrive à la plèvre par la voie lymphatique ou par perforation du diaphragme. Le *pyopneumothorax* a été signalé.

Les lésions pulmonaires consistent en *congestion simple, splénisation, broncho-pneumonie, abcès métastatiques*, quelquefois *gangrène*.

Parmi les COMPLICATIONS CARDIO-VASCULAIRES, la plus fréquente est la *phlébite*, qui peut atteindre la veine porte, la veine mésentérique et surtout la veine fémorale gauche ; certains auteurs ont signalé la phlébite de la veine iliaque gauche. La phlébite peut constituer, d'après VILLARD et VIGNARD, l'unique symptôme de l'infection appendiculaire grave. Puis, viennent l'*endocardite*, la *myocardite* et la *péricardite*. Exceptionnellement, on a mentionné l'ouverture de l'abcès appendiculaire dans l'artère iliaque, et la gangrène de la jambe.

Les REINS et la VESSIE sont assez fréquemment touchés, et présentent surtout des lésions dégénératives, qui se manifestent par de l'*albuminurie*, de la *cylindrurie*, de l'*hématurie*. L'oligurie est de règle, pouvant aller jusqu'à l'anurie. La *cystite* et la *péricystite* sont fréquentes ; les *fistules appendicovésicales* sont par contre, une rareté, de même que la *déférentite*.

Les COMPLICATIONS NERVEUSES consistent en accidents toxiques : *excitation, cris, coma* — en manifestations réflexes : *épilepsie, état vésanique*, qui sont guéris par l'appendicecto

mic — en localisations purulentes : *méningite, abcès des centres* — en névrites et névralgies.

Parmi les autres manifestations, il convient de mentionner
la *parotidite,* l'*emphysème sous-cutané*, la *psoïtis ;* toute psoïtis
droite, aiguë ou chronique, doit faire penser à l'appendicite
(GALLIARD) — les *abcès de la fosse iliaque, de la paroi abdominale, du tissu cellulaire iliaque* — les complications an-
nexielles : *ovaro-salpingite, paramétrite, dysménorrhée, vagi-
nisme* (RICHELOT).

VARIÉTÉS TOPOGRAPHIQUES. — « Primitivement, chez le fœtus,
dit TESTUT, l'appendice vermiculaire s'implante sur le sommet
de l'ampoule cœcale. Mais, plus tard, par suite de l'extension,
relativement considérable, que prend la paroi externe du
cœcum, le fond de l'ampoule est entièrement formé par cette
paroi, et, de ce fait, le point d'implantation de l'appendice se
trouve reporté en haut, en dedans, et un peu en arrière ; il
était d'abord inférieur, il est maintenant latéral et interne. Il
est situé à 2 ou 3 centimètres au-dessous de la valvule iléo-
cœcale, exactement au confluent des trois bandes musculaires
du cœcum..... *Il n'est rien de plus variable que la situation
et la direction de l'appendice vermiculaire.* » Celui-ci peut
être ascendant, descendant, interne, externe ou postérieur.

Comme, d'autre part, le cœcum est, assez fréquemment,
remonté au niveau de l'ombilic même dans le décubitus, il
s'ensuit des modifications de localisation, soit dans la douleur,
spontanée ou provoquée, soit dans la réaction péritonéale,
soit dans les complications de voisinage.

Appendicite antéro-cœcale. — Dans ce cas, la tuméfaction
peut se développer, non seulement devant le cœcum, mais
devant l'angle sous-hépatique. On aura alors une symptomatologie, rappelant la colique hépatique ou la cholécystite.

Appendicite rétro-cœcale. — La situation de l'appendice
derrière le cœcum, qui se rencontrerait dans 40 °/₀ environ des
cas, soit naturellement, soit en raison du processus pathologique, a, comme conséquence, l'absence ou la diminution des

signes physiques antérieurs. La douleur serait alors surtout lombaire, et accompagnée d'une contracture des muscles de la paroi postérieure (BRUN).

Appendicite pelvienne. — Sur 200 cadavres, FERGUSSON a trouvé onze fois l'appendice descendant vers le bassin ; BIGGS, 28 fois sur 150, et BARNSBY, 34 fois sur 106 femmes. On se rend ainsi compte de la fréquence de l'appendicite pelvienne de PONCET.

La tuméfaction est alors sentie par le doigt rectal ; elle peut remplir la totalité du petit bassin, mais elle est plus prononcée à droite, en général. Parmi les symptômes subjectifs, figurent le ténesme et les faux besoins d'aller à la selle. Quand la poche de péritonite purulente s'ouvre dans le rectum, c'est la guérison spontanée ; quand elle se donne issue dans la vessie, le pronostic est moins favorable.

TÉMOIN attribue à la douleur de la fosse iliaque gauche à la pression une valeur spécifique, pour dénoncer la suppuration du petit bassin.

Appendicite à gauche. — Très rarement, elle est le résultat d'une inversion des viscères. En général, elle est due au développement exagéré de l'appendice, qui dépasse la ligne médiane, ou à une anomalie du cæcum, qui se trouve au voisinage de l'ombilic. Ces cas seuls méritent le nom d'appendicite à gauche ; on le donne encore à ceux où, l'organe restant au lieu classique, il y a prédominance de la péritonite généralisée, ou localisation d'un foyer de péritonite à gauche.

Appendicite sous-hépatique. — Elle provient du déplacement du cæcum vers le haut, anomalie qui est loin d'être rare ; j'ai constaté de temps à autre que le fond du cæcum était presque sur la ligne ombilicale. On comprend qu'avec la tuméfaction de l'organe, qui le remonte encore vers le foie, on ait une symptomatologie sous-hépatique.

Appendicite herniaire. — La hernie de l'appendice, qu'elle soit congénitale ou acquise, est habituellement inguinale droite, moins souvent crurale .

Elle est *intrapéritonéale*, c'est-à-dire que l'appendice est renfermé dans un sac herniaire, complètement ou partiellement, isolé ou en compagnie d'autres organes : cæcum, grêle, côlon épiploon — ou *extrapéritonéale*, c'est-à-dire sans sac.

Dans le premier cas, l'étranglement ou le pseudo-étranglement se produit facilement, entraînant des conséquences graves. Dans le second, les accidents sont le plus souvent bénins.

DIAGNOSTIC. — Autant une appendicite simple, survenant chez un sujet jusque-là bien portant est facile à reconnaître, autant le diagnostic d'appendicite, envisagé en général, est hérissé de difficultés, soit parce que l'affection est compliquée, soit parce que le patient présente un point organique faible, sur lequel la nouvelle affection retentit d'une façon capitale, soit parce que certaines maladies prennent le masque appendiculaire, soit par le fait du voisinage de plusieurs viscères dans la fosse iliaque droite, soit parce que l'appendice a un siège ou une allure anormale, soit en raison de la diversité des affections dans lesquelles existe une réaction péritonéale, et qui prêtent à confusion.

La FIÈVRE TYPHOÏDE peut simuler l'appendicite, et inversement Dans la fièvre typhoïde, le début n'est pas brusque ; la sensibilité abdominale est plus diffuse, il y a peu de défense musculaire. Selon MURPHY, un élément fondamental de distinction est l'ordre des symptômes : dans l'appendicite, la douleur précède la fièvre ; c'est l'inverse dans l'infection éberthienne. La séro-réaction de WIDAL et l'examen bactériologique du sang trancheront la question. De plus, l'hyperleucocytose fait défaut.

La *perforation typhoïdique* est suivie d'une importante chute de température et de collapsus ; dans la perforation de l'appendicite, il y a habituellement élévation du degré thermique, et la dépression générale n'est ni aussi brusque ni aussi intense. Au fond, ici, comme dans beaucoup d'autres circonstances, le diagnostic reste purement théorique, puisque la seule conduite à tenir est l'intervention immédiate dans les deux cas.

La TYPHLITE AIGUË est rare. Dans la typhlite grippale, MURPHY voit encore, dans la précédence de la douleur, un signe distinctif. Dans la typhlite simple et primitive, il n'y a pas d'hyperesthésie cutanée ; la fièvre manque ou est discrète, de même que les vomissements. On ne saurait employer la purgation curative comme moyen de diagnostic. La différenciation entre l'appendicite et la typhlite compliquée est impossible.

Les phases aiguës de l'ENTÉRO-CÔLITE sont suffisamment reconnaissables, au moyen des antécédents et de l'aspect habituel des selles. Elles ont, presque toujours, à leur origine, un écart alimentaire, un refroidissement ou une émotion.

La PERFORATION D'UN ULCÈRE GASTRIQUE OU DUODÉNAL s'accompagne d'une douleur atroce, haut située, de shock rapide, d'une consistance ligneuse du ventre, d'un état presque apnéique, par suite de l'immobilisation du diaphragme. Les antécédents digestifs, soit suffisamment nets, soit frustes, ne manquent pour ainsi dire jamais [1]. Dans l'appendicite perforée, la douleur siège plus bas, elle est moins violente, l'état général est moins vite shocké. Un symptôme qui, *dans les premières heures,* a une grande valeur, est la disparition de la matité hépatique, par suite de la pénétration d'air dans la cavité péritonéale ; cette matité subsiste dans la perforation appendiculaire.

La PANCRÉATITE AIGUË se traduit par une douleur épigastrique, irradiant vers la gauche ; il n'y a pas de défense musculaire, les selles sont graisseuses, les urines contiennent du sucre. On observe parfois une cyanose généralisée, avec taches violacées sur la face.

Dans l'OCCLUSION INTESTINALE AIGUË, la douleur initiale au point de MAC-BURNEY manque, de même que la fièvre ; elle est ensuite plus généralisée. L'arrêt des matières et des gaz est complet ; on constate des ondes péristaltiques.

La PÉRITONITE TUBERCULEUSE peut en imposer pour une appen-

1. Mais il faut poser des questions nettes et variées au malade ou à son entourage, et ne pas se contenter d'une interrogation unique, portant globalement sur la façon dont s'effectuaient les digestions.

dicite, quand elle débute brusquement. La réaction péritonéale est moins vive ; la leucocytose fait défaut ; les autres localisations et les antécédents aideront à éviter la confusion. Il en sera de même de la TUBERCULOSE DE L'APPENDICE, dans laquelle, en plus, on rencontre souvent de la diarrhée.

Les diverses COLIQUES : NÉPHRÉTIQUE, UTÉRINE, SATURNINE, HÉPATIQUE, ne prêtent guère à confusion, sauf la colique néphrétique, qui peut simuler l'*appendicite rétro-cæcale* ; mais, dans cette colique, la fièvre manque, la douleur irradie vers le pli de l'aine et le testicule. Les CRISES DYSMÉNORRHÉIQUES ou de la rétroflexion aiguë seront rattachées à leur cause par la connaissance de leur périodicité et par le toucher vaginal. La CHOLÉCYSTITE AIGUË ne pourra être confondue avec l'appendicite sous-hépatique, si l'on tient compte des antécédents, de l'aspect des selles et des urines et des signes locaux subjectifs et objectifs.

TALAMON a décrit la PSEUDO-APPENDICITE HYSTÉRIQUE, qui peut s'accompagner de vomissements et d'une légère tuméfaction cæcale. Mais, l'absence de fièvre, la conservation d'un bon état général, la coexistence de symptômes nerveux mettront sur la voie. BRISSAUD a de même signalé l'*appendicite-fantôme*, de laquelle il y a à rapprocher l'*aérocolie* de LEVEN ; la concomitance de rots en salves et de gaz inférieurs abondants, la sonorité de la fosse iliaque droite, le tympanisme élastique de tout l'abdomen, et surtout la non-méconnaissance des diverses formes de l'aérophagie permettront d'éviter l'erreur de diagnostic.

Les CRISES DE SPASMES VASCULAIRES se rencontrent dans l'artério-sclérose et se caractérisent par une forte douleur abdominale non localisée, suivie d'une émission abondante d'urine. Il n'y a pas de fièvre.

Dans l'OBSTRUCTION DES GROS TRONCS MÉSENTÉRIQUES, la douleur est périombilicale, l'hypothermie est de règle, la leucocytose manque, la constipation alterne avec la diarrhée et l'entérorragie. Cette affection frappe seulement les personnes âgées.

La MYALGIE, manifestation rhumatismale, localisée à la partie inférieure du droit ou du muscle oblique abdominal droit ; les NÉVRALGIES et les NÉVRITES de cette région, qui sont la conséquence de l'alcoolisme ou d'une infection, ne sauraient tromper longtemps une observation et un examen suffisants.

Par contre, la PSOÏTIS, qui a fréquemment une origine appendiculaire, peut être une cause d'erreur. On attachera une importance capitale aux antécédents : traumatisme, périnéphrite, infection puerpérale, ostéomyélite vertébrale, syphilis, etc... La douleur se propage à la base de la cuisse et aux organes génitaux ; le membre inférieur est en flexion sur l'abdomen, en adduction et rotation interne. Il existe une tuméfaction, qui peut simuler le plastron appendiculaire; mais, il n'y a pas de manifestations intestinales, et peu de réaction péritonéale.

Les ABCÈS PAR CONGESTION, issus de la colonne vertébrale ou de l'os iliaque, ont une marche lente et régulière.

L'OSTÉOMYÉLITE de l'iléon, que KELLY et WARNING ont étudiée dans ses rapports avec l'appendicite, est caractérisée par une forte douleur à la pression de l'os, et par l'absence de réactions intestino-péritonéales, qui contraste avec la température élevée et la fréquence du pouls.

La SIGMOÏDITE est presque forcément confondue avec l'appendicite à gauche, au moins la forme suppurée avec péri-sigmoïdite. La sigmoïdite aiguë simple se distingue par la durée moindre de la crise, par l'absence de leucocytose, par l'évacuation de selles muco-sanguinolentes après la période fébrile, et surtout par le toucher rectal et vaginal et par la rectoscopie, quand la chose est possible.

L'ÉTRANGLEMENT HERNIAIRE se reconnaîtra par l'examen de la région inguinale ; les EMPOISONNEMENTS AIGUS s'accompagnent généralement de diarrhée, et la douleur abdominale n'est pas localisée ; il n'y a pas de fièvre ; les commémoratifs sont au premier plan.

HEUYER et LEVEUF [1] ont décrit un syndrome pseudo-appen-

---

1. *Archives des maladies de l'appareil digestif*, T. X, n° 7 (février 1920).

diculaire, au cours des DYSENTERIES chroniques, par localisation des lésions au cæcum ; ce syndrome peut devenir aigu, en dehors d'une poussée dysentérique : la douleur est localisée au point de MAC-BURNEY : la température monte à 38 ou 39° ; la langue est saburrale ; il y a défense de la paroi. Mais, la douleur n'est jamais localisée à la région cæco-appendiculaire ; le côlon transverse et le côlon descendant sont douloureux à la palpation ; d'autre part, à un moment donné, les selles contiennent du sang et des glaires, et leur examen microscopique montre des amibes, des kystes ou des bacilles dysentériques.

L'APPENDICITE, SELON LE SEXE ET L'AGE. — A. CHEZ LA FEMME. — Chez les nerveuses dysménorrhéiques, les COLIQUES UTÉRINES peuvent revêtir l'apparence de l'appendicite : fièvre, vomissements, douleur iliaque droite, constipation tenace, et même collapsus. L'état de nervosisme habituel et la coïncidence de la crise avec la période menstruelle ne seront pas oubliés.

Il en est de même de la RÉTROFLEXION AIGUË, qu'on diagnostiquera par le toucher vaginal.

L'ANNEXITE est généralement bilatérale. Quand elle prédomine à droite, on mettra à profit le signe de BERTHOMIER : la pression du point de MAC-BURNEY est moins douloureuse dans le décubitus latéral gauche que dans le décubitus dorsal ; c'est l'inverse dans l'appendicite. Quand l'appendicite est pelvienne, on mettra à profit les antécédents : blennorragie, fausse-couche ; les douleurs sont aussi fortes que dans l'appendicite, l'état général moins touché ; MONTENOVESI a proposé, comme moyen de différenciation, la percussion des épines iliaques antéro-supérieures ; dans l'appendicite suppurée, il y aurait de la matité, qui manquerait dans la salpingite. EWART considère comme signe de grande valeur la matité, qu'on obtient par la percussion plessimétrique, entre le sacrum et l'iléon.

Dans la RUPTURE D'UNE GROSSESSE TUBAIRE, la douleur est plus violente que dans l'appendicite, la température moins élevée, la sensibilité à la pression moindre ; la pâleur du visage, le refroidissement des extrémités, les lipothymies traduisent une hémorragie interne. On constate des signes de grossesse : pigmentation de la ligne blanche, utérus augmenté de volume, etc... et l'interrogatoire apprend que les règles manquent depuis plusieurs mois.

LA TORSION D'UN KYSTE DE L'OVAIRE se reconnaît, au début, par le toucher vaginal, qui fait découvrir une tumeur bien délimitée ; quand le kyste est aseptique, la fièvre manque, de même que la leucocytose. Mais, quand le kyste est suppuré, ou quand il s'agit d'un PYOSALPINX, le diagnostic est difficile avec un abcès pelvien appendiculaire.

B. CHEZ L'ENFANT. — LA GASTRO-ENTÉRITE AIGUË se signale par l'apparition des nausées et des vomissements *avant* les symptômes abdominaux, et par le manque de réaction péritonéale.

L'accumulation D'ASCARIDES dans la fin de l'iléon et le cæcum peut simuler une attaque d'appendicite ; mais, il n'y a pas de leucocytose, il y a de l'éosinophilie. L'ascaridiose banale peut reproduire le tableau de l'appendicite chronique ; mais alors, on n'ignore pas que des parasites ont été expulsés précédemment, et l'administration d'un vermifuge permet à la fois de faire le diagnostic et de guérir le malade.

Dans l'INVAGINATION DE L'APPENDICE, qui est relativement fréquente chez l'enfant, le pouls reste bon au début, et la leucocytose manque.

La PNEUMONIE prête souvent à confusion, en raison du point douloureux abdominal, qu'elle provoque, comme symptôme initial. TROUSSEAU disait déjà : « Quand un enfant se plaint du ventre, explorer la poitrine. » Ce point abdominal est purement subjectif.

L'INVAGINATION OU INVERSION DE L'APPENDICE, étudiée en France par GERNEZ [1], après JALAGUIER, MONOD et GRISEL, se manifeste par des crises intermittentes, consistant en douleurs dans la fosse iliaque droite, défense de la paroi, quelques vomissements, constipation ou diarrhée glaireuse ou sanguinolente ; il n'y a pas d'élévation de température.

---

1. *Archives des maladies de l'appareil digestif* (février et mars 1907).

C. CHEZ LE VIEILLARD. — L'appendicite est peu fréquente chez le vieillard, en raison de l'oblitération partielle de la cavité de l'organe. Chez lui, la maladie peut se présenter sous trois types, d'après T HERNANDO : deux aigus : 1° type de *l'occlusion intestinale ;* 2° type de *l'appendicite herniaire,* qu'on risque de prendre pour une hernie étranglée ; dans l'appendicite, les gaz continuent à circuler, et il y a une leucocytose marquée — un chronique : *type du cancer ;* il y a de l'anorexie, peu de fièvre ; on sent, à la palpation, un plastron dur, souvent étendu ; le malade arrive lentement à la cachexie complète.

TRAITEMENT. — Après les discussions passionnées, qui eurent lieu autrefois et qui ont recommencé, en 1919, à l'Académie de Médecine, l'accord n'est pas encore fait entre les chirurgiens : deux camps restent en présence, celui des *interventionnistes,* avec TÉMOIN comme chef et HARTMANN qui l'a suivi — et celui des *opportunistes,* avec JALAGUIER en tête, puis QUÉNU et TUFFIER.

Pour TÉMOIN [1], diagnostic d'appendicite = opération. Et il apporte, à l'appui de cette opinion — qui était déjà celle de DIEULAFOY, disant : « Il n'y a pas de traitement médical de l'appendicite » — une statistique formidable : depuis 1911, 1.786 interventions, dont 611 à froid et 1.175 à chaud. Parmi celles-ci : 560 avec lésions limitées à l'appendice ; 1 mort — 281 avec abcès enkysté : 3 morts — 165 avec péritonite localisée au petit bassin : 8 morts — 169 avec péritonite plus ou moins généralisée : 25 morts, soit 37 en tout. Dans une statistique antérieure, sur 2.167 interventions, dont 1.442 à chaud, TÉMOIN avait eu 46 morts. En résumé : 3.953 opérations, dont 2.617 à chaud, avec, pour ces dernières, un total de 83 décès, soit 3,5 °/₀.

Outre ces résultats, devant lesquels on ne peut que s'incliner, TÉMOIN, pour justifier son interventionnisme irréductible, s'appuie sur l'impossibilité de pronostiquer, dès le début, la

1. *Traitement chirurgical de l'appendicite aiguë* (Académie de Médecine, 1ᵉʳ juillet 1919).

gravité ou la bénignité de l'affection, et de savoir si un cas, qui apparaît comme relevant du traitement médical, ne se revèlera pas subitement comme exigeant une intervention urgente — sur l'obligation de se voir imposer ainsi une opération sérieuse ou difficile, alors que, faite le premier jour, elle eût été bénigne et commode — sur la certitude de mettre le malade à l'abri d'une nouvelle crise à l'avenir, et d'empêcher toute complication dans la crise présente. Ou bien, l'opération est faite tôt, et alors elle amène la guérison actuelle et définitive ; ou bien, en raison de circonstances majeures (diagnostic fait tardivement, parce que le malade a attendu — difficultés matérielles, etc...) elle est faite à la période des complications : abcès, péritonite généralisée, etc..., et alor s, elle risque de sauver le patient qui, abandonné aux soins médicaux, est condamné à la mort.

Les opportunistes pensent « qu'une appendicite, observée dès son début, surveillée, traitée et dirigée par un chirurgien expérimenté et attentif, peut, sans inconvénient ni danger, être mise en observation... les signes et les symptômes ne manquent pas, qui permettent de juger de la nécessité d'une intervention immédiate ou, au contraire, de l'avantage qu'il peut y avoir à retarder l'opération de quelques heures et même de quelques jours [1] ». Ils disent que le diagnostic, au premier stade de la maladie, est quelquefois difficile, et que, dans les cas à complications, il peut y avoir presque impossibilité à opérer en pleine crise, tandis que, pendant la période de prérefroidissement, l'opération est abordable. Voici, selon JALAGUIER, « les principaux phénomènes locaux ou généraux, qui constituent de véritables indications, et qui permettent d'intervenir à temps, sans se laisser surprendre et gagner de vitesse par des complications et par des accidents irrémédiables : la glace n'amène aucun soulagement — le faciès reste altéré ou s'altère de plus en plus ; le malade fait mauvaise impression — les vomis-

1. JALAGUIER. *Indications du traitement chirurgical de l'appendicite aiguë* (Académie de Médecine, 22 juillet 1919).

sements persistent ou reparaissent après une rémission — la température s'élève — on remarque une discordance entre la température et le pouls — la douleur locale, un moment atténuée, reparaît ou s'exaspère ; elle est continue, ou revient par crises — la souplesse de la paroi abdominale ne reparaît pas, et le ventre reste rétracté, « en bois », ou bien, inversement, il tend à se ballonner. Il suffit de constater un seul de ces phénomènes pour être invité à intervenir ; à plus forte raison, si plusieurs signes ou symptômes se trouvent associés ».

Ce à quoi Témoin répond qu'il n'y a jamais avantage à attendre, puisque l'*opération pratiquée au stade appendiculaire, est absolument bénigne* (1 mort sur 560 cas), et que, dans beaucoup de circonstances, à la campagne par exemple, le malade ne peut être suivi, heure par heure.

Un point, sur lequel les deux camps sont d'accord, c'est que l'*intervention ne saurait jamais être une question d'heures*, comme on l'a admis pendant longtemps, mais uniquement de symptômes. De plus, Jalaguier reconnaît que, lorsque, pour une raison quelconque, une surveillance constante et sévère ne peut être assurée, il « n'hésite pas à tenir compte des circonstances extérieures et à conseiller l'intervention immédiate ».

Mais, même quand le malade peut être suivi de très près, il n'y a jamais à gagner, et il peut y avoir à perdre, à temporiser.

Lorsque néanmoins, on croira devoir le faire, on commencera par appliquer le traitement médical, qui est simple : repos absolu au lit — glace sur la fosse iliaque droite, en ne manquant pas d'interposer une épaisseur suffisante de flanelle entre la peau et la vessie — diète complète — injections de sérum artificiel ou glucosé à 47 °/₀₀, ou mieux goutte-à-goutte rectal (deux litres par 24 heures) — injection de morphine, seulement si la douleur est très violente.

Au bout de huit à dix heures, la contracture abdominale doit s'être relâchée, la température s'être abaissée, le pouls s'être ralenti, les vomissements avoir cessé ou beaucoup diminué.

Alors, le second jour, on permettra quelques cuillerées à soupe d'eau, toutes les deux ou trois heures, et, le troisième jour, un demi-litre de liquide, moitié eau, moitié lait.

Quand la fièvre est complètement tombée, on passe au bouillon de légumes, puis aux petits potages, puis au régime de l'appendicite chronique.

Paul DELBET [1], frappé des résultats obtenus pendant la guerre pour les plaies gangréneuses, croit, étant donnée la similitude des agents pathogènes, pouvoir employer également le *sérum de* WEINBERG dans les infections entéro-péritonéales, l'appendicite en particulier. Dans 13 cas d'appendicite grave, il a associé cette méthode à l'acte chirurgical et obtenu 12 guérisons.

Il injecte, en une ou plusieurs fois, 30 c. c. de *sérum antiperfringens*, 10 c. c. de *sérum antivibrion septique*, et 10 c. c. de *sérum antihistolyticus*, dilués dans 800 grammes de sérum physiologique.

II. — Appendicite chronique.

SYMPTOMATOLOGIE. — Tantôt, elle succède à la forme aiguë simple ; tantôt, elle est chronique d'emblée, et cette dernière éventualité est, peut-être, la plus fréquente.

Ce sont généralement les *troubles subjectifs généraux* qui attirent l'attention du malade ou de son entourage, quand il s'agit d'un enfant. Ces malaises sont *continus*, consistant en mauvaises digestions quotidiennes, avec constipation et phénomèmes gastriques variés — ou *intermittents :* indigestions plus ou moins rapprochées, avec vomissements et diarrhée. Dans les deux cas, l'état général est médiocre : amaigrissement, teint terreux, asthénie. A l'occasion de la moindre fatigue, la lassitude augmente, et une douleur apparaît dans la fosse iliaque droite, avec irradiations diverses, en même temps qu'une petite fièvre se montre.

1. *XXIXe Congrès de l'Association Française de Chirurgie* (octobre 1920)

La palpation permet de trouver la douleur bien localisée au point classique, et de faire le diagnostic. Quant à sentir un cordon, qui représente l'appendice induré, il n'y faut compter que tout à fait exceptionnellement. Lorsque la maladie a un point de départ aigu, on perçoit une défense pariétale et un léger empâtement, reliquat de la crise initiale. L'examen radiologique permet, dans certains cas, de découvrir des calculs ou des corps étrangers, plus rarement d'obtenir une image complète de l'appendice.

En appuyant le long du côlon ascendant, selon la direction antipéristaltique, c'est-à-dire de l'S iliaque vers le cæcum, il y aurait, selon Rowsing, production d'une douleur, au point de Mac-Burney.

En insufflant de l'air dans le rectum, à l'aide d'une sonde, enfoncée de 10 à 12 centimètres, on déterminerait également une douleur au même point, pendant les périodes de calme appendiculaire (Ba redo). Mais, ce signe ne serait pas spécifique, on le rencontrerait aussi dans la salpingite. Par contre, si, au lieu d'air, on injecte du liquide, en mettant le patient en position génu-pectorale, *toujours* la douleur provoquée démontrerait l'existence d'une appendicite (Davis).

L'appendicite chronique emprunte souvent le masque de la neurasthénie, avec sa dépression somato-psychique, et ses troubles gastro-intestinaux, sans localisation à la fosse iliaque droite.

Comme retentissement à distance, Rocher [1] a signalé l'asthme chronique. Gutmann [2] a eu un malade, chez lequel la pression de la région appendiculaire déclenchait une crise d'asthme.

Diagnostic. — Je suis, depuis des années, convaincu que les médecins, comme les chirurgiens, abusent du diagnostic d'ap-

1. *Appendicite chronique à forme asthmatique* (Thèse de Paris, 1911).
2. *Les formes à surprise de l'appendicite chronique* (Thèse de Paris, 1914).

pendicite chronique et de l'appendicectomie [1]. Je fonde cette
opinion, à la fois sur le grand nombre de malades que j'ai vus,
chez lesquels la région cæcale était douloureuse à la pression, et sur le chiffre extrêmement réduit, soit des opérations
qui ont dû êtres faites, soit de crises aiguës survenues au
cours de plusieurs années, soit de douleurs spontanées et fréquentes ; ayant attiré l'attention des patients sur leur fosse
iliaque droite. Sur un millier de sujets dyspeptiques et plus ou
moins entéritiques, ayant de la cæcalgie provoquée, et que j'ai
pu suivre directement ou à distance, il n'en est pas 10 qui
aient éprouvé quelque incident appendiculaire, en l'espace de
dix ans.

Le médecin a beaucoup trop de tendance à faire le diagnostic d'appendicite chronique, quand il a devant lui un malade
constipé, chez lequel la palpation provoque une douleur cæcale.

La CÆCALGIE SIMPLE se rencontre chez au moins les trois
quarts des dyspeptiques francs, ou mitigés d'hépatisme avec
constipation. Elle est aussi fréquente que la douleur solaire
et beaucoup plus que celle de l'S iliaque ; cette augmentation
de fréquence vient de ce qu'à gauche le côlon ne forme pas
poche comme à droite. Cette douleur provoquée traduit soit
une irritation locale : ectasie, typhlatonie, ptose cæcale, constipation, etc...), soit un retentissement pathologique, qui naît
dans l'S iliaque (contracture, le plus souvent) ou plus généralement dans l'estomac et le foie [2].

Lorsque le médecin constate une douleur légère ou moyenne
du cæcum, il doit alors faire porter son examen sur ces deux
organes ; il y trouvera presque toujours une anomalie maté-
rielle ou dynamique : congestion, sensibilité exagérée, ptose,
dilatation, etc..., qui, rapprochée des symptômes éprouvés par
le patient, lui permettra de ne voir dans l'hyperesthésie cæcale
qu'un épiphénomène sans aucune importance.

1. L. PRON. *Abus de l'opération et du diagnostic d'appendicite* (Société
de Médecine de Paris, 13 février 1920).
2. L. PRON. *La palpation du cæcum et sa valeur séméiologique* (Académie
de Médecine, 5 février 1918).

Par contre, si la douleur à la pression est aiguë, si elle est localisée à l'un des points classiques, si elle s'accompagne d'une ébauche de défense de la paroi, on pensera à l'appendicite. Ou bien, on trouvera dans les antécédents rapprochés une crise, qui confirmera ce diagnostic. Ou bien, on aura à faire à une forme chronique d'emblée. Dans quelques cas rares, on pourra sentir un cordon dur ; en général, il faudra avoir recours à la radioscopie.

Dans la PÉRICÔLITE MEMBRANEUSE de JACKSON, et lorsqu'il y a des ADHÉRENCES PÉRICÆCALES, le patient éprouve une sensation de gêne, au moment du passage des gaz dans la fosse iliaque droite.

L'INSUFFISANCE DE LA VALVULE ILÉO-CÆCALE se manifeste par du gonflement du cæcum, facilement décelable à la palpation — par des alternatives de diarrhée et de constipation — et par des symptômes généraux, dus à l'auto-intoxication : céphalée, douleurs musculo-articulaires, harassement. Mais, le seul diagnostic sûr est du ressort de la radioscopie.

L'APPENDICITE CHRONIQUE TUBERCULEUSE n'a pas de symptômes locaux propres. C'est l'existence d'autres foyers morbides et la découverte des bacilles de KOCH dans les fèces, qui peuvent seulement permettre de l'individualiser.

FAISANS a étudié, en 1911, l'appendice chronique simulant la TUBERCULOSE PULMONAIRE. L'amaigrissement est progressif pendant des mois ou des années ; une fièvre légère se montre le soir, de 37°6 à 38°, augmentée par la marche et l'exercice ; le malade tousse et éprouve une douleur dans la région médiane postérieure du thorax droit ; on entend des râles à la base droite, et on constate de la diminution du murmure vésiculaire au sommet. C'est le tableau exclusif de la phymatose. Un examen attentif de la fosse iliaque droite est nécessaire, pour ne pas persévérer dans une erreur compréhensible.

Le CANCER DU CÆCUM évolue souvent avec les allures locales de l'appendicite chronique ; mais, l'amaigrissement progressif aboutissant à la cachexie, la présence de pus et de sang dans

les selles orienteront le diagnostic vers une affection intestinale grave.

Chez un certain nombre de malades, l'appendicite chronique
prend l'apparence d'une GASTROPATHIE. Je soigne, depuis quelque temps, une jeune fille de 21 ans, qui a un catarrhe acide
prononcé et qui s'est plaint pendant des mois uniquement de
brûlures gastriques et de constipation. Des phases de douleur
subaiguë, localisée au voisinage du cæcum ; l'apparition d'une
algie, à l'occasion de la moindre fatigue ; l'asthénie générale,
résistant à une alimentation suffisante et au repos prolongé ;
la persistance du catarrhe gastrique, malgré une médication
adéquate, et surtout l'existence d'un point de MAC-BURNEY net,
trouvé à différentes reprises, m'ont montré que l'estomac
n'était que secondairement malade, et qu'une appendicectomie
était l'unique traitement à conseiller.

LEVEN a découvert, il y a une douzaine d'années [1], que l'allongement de l'estomac pouvait être tel que la région pylorique
atteint le point de MAC-BURNEY ; la douleur provoquée ou spontanée en ce point n'a alors rien d'appendiculaire. La palpation
suffit pour diagnostiquer un degré de ptose aussi prononcé.

Récemment, R. GRÉGOIRE [2] a signalé la DILATATION DOULOU-
REUSE DU CÔLON DROIT comme pouvant être confondue avec
l'appendicite chronique. La douleur spontanée et provoquée
siège sur une large zone ; il n'y a pas de contracture, mais
on rencontre des paroxysmes douloureux, pendant lesquels
d'ailleurs le pouls n'est pas modifié. La côlopexie est le seul
traitement à appliquer.

La DÉFÉRENTITE s'accompagne de sortie de pus par l'urètre ;
le malade signalera une blennorragie, le plus souvent récente.

L'ACTINOMYCOSE de l'appendice et de la région iléo-cæcale
est une affection rare. Elle se présente sous l'aspect d'une
tumeur dure, de dimensions variables, immobile et *indolore*.

1. *La radioscopie gastrique utilisée pour le diagnostic de l'appendicite* (Société de Thérapeutique, 27 octobre 1909).
2. *Archives des maladies de l'appareil digestif* (avril 1920, T. X, n° 8).

Avec le temps, s'établissent des fistules et des adhérences avec les organes voisins. Au début de l'affection, on croit avoir affaire à une entéro-côlite banale : diarrhée avec selles membraneuses et glaireuses, quelquefois sanguinolentes, ténesme, douleurs sourdes ou en crises, localisées dans la fosse iliaque droite. Cliniquement, le diagnostic est impossible, sauf à la période de fistulation. Il ne peut se faire, auparavant, que par la recherche des grains jaunes et du parasite dans les selles, et par la sporo-agglutination de WIDAL et ABRAMI.

TRAITEMENT. — Le traitement médical de l'appendicite chronique est simple : régime végétarien, laxatifs doux, cures prudentes à *Châtel-Guyon*.

Mais, il ne devrait jamais être mis en œuvre. En effet, il ne peut jamais être vraiment curatif. D'autre part, s'il s'agit d'un malade ayant eu quelques crises bénignes, rien ne dit que la prochaine ne sera pas grave, et n'exigera pas une intervention, à laquelle le patient n'est pas préparé. Enfin, les appendiculaires chroniques sont de vrais infirmes médicaux.

Aucune hésitation n'est permise ; l'appendicectomie doit leur être conseillée avec insistance.

Pourtant, il y a là une pierre d'achoppement, sur laquelle j'insiste à nouveau. Autant les appendiculaires vrais retirent un bénéfice immédiat et manifeste de l'intervention, autant on voit des sujets opérés continuer à souffrir ; le nombre de ces derniers serait de plus de 25°/₀ selon ENRIQUEZ [1]. Le diagnostic a été porté à la légère ; il s'agit, en réalité, de péri-côlite droite, de coudure iléale, de ptose cæcale, etc... Aussi, ne saurait-on s'entourer de trop de garanties, et faire appel à trop de moyens d'examen, avant de dire : appendicite chronique.

1. *Journal de Médecine et de Chirurgie pratiques* (10 juin 1920).

CHAPITRE VII

DYSENTERIE

I. — Dysenterie bacillaire.

La dysenterie bacillaire est la forme des pays tempérés.

ÉTIOLOGIE. — Eminemment contagieuse, et le plus souvent épidémique, elle est favorisée par toutes les causes, qui débilitent l'organisme : surmenage, refroidissement, alcoolisme, malaria, entérite banale, etc... Elle se transmet de malade à malade avec la plus grande facilité ; mais, son point de départ est l'eau ingérée, contenant un germe spécifique. Ce germe est un bâtonnet court, entrevu par CHANTEMESSE et WIDAL en 1888, puis étudié par SHIGA, et dont on a décrit plusieurs variétés : bacilles de HISS, FLEXNER, STRONG, KRUSE.

ANATOMIE PATHOLOGIQUE. — Les lésions siègent presque exclusivement sur le gros intestin ; on les rencontre, de temps en temps, également à la fin du grêle. Consistant, au début, en tuméfaction, puis en simples saillies de la muqueuse (psorentérie), elles aboutissent bientôt à des ulcérations. Celles-ci, irrégulières, grisâtres ou sanguinolentes, nombreuses, sont peu profondes en général ; dans certains cas, on observe de véritables eschares, qui conduisent à la perforation. Dans les formes anciennes, il y a de l'épaississement et de la sclérose cicatricielle des parois intestinales.

SYMPTOMATOLOGIE. — Dans la forme type, le malade éprouve d'abord des douleurs abdominales, généralisées ou localisées au côlon et surtout à la fosse iliaque gauche, intermittentes, en tranchées ; la palpation dénote une hyperesthésie parallèle. Puis, ces douleurs s'accompagnent de ténesme, en même temps qu'apparaissent les selles caractéristiques. Ces selles sont peu abondantes, mais très fréquentes, en moyenne de 20 à 30 en vingt-quatre heures ; dans les cas graves, on peut en compter 50, 100 et davantage. Leur aspect est celui du frai de grenouille ou du blanc d'œuf cru ; puis, elles deviennent séro-sanguinolentes, *lavure de chair*, ou brunâtres ; on y distingue alors des fragments de muqueuse.

La température est variable. Tantôt, l'affection évolue sans fièvre ; tantôt, celle-ci ne dure que quelques jours, atteignant rarement 39°. Les urines sont rares, les mictions pénibles, en raison du ténesme vésical, qui est associé au ténesme rectal. L'état général est vite touché. On observe souvent du prolapsus du rectum, malgré la constriction anale, qu'éprouve le malade. Des crampes s'ajoutent souvent aux douleurs abdominales, ainsi que des vomissements muqueux ou bilieux.

FORMES CLINIQUES. — *Forme bénigne*. — La diarrhée est modérée, seulement 4 à 6 selles par jour ; les douleurs peu accusées, au moment des déjections ; la fièvre manque. On croit avoir à faire à une entérite banale.

Forme gangréneuse. — On l'observe surtout dans les contrées tropicales. Les selles se succèdent presque sans arrêt, rougeâtres ou brunâtres ; les douleurs et le ténesme sont violents et incessants ; le faciès est grippé, la prostration marquée, la voix éteinte, le pouls petit ; il y a du refroidissement et du hoquet. Puis, les selles, horriblement fétides, se composent d'un sérosité roussâtre ou noirâtre, dans laquelle flottent des lambeaux d'intestin sphacélés ; le cœur faiblit davantage, le faciès devient hippocratique ; les extrémités se cyanosent, et le malade s'éteint en pleine conscience.

Forme typhoïde. — Appelée encore : *putride, ataxique, adynamique*, elle sévit surtout dans les hôpitaux et les troupes en campagne. La fièvre est élevée, la langue sèche, la bouche fuligineuse, l'abdomen météorisé, le malade est dans un état de stupeur ou de délire.

Forme chronique. — Elle succède quelquefois à la forme aiguë, après une période de guérison apparente. Au lieu que les diverses manifestations de la maladie aient cessé complètement, il subsiste une diarrhée intermittente légère, avec une sensibilité du ventre au moindre écart de régime ou au refroidissement, et des troubles digestifs variés — ou bien, après des semaines de santé normale, surviennent des crises, rappelant, en petit, l'affection aiguë primitive.

COMPLICATIONS. — Les *hémorragies intestinales* sont assez fréquentes ; elles ne représentent, en somme, qu'une exagération d'une des manifestations capitales de la maladie.

Les perforations, amenant une *péritonite généralisée*, sont rares. La *péritonite localisée*, résultant d'une perforation ou de la propagation de l'inflammation, se rencontre de temps à autre, de même que la *périsigmoïdite*.

La cicatrisation des ulcérations détermine souvent la formation de *brides*, *d'adhérences*, moins fréquemment de *rétrécissements*.

A distance, la toxi-infection dysentérique se manifeste par des *arthro-synovites* (pseudo-rhumatisme dysentérique). Les localisations sur le foie sont exceptionnelles.

DIAGNOSTIC. — Le diagnostic différentiel sera examiné à propos de la dysenterie amibienne. Le diagnostic positif se fera uniquement par le *séro-diagnostic* et la recherche du bacille dans les selles.

TRAITEMENT. — Le *sérum de* VAILLARD et DOPTER, utile surtout dans les formes à bacille de SHIGA, constitue une médication spécifique, à effets rapides.

Dans les *cas moyens*, injecter 20 c. c. le premier et le second jour ; ensuite, 10 c.c. Dans les *formes graves*, injecter d'emblée 40 à 60 c. c. et recommencer le lendemain. Si les symptômes ne sont pas suffisamment amendés, le sérum doit être employé chaque jour, à des doses décroissantes, jusqu'à ce que le nombre des selles s'abaisse à quelques unités. Dans les *cas très graves*, injecter 100 c. c. le premier jour, en deux fois. Continuer cette dose jusqu'à ce que les symptômes d'intoxication soient apaisés ; puis, pratiquer des injections décroissantes, sans cesser brusquement, jusqu'à ce que le chiffre des selles se rapproche de l'unité.

Demi-dose de 5 à 15 ans ; un tiers ou un quart, au-dessous de cet âge.

Le sérum antidysentérique peut être employé également en injections intra-veineuses, à la dose de 40 à 50 c. c. dans les cas très graves.

On mettra le malade à la diète hydrique et à l'eau de riz. Pour calmer les douleurs et le ténesme, on fera des applications chaudes sur l'abdomen, et l'on prescrira des lavements émollients : *graine de lin, guimauve, amidon.*

II. — Dysenterie amibienne.

Elle se distingue nettement de la précédente, à tous les points de vue. C'est la forme des pays chauds.

ETIOLOGIE. — Ici, l'agent causal n'est plus un bacille, mais un protozoaire : *l'amœba dysenteriæ*, découvert en 1870 aux Indes par LEWIS et CUNNINGHAM.

ANATOMIE PATHOLOGIQUE. — Les lésions sont plus profondes et plus limitées que dans la forme bacillaire. Localisées strictement au côlon et surtout à la région terminale, elles commencent par une tuméfaction des parois, par le gonflement des follicules clos et par la formation de petits abcès dans leur intérieur ; puis, ces abcès s'ouvrent dans l'intestin ; il en résulte des ulcérations, taillées à l'emporte-pièce et occupant presque toute l'épaisseur de la paroi.

SYMPTOMATOLOGIE. — L'évolution de la dysenterie amibienne est généralement subaiguë ou torpide. La fièvre fait défaut.

Tantôt, l'affection débute par une phase aiguë, rappelant à un degré beaucoup moindre la variété précédente. Tantôt, elle s'installe d'emblée d'une façon chronique, se manifestant uniquement par une diarrhée, composée de selles liquides ou pâteuses d'aspect banal, alternant avec d'autres, « lavure de chair » ; leur nombre ne dépasse guère 10 à 20, en général. Les douleurs et le ténesme ne se montrent que d'une façon intermittente et à un degré modéré.

Mais, si la dysenterie amibienne apparaît cliniquement comme une forme atténuée de la dysenterie bacillaire, elle est caractérisée par sa tendance aux rechutes et sa ténacité. Si les malades ne sont pas alités, et si certains mènent une vie presque normale pendant un certain temps, ils dépérissent progressivement, et s'acheminent vers la cachexie.

COMPLICATIONS. — A celles mentionnées plus haut, il faut en ajouter une, qui est, pour ainsi dire, spécifique : l'*hépatite suppurée;* assez rare dans les pays demi-tempérés, elle augmente de fréquence, à mesure qu'on se rapproche de l'équateur.

LEGRAND (d'Alexandrie) a signalé récemment plusieurs cas de dysenterie amibienne avec abcès multiples du rein, du poumon et du cervelet, sans abcès du foie ; dans l'un, la localisation amibienne fut d'emblée et exclusivement extra-intestinale [1].

DIAGNOSTIC. — Le diagnostic *positif* est facile, et c'est par lui qu'il faut toujours commencer, devant un malade qui présente une diarrhée à allure sérieuse. L'examen microscopique direct des selles *fraîches* y fait reconnaître des amibes ou des kystes. D'autre part, l'inoculation intra-rectale au jeune chat, animal spécialement sensible au parasite, détermine la dysenterie.

Au point de vue *différentiel,* les dysenteries peuvent être confondues avec : la DIARRHÉE CHRONIQUE DES PAYS CHAUDS ; le début en est lent et insideux et comprend des troubles dyspeptiques : les selles sont séreuses, séro-muqueuses ou bilieuses, puis puréiformes, grisâtres, lientériques et fétides, jamais sanglantes ; il n'y a pas de ténesme et peu de douleurs ; mais, la muqueuse bucco-linguale présente des lésions diverses : hyperémie, gonflement, érosions, langue lisse, et l'anémie est profonde — et avec de nombreux ÉTATS DYSENTÉRIFORMES : *invagination intestinale chronique, cancer du rec. , polypes du côlon iliaque, tuberculose intestinale,* phases d'exacerbation de l'*entéro-côlite muco-membraneuse, rectite,* etc... Il faut en revenir toujours à l'examen des selles, et procéder, en même temps, à un examen rectoscopique et a. 'oucher rectal ; il

----

1. Académie de Médecine (26 octobre 1920).

serait puéril de donner, comme moyens de différenciation, des signes cliniques.

TRAITEMENT. — Il doit être envisagé, non seulement au point de vue de la dysenterie seule, mais aussi au point de vue de l'hépatite et des ulcérations du côlon terminal.

A. TRAITEMENT DE L'AFFECTION FONDAMENTALE [1]. — *Traitement prophylactique* [2]. — Il se résume à n'introduire dans le tube digestif aucun des agents de la dysenterie (bacilles, amibes, flagellés, spirilles), provenant eux-mêmes d'un cas antérieur de dysenterie. S'abstenir par conséquent de tout aliment cru, susceptible d'avoir été souillé *directement* ou *indirectement* par des matières fécales, en particulier par l'épandage et par les mouches, qui sont les agents de dissémination les plus actifs de la dysenterie bacillaire. S'abstenir aussi d'aliments exposés en plein air aux éventaires des marchands de comestibles.

Certains fruits, tels que raisins, cerises, peuvent être rendus inoffensifs par trempage, pendant deux heures au moins, dans une solution de *permanganate de potasse* à 1 pour 2000, suivi de rinçage à l'*eau bouillie*. Comme boisson : eau bouillie conservée, jusqu'à utilisation et à l'abri des poussières, dans le récipient où elle a été portée à l'ébullition, mais jamais plus de vingt-quatre heures, car l'eau bouillie se pollue avec une extrême facilité, ainsi d'ailleurs que toutes les infusions végétales, qu'il est préférable de toujours consommer chaudes.

Éviter les refroidissements, provoquant des diarrhées favorisantes.

En cas de contact avec des malades atteints de dysenterie bacillaire, avoir recours préventivement au *sérum antidysentérique* de DOPTER, qui, injecté à la dose de 10 c. c., confère une immunité de dix jours.

Traitement curatif. — Dans les diarrhées prémonitoires, en attendant que le diagnostic ferme soit posé, *éviter l'emploi*

1. Je mets, en partie, à profit ici les lignes, que le Dr SÉGUIN a bien voulu écrire dans mon *Formulaire thérapeutique des maladies du tube digestif* (Deuxième édition, 1920), chez MALOINE.
2. Commun aux deux dysenteries.

du bismuth et des opiacés qui, en s'opposant à l'évacuation des parasites, risquent, après une accalmie passagère et trompeuse, d'aggraver la situation. Dans ces cas, et *a fortiori* dans la dysenterie confirmée, il convient : 1° de drainer l'intestin par des purgations salines, aussi précoces que possible (*sulfate de soude, sel de Seignette*, à la dose de 30 à 50 gr.) — 2° d'attaquer, en même temps, l'amibe par des injections sous-cutanées de *chlorhydrate d'émétine*, à la dose de 0,04 à 0,08 cg. par jour, en une ou en deux fois, pendant une dizaine de jours.

RAVAUT conseille 10 injections intra-veineuses de *novarsénobenzol* (la première à 0,15 cg., les autres à 0,30 cg.), faites de quatre en quatre jours. Il intercale trois séries de 3 injections d'émétine (chacune à 0,04, 0,06, 0,08 cg.) entre la première et la quatrième injection de novarsénobenzol, et 3 autres séries semblables, après la septième injection de novarsénobenzol.

Contre les FORMES KYSTIQUES, plus rebelles, faire du drainage intestinal par purgations salines ou huileuses, et *en même temps*, attaquer directement les parasites par l'*iodure double d'émétine et de bismuth*, à la dose de 0,05 à 0,20 cg. Continuer, le lendemain, par le novarsénobenzol aux mêmes doses. Alterner ces deux médicaments pendant douze jours. Les prescrire par la bouche, enrobés dans du gluten, ou en capsules de gélatine formolée.

A défaut de ces médicaments, qui sont les plus actifs, on aura recours à l'*ipéca*, pénible à supporter, mais qui, bien manié, donne des succès rapides.

Méthode de Delioux de Savignac :

    Racine d'ipéca concassée ou poudre d'ipéca . 2 à 4 gr.

Faire bouillir cinq minutes dans :

    Eau . . . . 200 gr.

Passer et ajouter :

    Sirop d'opium . . . . } àà 30 gr.
    Hydrolat de cannelle . . . . }

L'addition de 0,20 à 0,40 cg de *menthol* à cette potion en atténue les effets nauséeux.

A prendre en vingt-quatre heures par cuillerées à soupe.

Ipéca à la brésilienne :

        Racine d'ipéca concassée . . . . 2 à 4 gr.
        Eau . . . . 300 gr.

Laisser macérer vingt-quatre heures. Décanter et administrer, en vingt-quatre heures, par cuillerées à soupe. Le deuxième jour, avec le même ipéca, faire une infusion, suivie de macération pendant vingt-quatre heures. Décanter et absorber en vingt-quatre heures. Le troisième jour, faire une décoction, et absorber le tout en vingt-quatre heures, *sans décanter.*

Il est utile de faire précéder l'administration de l'ipéca par une purgation saline : 40 grammes de *sulfate de soude*, le premier jour — et 10 à 20 grammes, les deux jours suivants.

En somme, combiner la médication spécifique (ipéca) avec la médication évacuante (sulfate de soude ou sel de Seignette).

Pilules de Segond :

        Poudre d'ipéca. . . . . 0, 05 cg.
        Calomel [1]. . . . . 0, 02 cg.
        Extrait d'opium . . . .   un cg.
        Sirop de nerprun ou miel blanc . . . . .   Q. S.
Pour une pilule. Dix par jour, pendant trois ou quatre jours, au plus.

Le *Kho-Sam*, à raison de 4 à 12 graines par jour, progressivement, a donné de bons résultats. Concasser les graines, en exprimer légèrement l'huile dans un buvard, et les administrer dans du pain azyme.

Dans les FORMES TORPIDES, chroniques, de la dysenterie, où se rencontrent surtout des kystes amibiens, faire le drainage de l'intestin, et donner l'iodure double d'émétine et de bismuth, comme il a été indiqué ci-dessus. *On ne peut parler de guérison qu'après déparasitation complète de l'organisme.*

TRAITEMENT LOCAL. — Les lavages intestinaux, les lavements rendent des services, bien que l'emploi de l'émétine en ait restreint l'importance et les indications. On peut employer pour cet usage :

la *liqueur de Labarraque*, à la dose de 10 à 20 %₀, après

----

1. Craindre la stomatite mercurielle, surtout chez les sujets débiles. Prendre les plus grands soins de la bouche.

un lavement évacuateur — l'*eau oxygénée* à 12 volumes, étendue de 4/5 d'eau bouillie ou, par moitié, de solution aqueuse de bicarbonate de soude 4 °/₀₀ — le *bleu de méthylène* : 0,10 à 0,25 cg. dans 500 à 1.000 grammes d'eau et répétés plusieurs fois dans la journée — la *créosote* :

Créosote	2 à 5 gr.
Huiles d'amande douces	Q. S. pour dissoudre
Jaune d'œuf.	pour émulsionner
Eau bouillie tiède.	200 à 500 gr.

(BILLET).

Dans les FORMES GANGRÉNEUSES ET HÉMORRAGIQUES, observées parfois aux colonies, surtout chez les fumeurs d'opium, les selles sont rapidement modifiées par des lavements iodés et gélatinés.

Gélatine	5 gr.
Iode	0,20 cg.
Iodure de potassium	Q. S. pour dissoudre
Eau	1.000 gr.

(SEGUIN).

Dans les FORMES CHRONIQUES : lavements au *nitrate d'argent* de 0,10 à 0,25 cg. pour 500 à 1.000 grammes d'eau distillée. Ils ont l'inconvénient d'être douloureux.

En même temps que toute autre médication, FAYOLLE conseille 15 à 30 grammes de *charbon pulvérisé*, à prendre en trois fois, entre les repas — et des lavements à 10 ou 15 grammes de charbon pour 500 grammes d'eau.

Dans l'AMIBIASE CHRONIQUE, comme traitement de choix, RAVAUT conseille, par séries de dix à vingt jours, de prendre, un jour sur deux, deux à dix cuillerées à café de la pâte suivante :

Poudre de charbon de bois.	
Poudre de sous-nitrate de bismuth . . .	AA 50 gr.
Sirop simple	
Glycérine	
Poudre d'ipéca [1]	2 gr.

1. Si la diarrhée est forte, ajouter quarante cg. de *poudre d'opium*.

et le lendemain une à deux capsules glutinisées de *novarsé-nobenzol*.

Dans les cas où l'émétine se montre en défaut, ce qui est exceptionnel, TAILLANDIER [1] dit avoir obtenu des résultats très encourageants par l'emploi du *novarsénobenzol*, administré par la voie intestinale, non en lavements (RAVAUT et KROLU-LEISKY), mais sous forme de pansement local dans un excipient mucilagineux, qui empêche la résorption du médicament par la muqueuse intestinale, et, par conséquent, prévient les accidents, que pourraient provoquer les doses élevées, qu'on est obligé d'employer. "

On délaye 10 grammes (2 cuillerées à soupe) d'un mucilage pur, appelé *coréine*, dans un demi-litre d'eau à 40°, en agitant bien le mélange ; pendant qu'il s'épaissit, on y incorpore 10 grammes de carbonate de bismuth et 0, 30 cg. à 1 gramme de novarsénobenzol, préalablement dissous dans quelques centimètres cubes d'eau. Cette émulsion est introduite à l'aide d'un bock, dont le tube d'écoulement doit être plus large que le tube ordinairement employé (il faut d'ailleurs agiter continuellement, pour maintenir l'homogénéité du mélange). Ce tube est muni à son extrémité d'une sonde rectale large, percée d'une fenêtre latérale et d'une fenêtre terminale.

Le malade est couché sur le côté gauche, la sonde est introduite de 6 à 8 centimètres dans le rectum, puis on laisse couler lentement l'émulsion ; un index en verre interposé sur le tube permet de surveiller le débit. On arrête l'écoulement aussitôt que le malade accuse quelques coliques. On fait prendre successivement le décubitus ventral, latéral droit et dorsal, pour permettre au mucilage de se mettre bien en contact avec toute la surface intestinale.

On fait habituellement 2 à 3 pansements par semaine.

Dans les DYSENTERIES GRAVES, qui résistent aux divers traitements médicaux, on conseillera l'*appendicostomie*, qui per-

---

1. *Contribution au traitement de la dysenterie amibienne par les pansements rectaux à base de novarsénobenzol* (Thèse de Paris, 1920).

mettra de faire des lavages quotidiens efficaces au *nitrate d'argent* à 1 °/₀₀.

Contre les SÉQUELLES de la maladie, on prescrira une cure à *Châtel-Guyon*, s'il s'agit de lésions franches, ou à *Plombières*, s'il subsiste des douleurs et de l'hyperesthésie intestinale.

B. — TRAITEMENT DES ULCÉRATIONS. — Outre les lavements précédents à la *créosote*, au *bleu de méthylène*, au *nitrate d'argent*, on essaiera (après lavement évacuateur) ceux d'*eau bicarbonatée* à 5 °/₀₀, d'*eau oxygénée* à 15 °/₀, d'*eau boratée* à 10 °/₀₀, de *collargol* à 1/200, d'*eau formolée* à 1 °/₀₀. LŒPER a obtenu de bons résultats avec l'*eau benzolée* à 4 °/₀, bien émulsionnée et additionnée de V gouttes de *formol* — l'*eau sulfatée* (*soude* ou *magnésie*) à 10 °/₀ — l'*eau chlorurée* (*magnésium*) à 1,50 °/₀₀ — et avec des lavages (à évacuer de suite) faits au *liquide de Dakin* à 40°, à l'aide d'une sonde introduite haut.

MATHIEU conseillait de faire, sous le contrôle de la rectoscopie, des pansements avec :

Dermatol	⎫
Carbonate de bismuth.	AA 10 gr.
Craie préparée	⎬
Vaseline.	Q. S. pour pâte

C. — TRAITEMENT DE L'ABCÈS DU FOIE. — Quand l'abcès est ancien et volumineux, faire une ponction aspiratrice, suivie d'une injection de 0,06 cg. de *chl. d'émétine*, dissous dans 25 à 30 c. c. d'eau stérilisée. Compléter le traitement par une injection hypodermique biquotidienne de 0,03 cg. pendant trois jours.

Quand l'abcès est récent et peu volumineux, l'émétine en injections hypodermiques seule suffit pour amener la guérison. Injecter 0 gr. 90 à 1 gramme en un mois, en deux séries (CHAUFFARD).

Donner, en même temps, à l'intérieur, des *antiseptiques biliaires.*

Intervention chirurgicale plus large, dans les cas résistants.

CHAPITRE VIII

I. — LA TUBERCULOSE INTESTINALE

ÉTIOLOGIE. — La tuberculose intestinale est plus souvent secondaire que primitive; l'ensemencement a alors lieu par les crachats déglutis ; d'autres fois, le bacille suit la voie péritonéo-lymphatique ; tel est le cas dans la propagation d'une salpingite tuberculeuse. Quand elle est primitive, c'est par la viande ou le lait ingérés que le germe arrive au canal digestif. L'estomac est rarement atteint, sans doute en raison de l'action bactéricide du suc gastrique.

L'affection est favorisée par une entérite ou un trouble digestif, et par la déficience organique.

ANATOMIE PATHOLOGIQUE. — Les lésions, qui consistent en granulations et en ulcérations, siègent surtout sur l'intestin grêle. Rares au duodénum, elles portent principalement sur la fin de l'iléon et le cæcum, c'est-à-dire sur les segments riches en éléments lymphatiques.

Les ulcérations, qui résultent du ramollissement des granulations, sont ovalaires et le plus souvent transversales : 17 fois sur 24 cas de GIRODE; dans le côlon, elles sont irrégulières, serpigineuses ; leur nombre croît, au fur et à mesure que dure la maladie. Le péritoine peut être atteint ; on trouve alors de la péritonite, soit sèche, soit avec épanchement.

Les ulcérations évoluent vers la guérison, c'est-à-dire vers la transformation fibreuse ou, beaucoup plus rarement, vers la perforation, qui aboutit, à son tour, à une fistule stercorale ou à une péritonite enkystée ou généralisée.

SYMPTOMATOLOGIE et DIAGNOSTIC. — FORME BANALE. — C'est le type de la tuberculose secondaire, apparaissant au cours de la tuberculose pulmonaire.

Tantôt, le début est lent et insidieux, tantôt brusque. Le

symptôme capital et souvent unique est une *diarrhée continue*, *rebelle*, constituée par un liquide brun foncé, d'odeur infecte, plus ou moins mélangé de grumeaux et quelquefois d'aliments. Cette teinte brune est due à la présence de sang, qui peut se montrer aussi sous forme de stries rouges dans un liquide jaunâtre.

Les évacuations sont précédées ou accompagnées de *coliques*. Le météorisme est fréquent, résultat de la parésie de l'intestin. La sensibilité à la pression est variable.

Des troubles gastriques s'associent presque toujours à la diarrhée.

L'état général, régi par l'affection primordiale, et aggravé par les déperditions alvines, décline rapidement.

La résistance de la diarrhée aux divers moyens de traitement et la concomitance des signes pulmonaires et généraux suffiront pour faire pencher le diagnostic vers la tuberculose intestinale. Les procédés de laboratoire : recherche du bacille dans les fèces, séro-diagnostic d'ARLOING-COURMONT, intra-dermo-réaction, l'affirmeront.

On ne se contentera pas de la concomitance de la diarrhée avec la tuberculose pulmonaire pour porter le diagnostic d'entérite tuberculeuse, la suralimentation — dont on a tant abusé — suffisant souvent pour provoquer des selles nombreuses et liquides ou anormales.

FORME DYSENTÉRIQUE. — Elle est liée à la localisation des ulcérations sur le côlon.

Les selles, très fréquentes, peu abondantes et accompagnées d'un fort ténesme avec dysurie, renferment des fragments de muqueuse.

Le diagnostic se fera par l'examen microscopique.

FORME PÉRITONÉO-MÉSENTÉRIQUE. — Elle s'observe presque exclusivement chez l'enfant. C'est la péritonite tuberculeuse ou *carreau*.

Elle est caractérisée par l'augmentation de volume irrégulier, en masse, du ventre, ou par l'existence d'une tumeur molle, qui siège autour de l'ombilic ou sur les flancs — par le développement du réseau veineux sous-cutané — par de l'ascite et par des masses ganglionnaires, qu'on sent à la palpation profonde.

FORME TYPHOÏDE. — C'est la *forme aiguë* de la tuberculose intestinale.

Elle simule la dothiénentérie : fièvre élevée, tympanisme, constipation ou diarrhée, quelquefois même taches rosées et hémorragies graves.

Le séro-diagnostic de WIDAL, et la présence de bacilles d'EBERTH dans le sang, seront mis à profit pour différencier les deux états.

TRAITEMENT. — Outre le traitement général, dans lequel on évitera la suralimentation et les graisses, on aura recours aux infusions de *coto*, et aux agents suivants :

```
Bleu de méthylène . . . . . . . . . . .   0, 20 cg.
Lactose . . . . . . . . . . . . . . . .   0, 50 cg.
```
Pour un cachet. Deux par jour, au milieu des repas.

ou sous forme de lavements à 0,40 cg. par litre, à raison de trois par jour, de chacun un tiers de litre.

```
— Collargol . . . . . . . . . . . .   1 gr.
Eau distillée . . . . . . . . . . . .   50 gr.
Élixir de Garus . . . . . . . . . . .   30 gr.
Sirop simple . . . . . . . . . . . .   Q. S. p. 150 c. c.
```
Une à deux cuillerées à soupe par jour.
— *Paratoxine :* 5 à 20 c. c. par la voie buccale.
— *Acide lactique :* 3 à 8 grammes par jour, en potion.

II. — Tuberculose du cæcum.

Localisée au cæcum, la tuberculose intestinale prend une physionomie particulière. Les lésions consistent en un épaississement et une induration de toute la paroi, avec adjonction périphérique d'une couche scléro-lipomateuse.

Comme les douleurs sont localisées à la fosse iliaque droite, et que la palpation permet de délimiter facilement une *tumeur* ou *tuberculome cœcal*, on croit souvent avoir affaire à un cancer, d'autant que la diarrhée alterne avec la constipation, et qu'il y a fréquemment des crises d'obstruction.

Ce dernier est plus mobile, plus irrégulier de forme et beaucoup moins douloureux. Son évolution est plus rapide, et le malade est vite cachectisé. On tiendra compte également de l'âge. Les méthodes de laboratoire, dont il vient d'être question, trancheront la difficulté.

Le traitement est d'ordre exclusivement chirurgical.

III. — Tuberculose de l'appendice.

La tuberculose isolée de l'appendice est rare : 8 % des cas de tuberculose intestinale, selon LETULLE.

Les lésions consistent en granulations ou en gros tubercules, plus souvent en infiltration totale ; l'organe est hypertrophié, et son volume est encore accru par les ganglions; la muqueuse est fréquemment ulcérée, ce qui aboutit à la perforation et à la péritonite plastique.

La FORME CHRONIQUE est la plus commune. Elle peut rester latente, ou se dissimuler derrière une entérite tuberculeuse banale. D'autres fois, elle offre le tableau de l'appendicite chronique, avec diarrhée fétide, alternant avec la constipation — et des crises intermittentes.

Le diagnostic, à part les cas rares où il y a abcès froid péricœcal, repose sur l'état général, les antécédents et les signes pulmonaires ou autres, spécifiques.

La FORME AIGUË simule l'appendicite aiguë, mais elle s'en distingue par la fréquence de la diarrhée. Parfois, elle se complique de péritonite généralisée.

Le traitement consistera en une *appendicectomie*, ou la simple incision de l'abcès.

CHAPITRE IX

LA SYPHILIS INTESTINALE

Méconnue complètement jusqu'à ces dernières années, la syphilis de l'estomac a gagné un terrain tel que certains spécialistes conseillent d'appliquer systématiquement le traitement spécifique mixte dans tous les cas de tumeur gastrique, avant de confier le malade au chirurgien [1], et que d'autres attribuent à tous les cas d'ulcère gastro-duodénal une origine syphilitique. Je suis loin d'avoir une telle opinion ; pourtant j'ai la conviction qu'on ne songe pas assez souvent à la localisation tardive de la vérole sur l'estomac.

La syphilis intestinale apparaissait à FOURNIER comme exceptionnelle, puisqu'il n'en avait rencontré qu'une douzaine de cas dans sa longue et féconde carrière. Il en est encore ainsi aujourd'hui ; mais, il est probable que bientôt son domaine s'élargira.

Chez le NOUVEAU-NÉ, la syphilis congénitale se traduit par du *melæna*, ou par une diarrhée avec cachectisation rapide. Le diagnostic repose sur les stigmates spécifiques, ou la connaissance de l'affection chez les parents.

Chez l'ADULTE, à la période secondaire, la syphilis se manifeste par une *diarrhée banale*, dont le diagnostic est facile, puisqu'elle coïncide avec les taches rosées. A la période tertiaire, elle provoque une *diarrhée tenace*, tantôt séreuse, tantôt muco-membraneuse, tantôt dysentériforme, qui résiste à

---

1. Il y a là une syphilomanie regrettable. En mai 1919, ayant fait, chez un de mes malades, le diagnostic ferme de cancer gastrique, diagnostic qui reposait sur la clinique, sur l'examen chimique et sur l'examen radioscopique, je l'envoyai à un chirurgien de la métropole. Le patient fut retenu à Paris, où on lui fit entrevoir la guérison sans opération. Celle-ci ne venant pas, il se décida, seulement à la fin d'août, à se confier au chirurgien ; la tumeur ayant fait de notables progrès en trois mois, elle ne put être réséquée ; on dut se borner à une gastro-entérostomie, et le malade mourut en novembre.

tous les médicaments symptomatiques et aboutit à la *sténose du rectum*, surtout chez la femme.

Pour BARD[1], l'existence de *tumeurs* syphilitiques, constituées par des masses *scléro-gommeuses*, est assez fréquente; leurs caractères seraient une mobilité extrême, la régularité de forme, l'indolence, la lente évolution, l'effet sténosant local et le peu de retentissement sur l'état général.

Le praticien mettra à profit ces caractères, pour ne pas faire le diagnostic systématique de cancer, quand il trouvera une tumeur abdominale.

On appliquera aux manifestations intestinales tardives de la syphilis le traitement, que G. LEVEN conseille dans la syphilis gastrique. Pendant une période ininterrompue de vingt et un jours : pratiquer, le premier jour, une injection intramusculaire de 0,02 cg. de *biiodure de mercure;* le deuxième jour, friction avec 4 grammes d'*onguent napolitain ;* le troisième jour, suppositoire ainsi composé :

Onguent napolitain . . . . 0,06 à 0,08 cg.
Beurre de cacao . . . . 4 gr.

et ainsi de suite. Donner, en même temps, 3 grammes *d'iodure de potassium* par la bouche; l'iodure est bien supporté par les dyspeptiques ou les « intestinaux » syphilitiques.

1. *Du diagnostic des tumeurs syphilitiques de l'estomac et de l'intestin* (Archives des maladies de l'appareil digestif, janvier 1919).

LES TROUBLES STATICO-MÉCANIQUES

GLÉNARD mérite toute la reconnaissance des malades et des médecins pour avoir, en 1885, attiré l'attention, par sa doctrine de l'*entéroptose*, sur la fréquence du déséquilibre abdominal, pour avoir montré qu'il y avait là bien plus qu'un trouble purement mécanique, et surtout pour en avoir proposé un traitement efficace. Jusqu'à lui, en effet, cet état était resté inconnu, et les patients demeuraient, toute leur vie, des infirmes, allant de médecin en médecin, et essayant en vain les méthodes thérapeutiques les plus diverses.

C'est la méthode de la palpation profonde qui lui a ouvert la voie féconde, dans laquelle il s'est engagé, et qui a permis à deux autres lyonnais : SIGAUD et VINCENT d'éclairer bien des points obscurs de pathologie digestive. Depuis, la radioscopie est venue prêter son appui à l'étude des troubles de la statique abdominale ; elle a beaucoup élargi leur domaine, et montré encore davantage leur importance.

En raison précisément de leur extension, les anomalies mécaniques du ventre sont très difficiles à séparer et à classer. La *maladie de* LANE n'est, pourrait-on dire, que la conséquence et le prolongement de la *maladie de* GLÉNARD ; il faut pourtant l'étudier isolément. L'*occlusion duodénale chronique* doit voisiner avec l'*occlusion duodénale aiguë*, et pourtant, cette dernière, qui appartient plutôt à la pathologie gastrique, a une physionomie et exige un traitement particuliers, alors que la première rentre aussi bien dans l'entéroptose que dans la stase intestinale chronique. En parlant des ptoses, on est tenu d'accorder une mention spéciale à la *ptose du duodénum*, qui n'a pas d'individualité clinique fixe, alors qu'elle est anatomiquement bien définie. Entre l'*obstruction côlique stercorale* ou l'*occlusion iléo-côlique* et l'*occlusion duodénale chronique*, il y a loin, et pourtant l'occlusion est l'occlusion, et ces états doivent voisiner, au point de vue nosographique. Il faut également ranger dans les ptoses le *prolapsus du rectum*, malgré sa localisation et sa symptomatologie spéciales.

En résumé, la différenciation des diverses manifestations ptosiques, stasiques et occlusives doit souvent être artificielle. On voudra bien excuser les quelques répétitions, qu'on pourra trouver dans les pages suivantes.

J'examinerai d'abord l'*hypotension abdominale* et les *ptoses* en général, puis la *ptose du duodénum*, la *maladie de* LANE, l'*occlusion duodénale* chronique et aiguë, l'*occlusion intestinale* dans ses différentes modalités, et le *prolapsus du rectum*.

CHAPITRE PREMIER

L'HYPOTENSION ABDOMINALE
LES PTOSES ET L'ENTÉROPTOSE

Pour ne pas dépasser le cadre de cet ouvrage, et pour ne pas me risquer dans de trop longs développements de pathogénie, je me bornerai à quelques considérations générales sur la tension abdominale, ses variations et leurs conséquences. Je citerai des exemples, pris parmi mes observations, et j'exposerai brièvement les conclusions, qui en découlent.

Chacun connaît l'aspect d'un ventre normal. A peine proéminent, et jamais creux, la forme n'en est pas modifiée par le passage de la position couchée à la position debout. A la main, il donne une impression de résistance moyenne et élastique ; la palpation n'arrive à délimiter aucun des organes, qui y sont contenus ; on ne découvre aucun bruit anormal dans l'estomac, ni le cæcum ; la percussion donne un son, de tonalité et d'intensité moyennes, celle-ci prédominant pourtant dans la région gastrique et cæcale, c'est-à-dire au niveau des réservoirs digestifs.

« La tension abdominale n'est autre chose que la résistance totale de l'abdomen, résistance de la paroi et surtout résistance *du contenu* de cette cavité [1]. » Ce contenu, c'est le tube digestif c'est-à-dire un long tuyau, enroulé sur lui-même, rempli de gaz et principalement *d'air*, et dont les parois sont *musculo-élastiques*. C'est lui, et *non la paroi abdominale*, qui est le siège de la tension. Aussi, tension gazeuse intra-abdominale normale = tonicité et péristaltisme digestif normaux = santé normale.

Tout trouble de la santé générale amène un abaissement de la tension et de la tonicité intra-abdominale ; toute chute de la tension digestive retentit sur l'état général ; il y a là un parallélisme étroit.

Que la paroi du tube digestif vienne à fléchir, elle ne résiste plus à la pression normale des gaz y contenus, d'où *ballonnement*, qui se montre après les repas, c'est-à-dire pendant la période où, en vertu de l'augmentation de la circulation abdominale, ces gaz se dilatent par échauffement.

Que le tube digestif perde sa vitalité, il s'affaisse, s'aplatit ; il se vide en même temps partiellement de ses gaz ; chaque anse occupe un volume moindre ; le contenant (cavité abdominale) dépasse le contenu, d'où descente en masse de ce dernier.

Alors, la forme du ventre se modifie ; la main n'éprouve plus de résistance ; divers segments peuvent être délimités puisqu'à la fois ils sont épaissis, et que leur tension gazeuse intérieure a baissé ; la péristaltique se ralentit, et, la paroi des réservoirs étant affaissée, le bruit de clapotage, gastrique et

____

1. SIGAUD. *Traité des troubles fonctionnels mécaniques de l'appareil digestif* (1894), p. 24.

cæcal, se produit, plus ou moins facilement. Parallèlement, la sonorité change et devient uniforme, aussi bien au niveau de l'estomac et du cæcum qu'au niveau de la masse du grêle.

A la première phase : perte de la rénitence, ventre mou, tonalité basse avec tympanisme — fait suite la flaccidité ou l'empâtement, avec un son bas et faible ; puis, le contenu du ventre se rétractant, on a un son submat. Il n'y a plus ni gaz, ni tension, ni vitalité.

Le processus d'hypotension ne s'étend pas au même degré à tous les segments du tube gastro-intestinal ; pendant que la plupart sont *atones*, certains, sous l'influence de causes diverses, entrent en *spasme*, et donnent alors un son aigu ; un ventre, qui offre ainsi une variabilité de sonorité, est un ventre faible et *irritable*.

Ce n'est pas tout. Les changements de forme et de consistance du tube digestif déterminent des modifications de statique ; la masse du grêle, tendant à gagner le petit bassin, cesse de soutenir les organes sus-jacents, et, selon leur degré de fixité, ces organes suivent plus ou moins rapidement le mouvement ; l'angle droit du côlon, étant anatomiquement mal fixé, s'abaisse ; le rein droit l'accompagne, puis le foie ; l'estomac, n'ayant plus le pouvoir de s'adapter à son contenu volumineux, se distend ou s'étire, et arrive au-dessous des crêtes iliaques ; le côlon transverse, n'étant plus relevé par le coussin que lui formait le grêle, descend vers le pubis ; le rein gauche et la rate sont plus solides ; le duodénum est plus tardivement atteint.

La simple hypotension du début, sans ptose, aboutit ainsi au déséquilibre abdominal total.

Passons maintenant aux exemples, dont le premier semble être hors du sujet et constituer une contradiction.

I. — Mlle S..., 15 ans ; poids : 48 kgr. 700, ce qui lui donne un aspect robuste, en raison de sa petite taille. Se plaint depuis six mois. En soulevant un lourd tapis roulé, elle a éprouvé une douleur violente dans l'hypocondre droit, accompagnée de diarrhée ; depuis lors, elle a une crise à peu près mensuelle, coïncidant avec ses règles ; leucorrhée ; gêne digestive. A l'examen du ventre, on constate un état normal extérieur ; la tonicité est parfaite ; mais, *le rein droit est déplacé*, au second degré de GLÉNARD [1].

Cette jeune fille est une *traumatisée du ventre ;* sa ptose est purement *accidentelle*, et, sans la dyspepsie réflexe, causée par la descente du rein, elle n'aurait pas consulté de médecin.

II. — M. A..., 27 ans ; taille : 1 m. 62 ; poids : 60 kgr. 600, donc à peu près normal. Il est souffrant depuis sept mois, depuis qu'en manquant une marche de wagon, il a fait une chute sur les pieds : lourdeur gastrique après les repas ; douleurs et brûlures, variables comme intensité et fréquence ; nausées, céphalée ; pas de constipation. Deux heures après le petit déjeuner, je constate du clapotage modéré ; le cæcum, en position normale, est épaissi ; sa pression provoque une douleur au creux épigastrique ; *le rein droit est mobile ;* en position debout, sa descente s'accentue. La tonicité de l'abdomen est presque normale. A jeun, clapotage gastrique ; le tubage ramène un liquide peu acide, visqueux (Catarrhe muqueux).

Chez ce malade, la ptose est également *accidentelle ;* mais, elle a été favorisée par un début d'hypotension antérieur, que démontre le fait de pouvoir délimiter le cæcum.

Il devait en être de même chez une jeune fille, dont un confrère m'a cité le cas, et qui s'était luxé le rein droit, en faisant de violents exercices de gymnastique de chambre.

III. —M. de V..., 38 ans ; taille : 1 m. 72 : poids : 78 kgr. 300, donc largement normal. Souffrant depuis 20 ans : entérite tenace, appendicectomie à 29 ans, paludisme, dysenterie sur le front syrien. Actuellement, se plaint de constipation opiniâtre, de lourdeur après les repas, de fatigue générale, de rots abondants (aérophagie). *Le foie est plutôt haut*, plutôt petit (9 cent.) ; le cæcum est *globuleux*, douloureux et dur ; le côlon iliaque contracturé ; *l'estomac clapote nettement* à 10 heures du matin ; *la paroi abdominale est relâchée ;* le premier temps tend au dédoublement, le second est retentissant. M : 19, m : 13.

1. Possibilité de sentir le pôle inférieur, et de le *maintenir* sous les doigts.

Je prescris un traitement interne, qui amène de suite de l'amélioration, et une sangle, qu'on met trois semaines à livrer ; le malade s'est senti transformé et solide, du jour où il l'a portée.

Ce malade est un hypotendu abdominal, sans ptose ; l'estomac est hypotonique, mais en situation normale, et non dilaté.

IV. — Mme A..., 35 ans ; poids : 84 kilos en octobre 1919, contre 93 en 1916 ; cette perte de poids est survenue après du paludisme. Depuis quatre mois, à la suite d'une frayeur, elle éprouve de la pesanteur gastrique constante avec serrement œsophagien intermittent, et étouffements la nuit ; l'appétit est normal ; pas de constipation. La palpation ne permet de sentir ni le cæcum, ni le côlon iliaque, mais elle permet de reconnaître un *abaissement du foie marqué*, à la fin de l'inspiration : le creux épigastrique est très douloureux ; pas de clapotage ; le premier temps est dédoublé. *La paroi abdominale est mollasse, et tombe en tablier*, dans la position debout.

Cette malade est une hypotendue abdominale avec *laparoptose* ; c'est la perte de poids qui, en décalant les viscères, a donné au foie une mobilité anormale, et, en diminuant l'épaisseur de la paroi, en a amené la chute.

V. — Mme B..., 40 ans ; poids : 61 kgr. 900. Souffre de l'intestin depuis son enfance : grande constipation avec peaux et glaires — et de l'estomac, depuis quatre ou cinq ans : anorexie, douleur épigastrique, apparaissant une ou plusieurs heures après les repas, et irradiant vers l'hypocondre droit et le dos ; quelques vomissements alimentaires ou aqueux. *Le foie déborde*, sans mouvement spécial de respiration, de 4 centimètres le rebord costal, et n'a que 9 centimètres de hauteur ; il présente donc un *début de ptose* ; sous lui, on sent nettement *le rein, au deuxième degré* de GLÉNARD. Le cæcum est allongé en saucisse ; le côlon iliaque rétréci. L'estomac clapote facilement à 3 centimètres au-dessus de l'ombilic ; il est atone, mais non dilaté, ni déplacé. La paroi abdominale est facilement dépressible.

Cette malade a une ptose double : foie et rein, et de l'hypotension abdominale.

VI. — Il en est de même de Mme C..., 36 ans ; poids : 51 kgr. 600. Elle se plaint depuis longtemps, mais davantage depuis six mois : douleur épigastrique très vive après les repas ; appétit exagéré ; grande constipation ; poids avec étouffement par moments ; sommeil lourd. L'estomac clapote amplement sous et à droite de l'ombilic ; le cæcum gargouille sous la pression des doigts ; *le foie est nettement senti* et suivi sous tout le rebord costal, sur une hauteur de 3 à 6 centimètres ; il *descend* presque en totalité pendant une inspiration profonde, *accompagné du rein ;* le côlon iliaque n'est pas perçu par les doigts. Les deux sommets, surtout le gauche, sont douteux.

VII. — M. G..., 51 ans ; poids : 51 kgr. 900. Se plaint depuis six ans : coliques avec légère diarrhée ; actuellement, douleur gastrique, après les repas ; ballonnement, gaz, pas de constipation. L'estomac clapote amplement ; le *côlon transverse* est facilement trouvé et suivi sur presque tout son trajet, en forme de V obtus, dont la pointe est à 5 centimètres sous l'ombilic ; foie normal ; cæcum et côlon iliaque mal perceptibles ; ventre mou.

Ce malade est un hypotendu abdominal avec ptose du transverse et dilatation atonique de l'estomac.

VIII. — M. N..., 40 ans. Poids : 76 kilos ; taille, 1 m. 74. Se plaint depuis six ans. Actuellement : gêne de suite après les repas ; puis tardivement, c'est-à-dire vers 4 ou 5 heures du soir et vers minuit, impression d'un crochet bilatéral antérieur, tirant en bas le gril costal ; bon appétit ; jamais de vomissements ; céphalée irrégulière.

Malgré cette symptomatologie réduite, le patient n'en a pas moins un catarrhe acide marqué : clapotage à jeun, après constatation duquel la sonde ramène un liquide, ainsi composé : A = 2 gr. 73, H = 1 gr. 46, C = 0 gr. 54 ; F = 0 gr. 73 ; présence d'acide lactique ; pas de sang.

A l'examen physique, pratiqué à 2 heures de l'après-midi, je trouve : rein droit abaissé au deuxième degré [1] ; foie de 11 centimètres, descendant sensiblement pendant l'inspiration ; côlon trans-

1. Rareté chez l'homme, le rein mobile se rencontre pourtant de temps en temps ; j'en ai observé une vingtaine de cas, et ai dû en laisser passer inaperçus un nombre au moins égal, au début de ma pratique.

verse facilement palpable sur tout son trajet, à 3 centimètres sous l'ombilic ; bas de la grande courbure senti à 1 centimètre sous l'ombilic ; S iliaque confus ; cæcum gargouillant à la pression ; l'appendice est *nettement* perçu et entièrement délimité. L'abdomen est demi-mou.

Il y a ici hypotension manifeste avec polyptose (rein, foie, estomac, transverse), mais sans entéroptose vraie. Je m'explique plus loin à ce sujet.

IX. — Mme P..., 46 ans ; poids : 47 kg. 500. Se plaint depuis six ans : constipation ; lassitude après les repas ; elle réduit la quantité de sa nourriture pour diminuer ses malaises gastriques ; elle a éprouvé des brûlures tardives, suivies de vomissements alimentaires et muqueux ; elle souffre surtout au voisinage de ses règles. Clapotage gastrique, net à 3 heures de l'après-midi, au niveau de l'ombilic ; rein droit ptosé, au troisième degré de GLÉNARD ; cæcum à la fois flasque et épaissi ; côlon iliaque réduit au volume d'une tringle dure ; côlon transverse, senti dans sa partie médiane sur une longueur de 12 centimètres, à 4 centimètres sous l'ombilic.

X. — Mme M...,26 ans : poids : 60 kilos. Souffrante depuis plusieurs années ; a eu trois grossesses en cinq ans. Digestions pénibles ; constipation ; gaz abondants ; mauvais sommeil ; douleurs épigastriques irrégulières, suivies de diarrhée ; asthénie générale ; idées noires. A l'inspection du ventre, dans le décubitus dorsal, *l'estomac est nettement visible sous la peau ;* il forme une saillie irrégulière, de la grosseur du poing, dont le bas est à un doigt au-dessus de l'ombilic ; pendant les mouvements inspiratoires, cette tumeur descend à 7 centimètres sous l'ombilic ; elle remonte pendant l'expiration, exécutant un mouvement de piston. (L'examen radioscopique avait montré l'estomac au pubis.) Toute la paroi abdominale est amincie et tremblotante à la moindre secousse : *le côlon transverse* est facilement senti et peut être suivi sur presque tout son trajet, à peine sous l'ombilic ; mais il est *large et souple*. Le rein droit est ptosé au second degré.

Cette malade n'est plus une hypotendue, c'est une épuisée atonique du ventre, avec une dislocation de l'estomac ; ses trois grossesses successives l'ont amenée à cet état.

XI. — Mme B..., 29 ans, poids : 49 kgr. 200. Souffrante depuis son mariage, c'est-à-dire depuis sept ans. Fatigue générale ; gêne post-prandiale, durant trois heures ; douleur fréquente abdominale en barre ; constipation tenace ; renvois inodores ; brûlure gastrique intermittente, remontant à l'œsophage ; palpitations. L'estomac clapote à 11 heures du matin, donc tardivement ; le lobe droit du foie, déformé, pend en languette mince, avec le rein par derrière ; le côlon transverse, à deux doigts sous l'ombilic, est suivi sur les deux tiers de son trajet ; le cæcum est flasque et gargouillant ; la région du côlon iliaque est très douloureuse; le premier temps du cœur est soufflant. La main atteint facilement la paroi dorsale.

Cette malade est une triptosique : foie, rein, côlon trans-verse, et une hypotendue du ventre.

XII. — Mme S..., 30 ans ; poids : 38 kilos. Se plaint depuis son en-fance : constipation avec peaux et glaires sanguinolentes ; appétit irrégulier : fringales, suivies de gêne et d'encombrement stomacal après ou pendant un repas peu volumineux ; céphalée fréquente, presque quotidienne ; anéantissement général, dès le matin ; mi-possibilité de rester une heure debout sans menace de syncope. Le fond de l'estomac est senti par la palpation profonde à 4 centi-mètres sous l'ombilic ; l'organe est allongé et clapote tardivement ; *le foie est abaissé et déformé* en languette ; *le rein droit est tombé, au troisième degré ; le côlon transverse est en V aigu,* dont les trois branches côtoient le côlon ascendant et le côlon descendant (Voir fig. 7). La paroi abdominale donne l'impression de chiffon mouillé ; quelques anses grêles se dessinent à gauche. Le pouls est à 120, le cœur néanmoins normal.

C'est là, le type de l'*entéroptose* de GLÉNARD.

Pour dépeindre le tableau complet des symptômes éprouvés par cette classe de malades, qui appartiennent exclusivement au sexe féminin, il faudrait passer en revue bon nombre de chapitres de la pathologie : troubles digestifs, malaises abdomi-naux, manifestations nerveuses, anémie, subictère, asthénie psycho-somatique, dysménorrhée ou aménorrhée, pré-tubercu-lose, hystéroptose, vertige, bourdonnements d'oreille, diffi culté d'accommodation, lombago chronique, etc.

Ici, c'est la dyspepsie qui domine, prenant l'allure de l'hypo ou de l'hyperchlorhydrie ; là, la constipation avec entéro-côlite ; ailleurs, la neurasthénie avec tendance au suicide ; chez les unes, c'est de l'épuisement, qui les oblige à rester allongées une partie de la journée ; chez d'autres, une tachycardie, redoublant à la moindre émotion ou au plus léger bruit ; chez une autre catégorie, ce sont des névralgies thoraciques ou céphaliques. Comme les symptômes s'enchevêtrent et alternent dans leur importance, les divers médecins, consultés à des moments différents, portent un diagnostic dissemblable, ce qui déroute le malade, et augmente l'affaissement moral chez la plupart, jusqu'au jour où est institué un traitement *général* et non plus local.

On ne saurait évidemment ranger sous la même étiquette ces douze cas, puisque, dans l'un, on ne trouve qu'une ptose accidentelle, sans hypotension — dans plusieurs, il y a hypotension et tendance à la ptose — dans d'autres, ptose nette avec hypotension avancée — et dans certains, usure complète de la vitalité abdominale avec multiptose, il vaudrait mieux dire : avec panptose. Mais, leur classement est très difficile, car il n'y a, le plus souvent, qu'une différence de degré. Essayons pourtant.

I. — Il faut faire une classe à part de la ptose limitée à un organe — généralement le rein — et ayant une *origine uniquement traumatique*, avec tension abdominale normale. C'est là presque une exception, dont l'observation I est le type.

II. — On pourrait ranger dans une autre classe les cas dans lesquels il y a hypotension, c'est-à-dire *prédisposition à la ptose*, et où un accident (obs. II) ou un accouchement constitue une cause *effective* de ptose. Evidemment, la brusque déplétion du ventre crée un déséquilibre, qui subsiste chez les femmes *déjà hypotendues, mais seulement chez celles-là* ; autrement, toutes les mères de famille seraient des ptosiques. L'accouchement agit peut-être d'ailleurs d'une façon dyna-

mique autant que mécanique ; il constitue un surmenage aigu
de toute la musculature extra et *intra*-abdominale ; la preuve
en est qu'un avortement de quelques semaines suffit à produire une ptose ou à flétrir la paroi. Lorsque l'accouchement
se répète, le déséquilibre augmente chaque fois, et aboutit à
l'usure vitale du ventre (obs. X).

Il en est de même des cas, où une perte de poids marquée
amène un décalage viscéral (obs. IV). Il faut une hypotonie
préalable, pour que l'amaigrissement s'accompagne de ptose ;
autrement, tous les amaigris (qui peuvent d'ailleurs n'être pas
maigres) seraient, eux aussi, des ptosiques.

III. — La majeure partie des sujets, chez lesquels l'exploration de l'abdomen fait découvrir une chute d'un ou plusieurs
organes, avec de l'hypotension manifeste, sont des *malades
chroniques*, principalement des dyspeptiques ou des hépatiques
(Glénard) plus ou moins épuisés, dont tout l'organisme, périphérique et viscéral, est en hypovitalité. (obs. III, V, VI,
VII).

Mais, là, il y a une distinction capitale à établir.

Chez les « Faibles », qui sont la majorité, cette hypotension,
qui se manifeste par du clapotage gastrique, par un abaissement du foie et de la pointe du rein, au moment d'une
grande inspiration, et par la mollesse du ventre à la palpation,
aboutit, plus ou moins rapidement, à la ptose. Chez certains
pourtant, on observe, pendant une période de durée variable,
une augmentation de volume de l'abdomen, même en position
couchée ; on trouve un petit ventre arrondi, qui tombe dans
la position debout, ou qui s'affaisse sur les flancs dans le décubitus ; la main ne rencontre aucune élasticité, mais une
résistance « passive » et une consistance pâteuse ; la tonalité
est basse.

C'est alors qu'une grossesse, par l'accélération du métabolisme, par l'activation de la circulation abdominale qu'elle
amène, et par le remplissage ascensionnel progressif de la
cavité pelvienne, constitue un événement salutaire. Tous les
malaises : dyspepsie, anémie, faiblesse, céphalée, constipa-

tion, etc... cessent. Après l'accouchement, le mieux acquis continue et peut se consolider, si le lever n'a pas lieu trop tôt, si le ventre est bandé solidement, si une bonne hygiène générale et alimentaire est suivie. Si ces conditions ne sont pas, ou sont mal remplies, la rechute est, au contraire, immédiate, et la santé définitivement compromise.

Chez les « Forts », l'organisme, au lieu de se laisser abattre, ou de n'offrir qu'une courte période de résistance, qui se manifeste par le petit ventre arrondi, réagit d'une façon active ; c'est la *compensation vraie*, dont parle Sigaud. « Le tube digestif se dilate et s'hypertrophie, le ventre se développe, il est alors ferme, tendu, saillant..... d'abord légèrement bedonnant, il augmente progressivement de volume, et prend l'aspect d'une outre distendue. » Si le malade se soigne, s'il cesse de cultiver la bonne chère, qui est une de ses raisons de vivre, s'il ne table pas, outre mesure, sur son aspect florissant, il conserve sa belle prestance, et n'éprouve que des malaises intermittents, qu'on met sur le compte de l'arthritisme. Mais, cette éventualité est rare. Un beau jour, sous l'influence de conditions diverses, « la tonicité digestive faiblit, la tension abdominale diminue, ses caractères physiologiques s'effacent les uns après les autres ; le ventre s'affaisse, tombe ; le gros ventre, menaçant et vainqueur, s'est transformé en une grosse besace, qui pend lamentablement sur le pubis » [1], après avoir commencé par présenter, en position couchée, un simple affaissement de la région épigastrique.

Ces malades, pendant leur phase de force apparente, font de la *congestion du foie*, comme ils font de la pléthore abdominale ; la teinte subictérique des muqueuses, et *les dépôts ocre de la conjonctive* prouvent l'état morbide. Le foie reste gros, tant que dure l'hypertrophie du tube digestif ; quand la résistance de l'organisme est vaincue, il diminue de volume comme l'abdomen ; c'est la décongestion par cessation de l'hyperémie du ventre.

1. Vincent, *Traité de l'exploration manuelle des organes digestifs* (1898), p. 36.

Chez les jeunes filles à gros ventre de compensation, la grossesse, à l'inverse des précédentes, constitue souvent une des conditions, qui provoquent la déchéance abdominale. La brusque déplétion du ventre détermine un affaissement définitif de l'organisme, et la femme devient une « éternelle blessée ».

IV. — Reste une dernière classe, qui représente l'*entéroptose type* de GLÉNARD. Les malades qui la composent sont atteintes d'une *diathèse*. Ce sont des femmes, qui présentent toutes, ou presque toutes, l'*habitus atonicus* de STILLER : gracilité du squelette, minceur et longueur du cou, allongement et étroitesse de la cage thoracique, diminution du diamètre sterno-vertébral, augmentation de la distance xipho-ombilicale, obliquité exagérée des côtes. Ce sont des maigres ou des faibles. Bébés et enfants, elles ont été difficiles à élever ; la puberté s'est établie tardivement ou difficilement ; la constipation, la migraine, la fragilité gastrique se sont installées chez elles dès l'adolescence, quelquefois même plus tôt ; jamais, elles n'ont eu cette fermeté et cette densité de chair, qui est l'apanage normal de l'enfance et de la jeunesse ; toujours, elles ont manqué de ton.

Une fois soumises, du fait de l'âge adulte, aux fatigues physiques et morales et aux divers chocs de l'existence, la virtualité et la latence de l'état ptosique se matérialisent et s'expriment. Si on trouve, dans certains cas, une dyspepsie sérieuse, une période de surmenage, un accouchement, etc..., à l'origine de cette période ouvertement pathologique, dans beaucoup d'autres cas la marche en est, sans motif connu, *progressive et générale*. Bien des jeunes filles, d'âge mûr, sont atteintes d'entéroptose complète, qui n'ont jamais connu le travail corporel exagéré, ni les souffrances de la maternité.

Le ratatinement, l'affaissement du canal gastro-intestinal se fait sentir sur le foie d'une manière parallèle ; chez les entéroptosiques, et même chez les femmes qui n'ont qu'une hypotension moyenne du ventre avec ptose du rein au second ou troisième degré, les deux lobes antérieurs, ou l'un d'eux plus particulièrement, sont amincis et pendent en *languette* Cette déformation, comme la décongestion hépatique des « Forts », traduit l'épuisement du tube digestif, et par conséquent, de la santé générale.

Toutes ces malades sont, à un haut degré, atteintes de troubles digestifs. Chez certaines d'entre elles, on peut voir dans une asthénie originelle de l'estomac et de l'intestin, ou dans une perturbation fonctionnelle du foie, le point de départ de l'hypotension abdominale et de la polyptose ; chez les autres, les anomalies du tube gastro-intestinal, tant fonctionnelles que statiques, semblent être la conséquence d'une hypovitalité originelle des tissus et du système nerveux.

TRAITEMENT. — Dans la *ptose isolée et accidentelle*, le seul traitement consiste dans le port d'une ceinture, capable de remonter l'organe tombé. Une fois cette condition remplie, les divers malaises, ou syndromes réflexes ou mécaniques, engendrés par la ptose, disparaissent de façon rapide.

Cette sangle se composera d'une bande de tissu élastique de 14 centimètres environ de hauteur, munie de boucles et de pattes par derrière pour les hommes et d'un lacet pour les femmes. On pourra y adapter un pelote pneumatique, ou un coussinet, simplement fait avec de la flanelle ou de l'ouate comprimée, mais épais de 3 centimètres. Quant aux pelotes en forme de demi-lune, dures, qu'on adapte aux sangles contre le rein mobile, elles sont complètement illusoires, à moins qu'il ne s'agisse d'un rein réellement flottant (quatrième degré de GLÉNARD), tombé dans la fosse iliaque, et devenu superficiel, ce qui n'est pas notre cas. Il n'y a qu'une compression *excessivement forte*, qui puisse arriver jusqu'au rein ; aucune pelote ne saurait avoir la prétention de la réaliser ; elle gêne le malade, et c'est tout. Un simple coussinet suffit, quand le ventre est concave ; quand il est normal ou bombé, il est inutile de rien ajouter à la sangle ; celle-ci agit sur l'estomac et le rein par l'intermédiaire de la masse intestinale.

Chez les malades très maigres, la sangle (qu'il est indispensable de toujours serrer *à fond*) blesse fréquemment la région des épines iliaques ; il est facile de parer à cet inconvénient, en appliquant, à ce niveau, une petite épaisseur d'ouate ou de flanelle.

Chez les malades de la seconde et de la troisième catégorie, la sangle pourra n'être que modérément serrée, n'ayant comme but que de suppléer la paroi abdominale. Ainsi appliquée, elle amènera un soulagement immédiat. Lorsque l'hypotension s'accompagne de ptose, on aura recours à la pelote ou au coussinet, et l'on augmentera le degré de serrage.

Mais ici, le traitement général tient une place importante. Outre la thérapeutique adaptée à l'affection primordiale (dyspepsie, en première ligne) on aura recours à la *gymnastique de chambre* et aux *exercices respiratoires*, pour tonifier la paroi abdominale et l'organisme tout entier.

On trouvera, décrits avec détails, dans les manuels que chacun connaît, les exercices à pratiquer[1]. J'en indiquerai seulement quelques-uns ici :

A. — Le sujet, étendu sur le dos, les bras croisés sur la poitrine, cherche à s'asseoir, sans s'aider d'aucun appui ; on répète le mouvement dix à vingt fois, selon le degré d'habileté acquis. Pour augmenter l'effort à faire, et rendre ce mouvement plus efficace, un aide peut appliquer une ou deux mains sur le ventre. Simple ou combinée, cette gymnastique, indépendamment de son action sur les muscles superficiels, exerce un véritable massage interne, et facilite la progression des matières, en cas de constipation.

B. — Dans le décubitus dorsal, exécuter des mouvements de flexion des jambes sur l'abdomen, les membres inférieurs arrivant à faire un angle droit avec le tronc.

C. — Dans le décubitus ventral, en prenant appui uniquement sur la pointe des pieds et sur les mains, le patient se soulève, c'est-à-dire s'éloigne, puis se rapproche alternativement et lentement du sol, faisant ainsi travailler ses muscles abdominaux.

---

1. R. GLÉNARD a publié une série de schémas clairs et pratiques, à remettre à chaque malade.

D. — Dans la position debout, le sujet, les mains aux hanches, se tient en équilibre sur un pied, et alternativement, fait des mouvements d'élévation des cuisses — des mouvements de flexion du tronc, à gauche et à droite, en avant et en arrière — des mouvements d'accroupissement et de redressement.

Ces divers exercices seront faits, de préférence le matin à jeun, pendant cinq minutes.

E. — S'adosser, aussi exactement que possible, à un mur, pendant cinq minutes, deux ou trois fois par jour.

Comme exercice respiratoire, on pourra conseiller celui de LEVEN. Pendant cinq minutes, plusieurs fois par jour, inspirer la bouche fermée, en rétractant fortement le creux épigastrique, et expirer, la bouche ouverte, en projetant le ventre en avant. Bien des malades s'apercevront qu'habituellement ils font le contraire, et qu'ils respirent à l'envers.

Chez les grands ptosiques, la sangle, quoiqu'étant des plus utile et toujours à recommander, passe après le traitement général. Il faut, avant tout, tonifier l'organisme — faire recouvrer quelque embonpoint au malade, pour favoriser le calage des viscères — supprimer la constipation et désintoxiquer les tissus.

GLÉNARD voyant, à la base de l'entéroptose, un trouble hépatique, conseille, une demi-heure avant le petit déjeuner, dans un demi-verre d'eau fraîche ou chaude, un paquet ainsi composé :

Sulfate de soude . . . . 4 gr.
— magnésie . . . . 3 gr.

On utilisera donc cette médication dans tous les cas où les antécédents ou l'examen objectif montreront une anomalie fonctionnelle du foie — ou la suivante, que je lui préfère :

Podophyllin . . . . 0,03 cg.
Evonymine . . . . 0,02 cg.

Pour une pilule, le soir, au début du repas.

qu'on alternera avec une cuillerée à café de la poudre suivante, le matin à jeun dans un verre d'eau chaude, le phosphate de soude jouant un rôle reconstituant à ne pas négliger :

Sulfate de soude.	30 gr.
Phosphate de soude . . . . }	āā 10 gr.
Bicarbonate de soude. . . . . }	

En outre, la solution ainsi obtenue excitera la contractilité gastrique, et augmentera l'appétit ou favorisera la digestion des divers repas de la journée.

Comme médication tonique proprement dite, on emploiera de préférence la voie hypodermique, qui laisse à la fois toute leur activité aux médicaments et le repos à l'estomac.

Au lieu de la médication arsenicale : *arrhénal* ou *cacodylate*, qui n'est bonne que chez les sujets à foie normal, on emploiera, de préférence, le *glycérophosphate de soude* (0,10 cg. par c. c.) soit seul, soit uni à la *strychnine* (un milligr.) — ou le sérum de LOCKE-RINGER, à raison de 5 c. c. par jour, pas davantage ; il est tout à fait inutile d'avoir recours aux doses de 50 et 100 grammes, qu'on voit généralement mises en jeu.

Chlorure de sodium pur	0,60 cg.
Bicarbonate de chaux	0,01 cg.
Chlorure de calcium.	0,01 cg.
Chlorure de potassium.	0,07 cg.
Eau distillée et stérilisée.	100 c.c.

F. s. a. en ampoules.

J'ai obtenu de bons résultats du *mésothorium*, dont les ampoules de 1 c. c. contiennent, comme dose minima, un dixième à un quart de microgramme — et de *l'hydrocarbonophosphate manganoso-magnésien* de DUBARD et VOISENET, à la dose de 0,40 cg. par ampoule de 2 c. c.

Quand le malade est rebelle aux piqûres, ou dans l'impossibilité de les faire, on prescrira des cachets du type suivant, au début des repas :

Glycéroph. de chaux	0,25 cg.
— magnésie	0,20 cg.
— manganèse	0,10 cg.
Quassine amorphe	cinq millig.

dans lesquels on pourra incorporer, en outre, tel ou tel produit, comme la poudre de *belladone*, pour lutter contre l'acidité gastrique — la *rhubarbe*, etc... On pourra également mettre à profit les propriétés oxydantes et stimulantes des sels de *vanadium* : un milligramme sous forme de gouttes — ou les propriétés reconstituantes du *phosphore*, qui s'adresse spécialement aux cellules nerveuses :

Acide phosphorique officinal	} ââ 5 gr.
Phosphate de soude	
Eau distillée.	300 gr.

Une cuillerée à soupe (soit 0,25 cg. de chaque médicament), au début de chacun des deux principaux repas, chez les hypochlorhydriques — au milieu ou à la fin, chez les hyperchlorhydriques.

Dubard et Voisenet recommandent tout particulièrement les sels divalents et leur *acide diéthylphosphorique*.

Dans l'inertie mentale et organique, accompagnant les états dyspeptiques, Lœper et Wagner conseillent :

Camphre	0,10 à 0,20 cg.
Phosphore.	1/2 à un milligr.
Huile stérilisée	1 c.c.

Pour une ampoule par jour pendant une douzaine de jours.

L'*hydrothérapie* constitue un moyen de premier ordre, pour lutter contre l'épuisement général et contre le nervosisme des déséquilibrés du ventre.

Les *douches froides* sont excitantes et toniques ; elles ne conviennent qu'aux malades, dont le système nerveux n'est pas trop excitable. Données *en pluie* verticale, elles ont leur maximum d'effet, mais ne sont pas à conseiller, car peu de malades peuvent les supporter. Données en jet plein, ou plutôt en *jet brisé*, à la température de 10 à 20°, et pendant dix à vingt secondes, elles sont mieux tolérées ; pourtant, on devra les éviter chez les sujets en état d'éréthisme nerveux. Après la douche, le malade sera essuyé et frictionné avec un linge grossier ou légèrement rugueux, de manière à augmenter la réaction, et on lui prescrira une marche d'un quart d'heure à une demi-heure.

Comme moyen de préparation, et pour faciliter l'accoutumance, on pourra commencer par les douches *écossaises*.

Les *douches chaudes*, générales ou locales, sont calmantes, beaucoup plus souvent indiquées, et toujours bien supportées ; mais, elles n'ont aucune action tonique, ni sur la paroi abdominale et son contenu, ni sur le système nerveux. Elles conviennent aux malades excitables et dans tous les états accompagnés de réactions vives : douleur, spasme, vomissements, etc. Elles seront données en jet plein, sous une pression moyenne, pendant une à deux minutes, à une température de 34° à 38°. Le sujet sera, non frictionné, mais essuyé légèrement avec un linge fin et chauffé ; au lieu d'exercice, on prescrira le repos au lit, pour favoriser, augmenter ou prolonger l'action calmante.

La *compresse échauffante* : serviette trempée dans l'eau froide, recouverte de taffetas, puis d'ouate, le tout maintenu par une ceinture de flanelle — constitue un excellent tonique local, pour l'estomac ou l'intestin.

Le *massage*, autre mode physiothérapique important, devra porter, non seulement sur la paroi abdominale, mais aussi et davantage sur l'intestin lui-même et l'estomac, c'est-à-dire vers la profondeur. Il consistera en tapotements, percussions, hachures, puis en foulement, pétrissage et vibrations profondes.

Les séances, de quinze à trente minutes de durée, auront lieu chaque jour vers 10 heures du matin ou 5 heures du soir, c'est-à-dire à un moment où l'estomac a besoin d'être aidé mécaniquement, pour évacuer son contenu.

De même, l'*électricité*, qui sera dirigée surtout contre l'atonie gastrique.

En ce qui concerne la sangle, le problème est souvent plus compliqué que chez les simples hypotendus et les ptosiques légers. Il n'est pas rare, en effet, de rencontrer des femmes, chez lesquelles, dans la position debout, il n'y a pas place, entre le pubis et le fond de l'estomac ou la pointe du V côlique, pour une ceinture même de 10 ou 8 centimètres de hauteur. Pour tourner la difficulté, il faut prendre une sangle de hauteur moyenne, c'est-à-dire de 12 à 14 centimètres, et adapter, à sa partie inférieure, un bourrelet épais, ou un coussinet pneumatique en croissant, haut de 6 centimètres. En serrant *modérément le haut, et fortement le bas,* et pendant que la malade est en opisthotonos, on arrive à loger le bourrelet ou le coussinet réellement sous l'estomac et le transverse ; celui-ci soutient les organes, alors que la sangle, dans son ensemble, double la paroi.

Chez les sujets, amaigris au point que le devant de la sangle touche à peine leur abdomen, en raison de la proéminence des épines iliaques, il est indispensable de placer, sur la moitié ou les deux tiers inférieurs de la hauteur de la sangle, un coussin rectangulaire, épais de 3 centimètres environ, fait de flanelle ou d'ouate comprimée : il remplit le vide, et permet la compression du ventre.

Il est banal de rappeler que, chez la femme, la sangle devra être munie de deux paires de jarretelles, pour l'empêcher de remonter. Chez les hommes, il est facile, au moyen d'une patte verticale et bilatérale, d'adapter un collier crural, qui maintient parfaitement la sangle. Quant aux sous-cuisses, c'est un système déplorable; ou bien, on les serre suffisamment pour maintenir la sangle au niveau convenu, et alors la région inter-crurale est blessée ; ou bien, on les laisse assez lâches pour pouvoir les tolérer sans souffrir, et alors la sangle remonte. On peut toutefois apporter un palliatif à ce gros inconvénient, en donnant aux sous-cuisses une direction partiellement latérale, c'est-à-dire en reportant vers le côté le bouton d'accrochage postérieur.

Les sangles non munies de pattes de serrage, c'est-à-dire composées d'un anneau de tissu, qu'on met à la façon d'un caleçon de bain, ont l'inconvénient de ne pas permettre de compenser ou la laxité, qu'elles acquièrent au bout d'un certain temps — ou une diminution de la circonférence abdomino-pelvienne du malade, toujours possible.

Telles sont les indications thérapeutiques, qui s'adressent aux déséquilibrés du ventre. Le praticien s'inspirera de la dominante de chaque cas, pour les modifier comme il convient : mais, il ne devra jamais, chez les vrais ptosiques, oublier l'importance de l'élément diathésique ou de la note morbide générale et ne voir que le côté mécanique.

CHAPITRE II

PTOSE DU DUODÉNUM

Alors que la ptose de tous les organes abdominaux peut être facilement découverte par la palpation, celle du duodénum n'est décelable qu'à l'examen radioscopique. De là, vient qu'elle n'est connue que depuis peu.

Elle est la conséquence de la gastroptose.

Partielle, elle consiste en un abaissement du bulbe (fig. 10) et elle simule la duodénite ou l'ulcus, dont il sera question plus loin. A l'écran, on constate des contractions plus fortes qu'à l'état normal, et l'on se rend compte que la douleur, éprouvée par les malades, ne correspond pas au duodénum ; elle est due au tiraillement, subi par le plexus solaire.

On constate également, devant l'écran, par la manœuvre de CHILAÏDITÏ, que la zone duodénale se déplace avec l'estomac, tandis que, dans la duodénite, il existe le plus souvent des adhérences, qui fixent l'organe. Il se produit, dans l'évacuation de la bouillie bismuthée, des arrêts, qui peuvent aller jusqu'à une minute et demie.

Il n'est pas rare de voir des ondes antipéristaltiques ; mais, pas plus que les contractions exagérées, elles n'ont la persistance de l'incision spasmodique tenace, signe d'ulcère.

Cliniquement, la douleur spontanée, qui existe dans la position debout, cesse dans le décubitus dorsal ; elle réapparaît dans le décubitus latéral droit.

Complète, la ptose duodénale simule la *sténose pyloro-duo-*

dénale, avec des douleurs tardives, des vomissements alimentaires, la présence de bile dans l'estomac à jeun, l'amaigrissement, et souvent l'état cachectique du patient, chez lequel on pourra croire à un néoplasme, s'il est âgé.

Le diagnostic ferme ne peut se faire que par la radioscopie.

Je renvoie donc au chapitre de l'examen radioscopique.

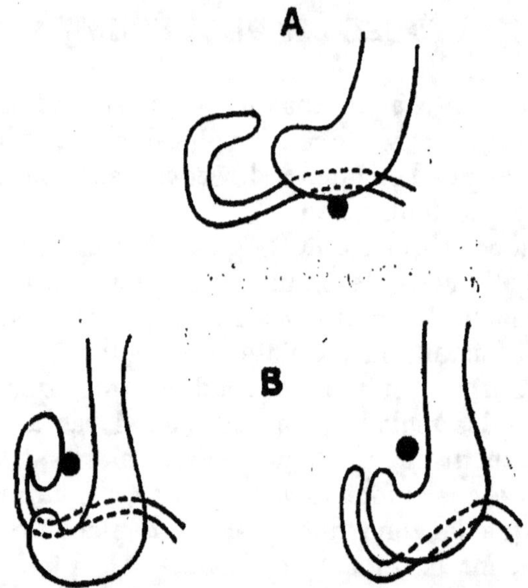

Fig. 10. — A. État normal. — B. Ptose gastro-duodénale.
·A gauche, incomplète ; à droite, complète (d'après COLANÉRI).

TRAITEMENT. — Outre le port d'une sangle, appliquée correctement, c'est-à-dire réellement au-dessous du fond de l'estomac, on conseillera le repos en position horizontale, les repas peu volumineux, le *décubitus ventral*, pendant une heure après chaque repas, la gymnastique de chambre, la manœuvre de CHILAÏDITI, loin des repas — et les exercices respiratoires, dont il vient d'être question.

CHAPITRE III

LA STASE INTESTINALE CHRONIQUE
(Maladie d'Arbuthnot Lane)

Fréquence et importance. — D'une part, la stase intestinale chronique est très fréquente ; d'autre part, elle est susceptible d'engendrer ou d'aggraver un certain nombre d'affections communes : tuberculose, cancer, ulcus gastrique ou duodénal, neurasthénie, anémie, etc.

Si cet état pathologique a été méconnu jusqu'à ces dernières années, c'est qu'à l'autopsie on ne trouve presque rien. Il fallait les constatations de la radioscopie, pour inciter quelques chirurgiens à explorer certains points, toujours les mêmes, de l'intestin, pendant les interventions portant sur les viscères abdominaux, en particulier l'estomac. C'est, de même, l'examen devant l'écran, qui a permis de découvrir les relations fonctionnelles, existant entre l'estomac-duodénum et la fin de l'iléon.

Étiologie. Pathogénie. — Sous l'influence de causes mécaniques ou diathésiques, l'intestin et l'estomac tombent vers le bassin. Contre cette ptose, les ligaments péritonéaux s'efforcent de lutter ; il en résulte des épaississements fibreux, des brides, des bandes de soutien. A ces bandes fibreuses s'accroche un intestin, dont les parois sont flasques ; le segment digestif se coude au niveau de cette insertion, « comme un tube de caoutchouc se plie sur le clou, auquel il est suspendu » (Pauchet).

De ces coudures, la plus importante est la *coudure terminale de l'iléon*. Lane lui attribue nombre de modifications pathologiques du tube digestif : blocage du duodénum, par la pesée du paquet intestinal sur l'angle duodéno-jéjunal — troubles dyspeptiques consécutifs et possibilité d'ulcère —

chute du côlon transverse, qui prend la forme d'un **V**, dont le sommet arrive au pubis, ce qui donne l'aspect d'un **M** à l'ensemble du gros intestin — adhérences entre la fin du côlon descendant et l'angle sigmoïdo-rectal, d'où dilatation de l'anse sigmoïde, qui représente un anneau presque complet, etc...

En amont de la coudure, l'intestin se distend ; les liquides s'accumulent et fermentent ; les produits toxiques et les microbes sont résorbés par les vaisseaux et passent dans la circulation. C'est la stase et ses conséquences.

Outre les facteurs mécaniques et inflammatoires, certains auteurs ont fait intervenir la syphilis acquise ou congénitale (HADGÈS) — les troubles endocriniens (L. LÉVI) — les perturbations physiologiques : blocage de l'intestin.

SYMPTOMATOLOGIE. — Les conséquences de la stase se manifestent par trois groupes de symptômes : 1° *mécaniques*, dus aux troubles du péristaltisme ; ils consistent en douleurs abdominales, en phénomènes dyspeptiques, en pseudo-lithiase, en vomissements, en distension du duodénum et de l'estomac, par action directe (il va être question de l'occlusion duodénale) et en raison du réflexe iléo-gastrique : l'estomac ne se vide pas, tant que la fin de l'iléon est elle-même remplie — en distension *de l'iléon* terminal, qui provoque, au niveau de la fosse iliaque droite, et dans la partie haute du bassin, une sensation pénible ; le palper révèle de la résistance, de la douleur, et fait souvent reconnaître une masse cylindrique ; le diagnostic d'appendicite chronique est posé, — 2° *toxiques et trophiques*, dus à la résorption des toxines, élaborées par les fèces accumulées en amont de l'obstacle : hypotension artérielle chez la femme, hypertension chez l'homme ; cryesthésie ; amaigrissement ; insomnie ; neurasthénie, etc... — 3° *infectieux*, par le passage des microbes dans la circulation : gingivite, angiocholite, pancréatite, etc.

DIAGNOSTIC. — La stase intestinale chronique doit être soupçonnée chez tous les grands constipés à mauvais état général. Mais, où commence-t-elle ? Quel temps d'arrêt des matières faut-il pour qu'on ait le droit de dire : stase ? Il faut douze heures pour l'iléon, et vingt-quatre heures pour le cæcum (PAUCHET). Aussi, pour le diagnostic radioscopique complet, ne saurait-on se contenter d'une radiographie ; il est besoin de quatre ou cinq radioscopies, échelonnées sur douze à quarante heures. Encore, faut-il, au préalable, avoir atropiné le malade (R. GAULTIER), pour éliminer toute cause d'arrêt, provenant d'un spasme.

Cette série d'examens permettra à la fois d'affirmer la maladie et de rejeter le diagnostic d'appendicite ou d'ulcus pyloro-duodénal, qui semble souvent légitime.

TRAITEMENT. — Il sera tout d'abord médical. Il comprendra la *gymnastique abdominale*, destinée à fortifier les muscles du ventre et à augmenter le tonus de la paroi — la *respiration abdominale*, destinée à fortifier le diaphragme — le *massage de l'intestin* — une *hygiène absolument stricte :* vie au grand air, hygiène alimentaire rigoureusement suivie, et absorption de *paraffine liquide*, tous les jours, pour lutter contre la constipation, et faciliter le drainage intestinal.

MUTCH a préconisé la *vaccinothérapie* à l'aide de vaccins intestinaux ; cette médication théorique ne peut avoir qu'un résultat partiel.

Quand les coudures sont constituées ou irréductibles, le traitement médical échoue. Il faut avoir recours au chirurgien, qui a le choix entre diverses interventions, selon les cas, depuis la simple section des brides et la cæcoplicature jusqu'à la côlectomie, en passant par l'iléo-sigmoïdostomie. Le but de toutes des opérations est de créer un *court-circuit* intestinal.

L'iléo-sigmoïdostomie est une opération peu grave. La côlectomie en deux temps (création primitive d'un court-circuit (iléo-sigmoïdostomie), avec implantation de l'iléon dans l'anse sigmoïde et, quelques mois plus tard, résection du gros intestin) est également bénigne ; de même, l'hémicolectomie droite. Quant à la colectomie totale, c'est une opération grave, si elle est faite d'emblée chez un sujet fatigué, puisqu'elle a donné à PAUCHET [1] 17 °/₀ de morts.

---

1. *Sur la stase intestinale chronique* (Lyon chirurgical, mars-avril 1919).

CHAPITRE IV

L'OCCLUSION INTESTINALE AIGUE

ETIOLOGIE. — C'est l'arrêt du cours des matières par un agent *extérieur*, ou par une modification de forme ou de position de l'intestin : volvulus, invagination, iléus paralytique ou spasmodique, coudures, ptose, etc...

L'occlusion intestinale se rencontre à tous les âges, mais plus particulièrement dans l'enfance et dans la vieillesse.

ANATOMIE PATHOLOGIQUE. — *En amont* de l'obstacle, l'intestin se dilate ; l'augmentation de calibre entraîne généralement un amincissement des parois, qui favorise l'éclatement, par excès de tension, et la péritonite générale ou enkystée, celle-ci étant aussi assez souvent la conséquence d'une perforation par ulcération. L'épaississement se rencontre, quand il y a inflammation ou œdème, ou les deux à la fois.

En aval, l'intestin est rétréci, par suite de la suppression fonctionnelle.

SYMPTOMATOLOGIE. — Fondamentalement, elle se compose de quatre éléments : *douleurs violentes*, d'abord localisées, puis tendant à se généraliser — *nausées et vomissements*, ceux-ci étant, au début, alimentaires, puis biliaires, et devenant, au bout d'un temps variable, fécaloïdes — *absence complète de gaz et de selles*, sauf à la période tout à fait initiale, pendant laquelle le segment inférieur évacue son contenu — *météorisme*. L'exagération du péristaltisme fait apparaître les anses intestinales sous la peau ; la soif est vive, le pouls petit, rapide, irrégulier ; le faciès devient rapidement mauvais ; des sueurs froides se montrent, la prostration va en augmentant, et la mort arrive en quelques jours, quelquefois en trente-six heures.

Quand l'occlusion est *incomplète*, les symptômes sont moins marqués et l'évolution beaucoup moins rapide [1].

L'occlusion duodénale sera examinée au chapitre suivant.

Dans *l'occlusion jéjuno-iléale*, le météorisme est surtout médian, périombilical ; les vomissements sont précoces ; l'état général devient rapidement mauvais, et le faciès vite péritonéal ; l'oligurie est très marquée.

Dans *l'occlusion iléo-cæcale*, la suppression des gaz et des selles est plus précoce ; la tuméfaction est surtout visible au niveau de la fosse iliaque droite ; celle-ci est souvent douloureuse à la pression.

L'occlusion sigmoïdienne se caractérise par la tardivité et le peu d'abondance des vomissements (comme dans la précédente), par le météorisme en forme de fer à cheval, par la tuméfaction de la région gauche du ventre, par la dyspnée et les troubles circulatoires, dus au refoulement du diaphragme.

L'occlusion rectale est facilement localisable par le toucher.

Dans *l'occlusion de l'angle gauche du côlon* (par bride, *néoplasme* ou ptose du transverse), on constate un ample clapotage cæco-côlique — et du météorime avec péristalisme, localisé au-dessus d'une ligne oblique, passant par l'ombilic et réunissant l'extrémité antérieure de la neuvième côte gauche à l'épine iliaque antéro-supérieure droite (BOUVERET).

PATHOGÉNIE. — Pour expliquer le mécanisme des accidents observés au cours de l'occlusion intestinale, plusieurs théories ont été émises.

Les partisans de la *théorie réflexe* admettent que la constriction, ou la compression de l'intestin, provoque une excita-

---

1. Dans l'occlusion LENTE par *sténose incomplète*, MATHIEU a décrit un bruit de vaste *clapotage* au-dessous de l'ombilic, et dont il faisait un signe, presque pathognomonique. On constate, en même temps, de la *matité déclive ;* mais, celle-ci ne se produit pas instantanément ; quand le malade passe du décubitus dorsal au décubitus latéral, « il faut un certain temps pour que le liquide s'écoule dans les anses intestinales, et vienne s'accumuler à la partie la plus déclive de l'abdomen. » Dans l'ascite vraie, le déplacement est beaucoup plus rapide (*Archives des maladies de l'appareil digestif*, juin 1908).

tion des nerfs pneumogastrique et sympathique, suivie d'une paralysie. Cette paralysie détermine une congestion des viscères abdominaux, un abaissement de la tension sanguine, une anémie de la peau et des centres nerveux, un refroidissement des extrémités.

Cette théorie a contre elle la constatation suivante. Lorsqu'on pratique une ouverture au-dessus de l'obstacle, tous les accidents rétrocèdent, et cependant la striction de l'intestin n'est pas supprimée.

La *théorie de la déshydratation*, qui explique les accidents par la perte d'eau, résultant des vomissements et de l'accumulation des liquides au-dessus de l'obstacle, n'est que partiellement exacte. La preuve en est que ses auteurs incriminent, en même temps, une intoxication par le poison intestinal.

La théorie toxi-infectieuse admet une stercorémie par résorption des produits putrides et des toxines microbiennes, accumulés au-dessus de l'obstacle. Ces matières nocives se retrouvent dans l'urine ; le rein rejette, en quantité souvent considérable, des acides sulfo-conjugués (indoxyl, phényl, scatylsulfates), de l'acide acétylacétique, de l'acétone, de l'hydrogène sulfuré et des ptomaïnes.

Cette théorie est tellement simple, et semble tellement bien expliquer les accidents que, pendant longtemps, elle fut acceptée sans conteste.

Mais, ROGER et GARNIER ont fait observer avec raison que, d'une part, la constipation prolongée n'amène presque jamais d'accidents aigus, comparables à ceux de l'occlusion, et, d'autre part, que ces accidents devraient être d'autant plus sérieux que l'occlusion est plus bas située, car la surface d'absorption est plus étendue, et les putréfactions sont beaucoup plus intenses dans la région cæcale que dans l'intestin grêle. Or, c'est un fait bien connu que *les accidents sont d'autant plus graves, et la mort d'autant plus rapide, que l'obstacle siège plus haut*. De même, les recherches expérimentales de ROGER et GARNIER ont montré que « le liquide accumulé au-dessus d'un obstacle est généralement moins toxique que l'extrait des matières contenues dans un intestin normal... dans les cas d'occlusion, le contenu de l'intestin grêle est moins toxique que normalement [1]. » Bien plus, la toxicité diminue, à mesure que l'évolution se prolonge.

Devant de telles constatations, force est d'avoir recours à une autre explication. C'est ce qu'a fait ROGER, avec sa *théorie de l'auto-intoxication*.

Pour lui, la cause des accidents réside dans les *poisons élaborés par l'intestin lui-même*. A l'état normal, ces poisons, qui sont surtout abondants dans le *duodénum*, sont transformés ou détruits, à mesure qu'ils cheminent, peut-être sous l'action des microbes de l'intestin. Si un obstacle vient s'opposer au cours des matières, « le fonctionnement de la muqueuse intestinale est troublé, les poisons sécrétés s'accumulent au-dessus de la ligature, la stagnation des produits arrête le travail glandulaire : de là, l'intoxication de l'organisme [2]. » Si la mort survient rapidement, les poisons n'ont pas le temps d'être transformés. Si, au contraire, la survie est plus longue, les poisons sécrétés sont modifiés dans l'anse obstruée, comme ils le sont normalement durant leur parcours dans le tube intestinal ; le liquide prend une apparence fécaloïde, et la toxicité décroît. Ainsi, s'explique ce fait paradoxal que la toxicité diminue, à mesure que la survie augmente.

Si tous les poisons formés ne sont pas encore nettement définis, on peut cependant incriminer déjà l'action des *protéoses, formées dans le duodénum*.

Des travaux récents d'auteurs américains (1910-1915), les uns admettent la théorie du poison microbien ; d'autres acceptent, en la modifiant et la complétant sur certains points, la théorie nouvelle de l'auto-intoxication digestive. DRAPER-MAURY a publié, depuis 1910, en faveur de cette conception, une série d'articles extrêmement remarquables. BUNTING et JONES, WHIPPLE, STONE et BERNHEIM (1913) ont rapporté des

1. ROGER. *Alimentation et digestion* (1907), p. 434.
2. *Ibid*, p. 450.

expériences non moins importantes, qui montrent qu'une intoxication par les protéoses explique les accidents de l'occlusion intestinale.

DIAGNOSTIC. — L'occlusion intestinale peut être confondue avec : la HERNIE ÉTRANGLÉE, point que tranchera l'examen des régions inguinales et ombilicale — les COLIQUES HÉPATIQUE, NÉPHRÉTIQUE, SATURNINE ; dans cette dernière, l'abdomen est excavé ; les premières ont des caractères assez spéciaux — la PANCRÉATITE AIGUE ; ici la douleur est surtout épigastrique, le ballonnement minime, et les vomissements fécaloïdes manquent — l'APPENDICITE SURAIGUE ; la fièvre est élevée, la paroi se défend au moindre contact, la douleur est localisée dans la région cœcale — les EMPOISONNEMENTS AIGUS ; mais, la seule existence de la diarrhée et les commémoratifs immédiats mettront sur la voie — le CHOLÉRA SEC ; il n'y a pas de ballonnement, et la notion d'épidémicité est là — la PÉRITONITE AIGUE, par perforation ; ici, la distinction est difficile, puisqu'on y rencontre : douleurs, tension abdominale, météorisme, vomissements, constipation, hypothernie, collapsus algide ; mais, les vomissements sont moins souvent fécaloïdes ; les mouvements péristaltiques manquent ; la douleur est plus généralisée ; on peut trouver, au niveau des flancs, une matité due à un épanchement liquide, et quelquefois un léger œdème de la paroi (JALAGUIER) — l'OBLITÉRATION COMPLÈTE DES VAISSEAUX MÉSENTÉRIQUES, affection dont le diagnostic est presque impossible ; on ne pourra guère que la supposer, chez un vieil hépatique ou cardiaque, présentant le tableau de l'occlusion aiguë.

Au lieu de consacrer un court chapitre isolé aux causes de l'occlusion, ainsi que cela se fait habituellement, je préfère les envisager à propos du diagnostic de cet accident.

L'INVAGINATION AIGUE (pénétration d'un segment intestinal dans l'anse qui lui fait suite : télescopage de GAILLARD) se rencontre presque exclusivement *chez l'enfant, au-dessous de 10 ans.* Elle est favorisée par une mobilité anormale de l'intestin, et elle siège habituellement dans la région *iléo-cæcale.*

Elle peut atteindre une grande longueur, et arriver jusqu'à l'anus.

Outre les symptômes généraux, communs à toute occlusion, on note ici des évacuations sanglantes ou des hémorragies par l'anus — une asymétrie, due à la dépression de la fosse iliaque droite, sous l'influence de l'ascension du cæcum et du côlon — une variation dans la forme, l'emplacement et la consistance de la tumeur, qui se déplace selon le trajet du côlon — une dilatation de l'anus, qui permettra, par le toucher, d'atteindre la procidence.

Quand l'invagination porte franchement sur le grêle, on a le tableau de l'occlusion jéjuno-iléale.

L'ÉTRANGLEMENT INTERNE (par hernie intra-abdominale — par bride d'ancienne péritonite ou appendicite — par anomalie du diverticule de MECKEL [1] : enroulement autour de l'iléon, ou adhérences inflammatoires, créant des brides, qui étranglent l'intestin) réalise également le type de l'occlusion aiguë sur le grêle.

LE VOLVULUS, ou *étranglement rotatoire* de ROKITANSKY, consiste en une torsion d'une anse intestinale autour du mésentère ou du mésocôlon.

Il porte surtout sur l'*S iliaque*, et se rencontre de préférence chez l'adulte et le vieillard ; la constipation de vieille date favorise cet accident, par suite de la distension de l'intestin et du relâchement du mésocôlon.

Il est simple, c'est-à-dire constitué par une torsion unique — ou bien double ou triple. L'anse étranglée et dilatée perd son emplacement habituel, en raison de l'enroulement.

La douleur iliaque gauche, la distension visible de l'anse tordue, le ténesme, sont des signes peu nets de différenciation. On tiendra surtout compte de l'âge.

1. Vestige du canal omphalo-mésentérique, qui doit disparaître au troisième mois de la vie intra-utérine, mais qu'on rencontre après la naissance, une fois sur cinquante sujets. Inséré sur la dernière portion de l'iléon, sa longueur peut atteindre 15 à 20 centimètres.

L'ILÉUS PARALYTIQUE ou *passion iliaque vraie*, apparaît comme la conséquence de l'hystérie, quand il s'agit de malades jeunes — de l'atonie intestinale, quand il s'agit de vieillards — d'un réflexe : colique hépatique, étranglement épiploïque. Il peut encore avoir une origine infectieuse : péritonite — ou provenir d'un traumatisme accidentel ou opératoire (origine spinale : fracture du rachis ou plaie de la moelle.)

L'ILÉUS SPASMODIQUE n'en diffère en rien cliniquement, car souvent, il y a à la fois spasme et paralysie.

Ces deux variétés — ou cette forme dynamique hybride d'occlusion — ont une symptomatologie moins bruyante et moins rapide. Selon BOAS, jamais on n'observerait d'ondes péristaltiques.

L'OCCLUSION PAR CANCER n'a pas de manifestations propres. Il convient pourtant d'en faire mention à part, à cause de sa fréquence relative. En face d'une occlusion aiguë, se produisant chez un adulte (surtout après 50 ans) *qui a, dans ses antécédents récents, des troubles intestinaux*, on devra penser à un néoplasme.

TRAITEMENT. — Dans ce dernier cas, comme dans l'étranglement interne, dans le volvulus, etc... où l'on a la certitude qu'il existe un obstacle matériel et fixe, l'intervention chirurgicale sera pratiquée le plus tôt possible. Si c'est une bride, on la coupera — un volvulus, on le détordra — une invagination, on la réduira — un rétrécissement, on fera un court-circuit par anastomose, — une tumeur, on fera également une anastomose, mais avec perspective d'une opération secondaire (résection), un mois plus tard. (PAUCHET.)

Quand le diagnostic est douteux, soit en ce qui concerne l'occlusion vraie, soit en ce qui touche à ses variétés, on mettra le malade, pendant vingt-quatre heures au maximum, au traitement médical : glace sur le ventre, abstention de toute boisson, administration d'*opium*, sous forme de pilules d'extrait à 0,02 cg. : 0,06 à 0,12 cg. par jour — ou de piqûres de *morphine* : 0,005 mg. à 0,02 cg., ou de *pantopon* ou *pavéron* : 0,01 à 0,04 cg. contre les phénomènes douloureux.

On proscrira radicalement les purgatifs. Dans la plupart des cas, les *lavements électriques* sont insuffisants ; ils ne sauraient guère convenir qu'aux occlusions incomplètes, ou à la forme dynamique.

On luttera contre la déshydratation par des injections sous-cutanées de *sérum artificiel*, ou mieux de *sérum glucosé* à 47 °/₀₀.

Dartigues [1] a publié un cas de guérison par l'administration d'un lavement de 200 grammes d'huile, en position de Trendelenburg, gardée pendant une heure. Je connais le cas d'un de mes Maîtres, qui, transporté dans une maison de santé, pour y être laparotomisé, éprouva une amélioration immédiate pendant qu'on le montait, *la tête en bas*, à un étage supérieur ; cette modification continua si bien que l'intervention fut différée, et qu'elle n'eut jamais lieu ; la chose se passait il y a un an.

La position de Trendelenburg semble donc constituer un moyen important, peut-être même capital, de lutter contre certaines formes ou modalités d'occlusion, au moins dans la phase aiguë.

CHAPITRE V

L'OCCLUSION DUODÉNALE

L'occlusion duodénale *aiguë* est connue depuis peu. L'occlusion duodénale *chronique* a été signalée de façon nette par Glénard, il y a trente-cinq ans [2] ; elle nous est revenue récemment de l'étranger, comme une nouveauté [3].

1. *Du lavement d'huile en position déclive dans l'occlusion intestinale* (Société de Médecine de Paris, 8 décembre 1910).
2. *Application de la méthode naturelle à la détermination d'une espèce. De l'entéroptose* (*Lyon médical*, mars-avril 1885) — Ce travail initial a été reproduit intégralement dans : *Anatomie de l'entéroptose* du même auteur (1911), p. 12 et sq. (chez Alcan).
3. *Presse médicale* (28 janvier 1918).

I. — Occlusion chronique.

F. Glénard s'exprimait, en effet, ainsi, après avoir rappelé que l'orifice duodéno-jéjunal, angle le plus fixe du tube digestif, peut être fermé par la traction de l'anse duodénale, qui n'est pas soutenue, et par celle de la première moitié de l'anse iléo-côlique : « Mais, il y a plus, et la lumière de l'orifice duodéno-jéjunal peut être compromise encore d'une autre manière ; j'ignore pourquoi cette conséquence n'a encore frappé aucun anatomiste... Lorsque le grêle est vide de gaz et *prolabé*, le duodénum, pour chasser son contenu dans le jéjunum, devra soulever un poids minimum d'un demi-kilogramme [1]..... La mésentérique supérieure, née de l'aorte, et les *ligaments* qui l'accompagnent et qui *suspendent l'iléon, écrasent le duodénum.* »

La pathogénie est clairement formulée : quand il y a une chute de la masse intestinale, le duodénum est aplati contre le rachis.

Or, la ptose abdominale est fréquente, et, si l'occlusion duodénale n'est pas plus souvent diagnostiquée, c'est parce que l'on y pense rarement.

Elle a surtout donné lieu à des travaux anglais et américains. C'est ainsi que Byron Robinson, de Chicago, sur plusieurs centaines d'autopsies de ptosiques et de sujets à paroi abdominale relachée, a relevé quinze ou vingt cas de dilatation gastrique et duodénale nette, commençant à droite du sillon artério-mésentérique. Conner, Finney, Bloodgood, Bircher, qui lui a donné le nom d'*iléus duodéno-jéjunal chronique*, Jordan, ont étudié cet état morbide, et accepté la théorie pathogénique de la ptose initiale. Arbuthnot Lane, en Angleterre, puis Pauchet, en France, font jouer un rôle primordial à la stase iléale ; ce serait elle qui détermine la chute du grêle dans le pelvis.

---

1. Le grêle, vidé, pèse 500 grammes.

SYMPTÔMES. — Les malades présentent un état d'indigestion chronique avec nausées et vomissements, souvent bilieux. Ils accusent une douleur vague à droite, qui peut être confondue avec celle de la cholécystite ou de l'ulcus duodénal ; quelquefois, cette douleur est soulagée par l'ingestion d'aliments. Ils se plaignent de troubles, dus à l'intoxication fécale chronique : céphalée persistante et fatigue générale. La constipation est de règle ; les selles sont peu colorées.

A l'examen objectif, en position couchée, on constate de la flaccidité de la paroi abdominale et un abaissement des viscères, en particulier de l'estomac et du côlon transverse. Le tubage à jeun ramène toujours de la bile. Devant l'écran, on se rend compte de la dilatation du duodénum, et de sa lenteur d'évacuation ; dans un cas de JORDAN, l'examen montra que, malgré les contractions extrêmemant énergiques du duodénum, c'est seulement une heure après l'ingestion du bismuth qu'une petite quantité pénétra dans le grêle, et seulement au bout de vingt-six heures que l'estomac et le duodénum furent complètement vides.

L'examen du sang et des urines révèle fréquemment de l'*acidose*, due à l'inanition progressive.

DIAGNOSTIC. — L'occlusion duodénale devra être soupçonnée chez tous les ptosiques, qui présentent des vomissements fréquents, mais, le diagnostic ne peut se faire, de façon sûre, que par la radioscopie. Dans certains cas, où la dilatation du duodénum est prononcée, on pourra percevoir du clapotage, à droite et en haut de l'ombilic.

TRAITEMENT. — Dans les cas légers, une simple cure de repos horizontal et d'engraissement, et le port d'une sangle convenablement appliquée avant le lever, en opisthotonos, suffit à supprimer l'occlusion, en calant naturellement et artificiellement la masse intestinale.

Dans les cas plus marqués, VANDERHOOF met ses malades toutes les deux heures, durant un quart d'heure, en position genu-pectorale et, dans l'intervalle, les laisse dans le décubitus ventral. On peut associer à ce traitement des lavages d'estomac fréquents.

Mais, il est des cas graves, dans lesquels les malades sont dans un tel état d'inanition que l'acidose est menaçante ; il faut agir vite, et la question d'une intervention chirurgicale se pose. PAUCHET déconseille formellement la gastro-entérostomie, quoiqu'elle semble l'opération la mieux adaptée à l'occlusion duodénale. « Les malades souffriront, après gastro-entérostomie, autant et plus qu'avant ; il n'y a rien d'étonnant à cet insuccès, puisque les troubles sont la *conséquence de la stase iléale*. Le traitement doit s'adresser à l'obstruction de l'iléon terminal : ce sera l'*iléo-sigmoïdostomie*, avec ou sans côlectomie droite. L'abouchement de la fin de l'iléon dans le côlon transverse ou la sigmoïde assure le *drainage intestinal* et fait disparaître les accidents. »

II. — Occlusion aiguë.

L'occlusion aiguë du duodénum n'est guère connue en France que depuis 1908. Avant cette époque, les travaux étrangers, les thèses françaises de PHILIPPE (1898), et de PETIT (1900), étaient passés à peu près inaperçus. C'est le travail de LECÈNE [1] et la thèse de BEAURAIN [2], qui ont tiré définitivement de l'ombre la question, celle-ci appartenant cliniquement plus à la pathologie gastrique qu'à la pathologie intestinale, puisqu'on la désigne couramment sous la dénomination de DILATATION D'ESTOMAC AIGUË POST-OPÉRATOIRE.

ETIOLOGIE. — Elle apparaît, en général, après les opérations portant sur l'abdomen. Pourtant, on l'a signalée au cours de l'appendicite — après l'accouchement — pendant certaines

---

1. *L'occlusion aiguë duodénale post-opératoire* (*Journal de Chirurgie*, novembre 1908.)

2. *Considérations anatomo-cliniques sur l'occlusion aiguë du duodénum par l'artère mésentérique supérieure* (Paris, 1908.)

maladies infectieuses [1] — après un traumatisme abdominal — après un purgatif — après des écarts de régime et l'ingestion de boissons glacées — après l'application de glace, au niveau de l'espace de Traube (DURAND) — après l'évacuation d'une pleurésie purulente par thoracotomie (MONPROFIT et HAUTEFEUILLE).

SYMPTOMATOLOGIE. — Les manifestations en sont générales et locales, les premières dépassant fréquemment les secondes.

Le plus souvent, elles consistent en faciès grippé, microsphygmie, tachycardie, tendance au collapsus, température variable, pouvant atteindre 40°, ce qui explique que, pendant longtemps, les chirurgiens aient vu dans cet état une péritonite ou une septicémie.

Localement, on constate une distension de l'abdomen, surtout dans la région sus-ombilicale, et du clapotage. Mais, *cette distension peut faire défaut*, et le meilleur signe, le seul pathognomonique, consiste en vomissements ou régurgitations de liquide noirâtre, ou lie-de-vin.

Quand un opéré présente, vingt-quatre à quarante-huit heures [2] après l'intervention, des vomissements avec mauvais faciès, on doit penser à l'occlusion duodénale aiguë, et agir de suite. La guérison est alors la règle. Si on méconnaît la signification de ces symptômes, c'est la mort à brève échéance.

PATHOGÉNIE. — Au congrès de chirurgie de 1903, REYNIER reconnaissait la dilatation gastrique comme étant le fait primitif ; c'est à cette opinion que se sont rangés également LECÈNE, STIEDA, BORCHARDT : ils admettaient qu'il y a là un phénomène d'ordre paralytique, véritable PARÉSIE GASTRIQUE, absolument analogue à la parésie vésicale post-opératoire, que l'on voit apparaître à la suite des dilatations anales, et s'accompagnant d'hématurie.

En faveur de cette théorie, parle fortement un cas de *dila-*

---

1. On a observé la DILATATION AIGUË DU JÉJUNO-ILÉON dans la pneumococcie et la pneumonie, avec le tableau clinique de la perforation typhoïdique.

2. J'ai pourtant vu et publié un cas, évoluant par rechutes, espacées sur une durée de douze jours, et dont l'accident initial se manifesta seulement *le quatrième jour*, après une gastro-entérostomie pour ulcère pylorique.

tation paralytique commotionnelle, observé par Lœper et Wagner [1], huit jours après un accident : l'estomac, énormément dilaté, était absolument insensible à toute excitation ou pression ; le cinquième seulement du bismuth était évacué, au bout de cinq heures.

Mathieu [2], P.-L. Tissier [3] et Leven pensent qu'il s'agit purement et simplement de *sialo-aérophagie ;* d'une part, en effet, la chlorofomisation entraîne une excitation des sécrétions buccopharyngées ; d'autre part, le malade, souffrant de la soif, lutte contre la sécheresse de son pharynx par la déglutition répétée de salive.

Hartmann, Pauchet, Kellogg pensent que la dilatation aiguë postopératoire n'est qu'une phase grave de l'occlusion *chronique* du duodénum, qui existait antérieurement, Toutefois, Hartmann se rallie partiellement à la théorie paralytique, puisqu'il admet en même temps l'influence de l'anesthésique sur la musculature gastrique [4].

Je crois, que, selon l'état de l'organisme, telle ou telle des modalités précédentes joue un rôle prépondérant ; mais, d'une façon générale, il me semble difficile de ne pas accorder une part importante à la gastroplégie.

Traitement. — Une fois la dilatation constituée, on supprimera toute prise de liquide par la bouche et, **avant tout, on évacuera l'estomac,** au moyen du tube de Faucher ou d'une sonde gastrique. Puis, on mettra le malade, soit en position de Trendelenburg, afin de libérer la voie duodénale, soit en position genu-pectorale ; celle-ci a l'avantage de déplacer le liquide — de permettre à ce dernier, ainsi qu'à l'air, de sortir par le

---

1. Lœper. *Leçons de pathologie digestive* (4ᵉ série, 1919), p. 66.

2. *La distension aiguë de l'estomac avec occlusion duodénale ; le rôle de l'aérophagie dans sa pathogénie* (Archives des Maladies de l'Appareil digestif, 1911, p. 409).

3. *Nature et traitement de la dilatation aiguë de l'estomac et des autres formes d'aérophagie survenant après les interventions chirurgicales* (Société de Thérapeutique, 22 décembre 1909)

4. *Dilatation aiguë de l'estomac et occlusion duodénale* (Presse médicale, 8 septembre 1920.)

cardia — et de lever, en même temps, l'obstacle duodénal. Elle semble donc devoir être préférée.

En outre, on aura recours aux divers toniques généraux et cardiaques, sous forme de piqûres *d'huile camphrée, d'adrénaline, de strychnine* et de *sérum artificiel* ou *glucosé*, ce dernier administré par la voie rectale, au compte-gouttes (3 à 4 litres par jour).

Après l'évacuation de l'estomac, HARTMANN insiste sur l'utilité du *gavage* avec 200 grammes de lait, dans le but de réveiller le péristaltisme.

Quelques chirurgiens ont conseillé la *gastro-entérostomie ;* mais, c'est là une mauvaise pratique, dangereuse chez des malades déjà shockés, et qui est tout à fait illogique, puisque l'occlusion aiguë se montre chez des sujets venant de la subir, et dont la bouche a été reconnue, à l'autopsie, perméable.

JABOULAY a proposé la *gastrotomie ;* mais, sur 8 cas où a été pratiquée cette intervention, on a enregistré 8 morts, ce qui condamne la méthode.

Préventivement, on avertira l'opéré de l'inconvénient qu'il peut y avoir à déglutir fréquemment sa salive. WESTERMANN, KAPPIS et d'autres ont conseillé le drainage permanent de l'estomac, au moyen d'une sonde laissée à demeure. Ce procédé semble peu pratique.

CHAPITRE VI

L'OBSTRUCTION INTESTINALE

C'est la diminution marquée, ou la suppression complète, de la lumière du canal intestinal par un obstacle *intérieur*, d'où arrêt du transit, partiel ou total.

Cet obstacle est variable, quant à sa nature, son siège et ses effets.

Je laisserai de côté l'obstruction par *parasites*, et par *corps étrangers*, par *polypes* et par *calculs intestinaux*, éventualité rares, et je ne retiendrai que l'obstruction par *calculs biliaire* et par *bouchon fécal*.

I. — Obstruction par calculs biliaires.

Le passage de calculs dans l'intestin est assez fréquent.

Lorsqu'ils ne sont pas très volumineux, ils cheminent sans difficulté, et la seule symptomatologie se borne à la crise de colique hépatique. C'est pendant cette crise, et grâce à la dilatabilité du cystique et du cholédoque, qu'ils arrivent au duodénum ; ils passent inaperçus, si l'on ne tamise pas les selles.

Lorsqu'ils sont volumineux, des crises subintrantes font suite, pendant plusieurs jours, à la colique hépatique ; le siège de la douleur maxima varie ; le plus souvent, il est aux environs de l'ombilic. En même temps, on note des vomissements alimentaires et bilieux, et de la fièvre. Quelquefois, le patient a l'impression d'un obstacle, qui arrête le transit intestinal. C'était le cas chez une de mes malades, âgée de 42 ans, qui eut une période douloureuse, allant du 28 février au 10 mars, avec ictère, vomissements, constipation, et qui, le 19, rendit par le bas une « pierre » ; c'était un calcul biliaire, qui pesait 20 grammes et mesurait 4 cent. 2 de hauteur sur 2 cent. 8 de largeur et 2 cent. 5 d'épaisseur. Malgré ces dimensions, et malgré la fistule, qui avait dû se créer pour lui livrer passage, il n'y avait pas d'accidents graves [1].

C'est habituellement vers la fin de l'iléon que l'arrêt se produit. A la faveur d'un spasme, d'une bride ou d'une coudure, l'arrêt est quelquefois définitif ; aux douleurs, aux vomissements simples, à la constipation, s'ajoutent du tympanisme, du ballonnement, puis des vomissements fécaloïdes.

L'iléus biliaire est grave : 50 à 70 °/₀ de mortalité, le plus souvent par péritonite.

[1] LAVAN et PRON. Société anatomique (3 avril 1903).

Le diagnostic est difficile, quand l'ictère, ou le subictère font défaut. Les antécédents constituent la seule aide, mais souvent ils manquent, comme chez ma malade.

On essaiera d'abord le traitement médical, c'est-à-dire des *lavements d'huile* (500 gr.) Si, au bout d'un jour l'obstacle n'est pas levé, on ne différera pas plus longtemps l'intervention chirurgicale : extraction par *entérostomie — entérectomie*, s'il y a sphacèle — *anus contre-nature.*

II. — Obstruction stercorale.

Se produisant sans obstacle mécanique (THIBIERGE), l'obstruction stercorale, isolée et *primitive*, ne se rencontre guère que chez les sujets âgés, anciennement constipés ; ce n'est qu'exceptionnellement qu'on la rencontre chez les adolescents ou les enfants.

La quantité de matières, obstruant l'intestin, peut être énorme. MALVOZ a vu un bol fécal, pesant 3 kilogrammes. Généralement, le dépôt est localisé à l'ampoule rectale ; il peut envahir l'S iliaque et même le côlon ascendant.

L'évolution est lente. La coprostase s'installe ou bien franchement, c'est-à-dire que le malade reste dix, quinze, vingt jours sans avoir aucune selle — ou insidieusement, masquée par le rejet quotidien de billes dures ou par des débâcles de pseudo-diarrhée ; il arrive, en effet, que la tumeur fécale soit percée d'un canal étroit, par lequel passent des matières liquides ou pâteuses.

Dans l'un comme dans l'autre cas, on constate des signes de stercorémie, plus ou moins marqués : céphalée, asthénie, vertige, nausées, hypothermie, — et la palpation permet de découvrir facilement, soit un énorme boudin iliaque, soit des masses isolées, fixées entre le cæcum et le rectum. Les vomissements sont rares.

Quand l'amas de matières est près de l'anus, un *curettage*

digital, ou avec une curette utérine, lève rapidement l'obstacle : on complète le déblaiement par un grand lavage.

Quand l'obstruction siège sur l'S iliaque ou plus haut, le meilleur procédé est le *lavement électrique*.

Si elle persiste ; si l'état général faiblit ; si des accidents d'iléus aigu apparaissent, une intervention s'impose, d'autant plus qu'une complication inconnue a pu survenir.

CHAPITRE VII

PROLAPSUS DU RECTUM

ETIOLOGIE. — Affection assez fréquente chez les enfants sujets aux troubles digestifs, et chez les vieillards, cette affection est rare chez l'adulte, et, dans ce cas, on ne la rencontre guère que chez la femme. Chez l'enfant, elle est préparée par la laxité de la muqueuse ; chez la femme, par les grossesses ; chez tous, la vraie cause paraît résider dans les efforts ou la répétition de la défécation : constipation et diarrhée prolongée, surtout la dysenterie.

SYMPTOMATOLOGIE. — D'abord *partielle et passagère*, c'est-à-dire se montrant pendant un temps plus ou moins long après l'expulsion des fèces, sous la forme d'un bourrelet arrondi et rouge-vif, la hernie de la muqueuse devient peu à peu *permanente*.

Quand le prolapsus est *complet*, ce n'est plus seulement la muqueuse, mais toutes les tuniques du rectum, qui deviennent extérieures ; la tumeur n'est plus un bourrelet, mais un cylindre, qui se continue par sa base avec les téguments de la région anale.

COMPLICATIONS. — A mesure que l'affection est plus ancienne, la réductibilité devient plus difficile ; un moment arrive, où la hernie devient *irréductible* ; il en résulte une *incontinence* des matières.

Par suite du frottement répété et prolongé avec les vêtements, la muqueuse est atteinte d'*inflammation*, puis elle présente des *ulcérations*, favorisées par les petits fragments de fèces, qui ensemencent les infractuosités. Dans certains cas, il y a *étranglement*.

DIAGNOSTIC. — On ne peut guère confondre le prolapsus du rectum qu'avec les *hémorroïdes externes*, qui se distinguent par leur teinte violet-noirâtre, leur direction verticale et leur discontinuité — et avec le *polype du rectum*, généralement blanc-rosé et à surface unie.

TRAITEMENT. — Outre le traitement causal et l'emploi de toniques généraux, on veillera à diminuer les efforts et la durée de la défécation, quand il s'agit de procidence passagère ; au besoin, on prescrira la position horizontale pendant la selle, Après celle-ci, on pratiquera un *lavage soigneux à l'eau bouillie ou boriquée*. Pour redonner du ton à la muqueuse, on aura recours aux petits *lavements froids* biquotidiens, et l'on appliquera, matin et soir, la pommade suivante, les suppositoires étant mal tolérés, en général :

Extrait de ratanhia	2 gr.
Ergotine	1 gr.
Lanoline	30 gr.

Dans le même but, et pour stimuler la musculature, on appliquera de légères *pointes de feu* sur le périnée.

On réduira le prolapsus à l'aide d'un tampon d'ouate, enduit vaseline. En cas d'échec, on emploiera la pommade suivante :

Vaseline	30 gr.
Chl. de cocaïne	trente cg.
Solution de chl. d'adrénaline au millième . .	5 gr.

en exerçant des pressions latérales, pour expurger le sang du bourrelet.

Dans les cas rebelles, chez l'enfant, on aura recours au *cerclage de l'anus* (THIERSCH) sous anesthésie locale.

Chez la femme, quand le prolapsus est total, et se complique d'hystéroptose, PATEL fixe l'anse sigmoïde à la face postérieure des ligaments larges, et l'utérus à la paroi abdominale.

LES ULCÉRATIONS ET LES ULCÈRES DE L'INTESTIN LES PERFORATIONS ET LES FISTULES

CHAPITRE PREMIER

LES ULCÉRATIONS

A côté des ulcères francs de l'intestin, dont il va être question, il faut mentionner les lésions moins profondes, quoique plus nombreuses et plus étendues, et moins souvent perforantes, qui peuvent frapper la muqueuse, en toutes ses régions, et en affectant des formes variées.

Ces ulcérations se montrent à la suite des *intoxications* endo ou exogènes : hydrargyrisme, arsenicisme, acides, urémie, etc... — des *toxi-infections* : typhoïde, tuberculose, grippe, brûlures cutanées étendues, etc... — d'une *thrombose*, d'une *embolie*, d'une *compression interne* — d'un *cancer* — d'une *dégénérescence amyloïde*.

Certaines seront ou ont été signalées, au cours de ce travail.

La symptomatologie est fruste quelquefois, et l'on croit avoir affaire à une entérite banale. Dans la plupart des cas, l'intensité des douleurs et de la diarrhée, et les hémorragies attireront l'attention sur l'importance réelle de la maladie. L'élimination de fragments de muqueuse constitue un signe diagnostique certain.

Une complication fréquente est le rétrécissement, outre la perforation. CHALIER et DUNET[1] ont publié un cas de sigmoïdite ulcéreuse avec phlegmon iléo-pelvien et mort par ulcération de l'artère iliaque externe.

Le traitement sera causal et symptomatique. On donnera, à l'intérieur, de l'*opium*, du *benzonaphtol*, du *peroxyde de magnésie* contre la diarrhée douloureuse et les fermentations. Directement, lorsque les ulcérations sont situées bas, on fera des *pansements topiques*, et l'on prescrira des *lavements* cicatrisants, selon les indications, qui figurent au chapitre : DYSENTERIE.

CHAPITRE II

LES ULCÈRES

I. — Ulcère simple du jéjuno-iléon.

Il constitue une rareté.

En général, il est latent, jusqu'au jour où une perforation détermine une péritonite suraiguë. Quelquefois, il provoque des troubles intestinaux à allure banale : coliques et diarrhée : plus rarement, des vomissements, alimentaires ou bilieux.

II. — Ulcère peptique du jéjunum.

C'est seulement depuis une vingtaine d'années que l'ulcère peptique du jéjunum est connu.

Il s'observe *à la suite de la gastro-entérostomie*, pratiquée pour des affections non cancéreuses de l'estomac, et presque exclusivement chez des hommes.

L'hyperacidité gastrique joue un rôle prédisposant très important ; l'ulcus jéjunal n'apparaît, en effet, presque jamais chez les hypopeptiques et les peptiques normaux. La muqueuse,

---

1. *Archives des maladies de l'appareil digestif* (T. X, n° 5, octobre 1910.)

recevant, en un point toujours le même, du chyme irritant et digestif, s'enflamme rapidement, et, à la faveur de cette modification locale circulatoire et trophique, une perte de substance se crée, sous l'action répétée de l'acide chlorhydro-peptique.

Il faut faire aussi une place au traumatisme opératoire : pression par les clans et par les doigts, quand on emploie le bouton de MURPHY ou de JABOULAY — et surtout au fil à suture ; sur 11 ulcus jéjunaux, opérés par PAUCHET, il y en avait 7 ayant une origine anastomotique, et sur ces 7, il a trouvé 5 fois du fil de lin, ou de la soie, encore inclus dans la suture gastro-jéjunale [1]. Aussi, conseille-t-il de n'employer que du catgut pour les deux plans : interne et séro-séreux.

SYMPTOMATOLOGIE. — Elle est la même que celle de l'ulcus gastrique ou duodénal, sauf que *la douleur siège plutôt à gauche*.

Quand l'ulcus est *térébrant*, les douleurs sont continues.

COMPLICATIONS. — La *perforation* est relativement fréquente. TIEGEL a décrit la *forme perforante d'emblée, avec péritonite généralisée*. Elle est caractérisée par un manque complet de symptômes cliniques. Les malades paraissent se trouver très bien de l'opération qu'ils ont subie, mangeant et travaillant comme tout le monde ; puis, sans aucun prodrome, ils éprouvent des douleurs abdominales violentes, accompagnées de vomissements, et bientôt apparaissent les signes de la péritonite par perforation, — et la *forme avec péritonite localisée et plastron*. C'est la plus fréquente et la moins grave. Après un intervalle plus ou moins long de bien-être, surviennent des douleurs, qui se montrent une heure et demie à deux heures après le repas et qui siègent à l'épigastre, un peu *à gauche* de la ligne médiane, à peu près à la moitié supérieure du muscle droit. A ce niveau, la palpation permet de sentir une infiltration de la paroi abdominale, résultat de l'adhérence de l'ulcère avec cette paroi, puis de sa perforation.

1. *Journal de Médecine de Paris*, n° 78 (1920).

A ces deux formes, Gosset en ajoute une troisième : *perforation dans un viscère creux, habituellement le côlon transverse*. Au bout d'un temps plus ou moins long après la gastro-
entérostomie, le malade présente tous les symptômes d'un
ulcère ; puis, sans aucune cause ou à l'occasion d'une chute,
la communication s'établit avec le côlon transverse. Alors, se
montrent les symptômes caractéristiques de cette *fistule jé-
juno-côlique* : amaigrissement rapide, diarrhée lientérique sans
coliques.

Traitement. — Si l'ulcus secondaire post-opératoire est
soupçonné, on commencera par mettre le malade au régime
et au lit ; puis, on examinera son contenu gastrique. Si l'on
n'arrive pas à un résultat satisfaisant par le traitement médical, on ne devra pas hésiter, ni tarder, à proposer une nouvelle intervention, dont la nature sera adaptée à l'importance
des lésions et à la résistance de l'organisme.

Pour prévenir la formation de l'ulcus, il faut, après la gastro-
entérostomie initiale, surveiller, combattre et prévenir l'hyperacidité gastrique, prescrire un traitement médical anti-acide
et un régime sérieux, comme avant l'opération, et faire suivre
ce régime et ce traitement médical, aussi longtemps que le repas d'épreuve indiquera de l'hyperacidité.

III. — Ulcère du duodénum.

De par son allure clinique, l'ulcus duodénal est plutôt une
affection gastrique qu'intestinale. Aussi, serai-je bref sur sa
symptomatologie, et ne retiendrai-je, à son sujet, que certains
points de diagnostic et de traitement.

Fréquence. — Quelle est sa fréquence ? Les auteurs français ne sont pas d'accord avec les chirurgiens américains, qui
opèrent bien davantage que nous, et semblent offrir une base
objective plus ample d'appréciation.

Jusque vers 1900, l'ulcus duodénal apparaissait, en France,
comme une rareté ; on le connaissait surtout par ses complica-

tions. Depuis une dizaine d'années, il a conquis une large place en nosologie ; néanmoins, là où les Américains disent : ulcus duodénal, nous disons, depuis SOUPAULT, *ulcus juxta-pylorique*. Anatomiquement, cette lésion empiète sur le versant duodénal du sphincter et dépasse la *pyloric-vein*, et, en cela, les cliniciens d'Outre-Atlantique ont raison de dire que l'ulcus duodénal est deux fois plus fréquent que celui du pylore. Cliniquement, la symptomatologie est celle de l'ulcus pylorique, à tous les points de vue, et voilà pourquoi nous continuons à penser que l'ulcus pylorique tient la tête dans la statistique des lésions de cette région.

SYMPTOMATOLOGIE. — L'*ulcus pyloro-duodénal* ne se distingue en rien de l'ulcus prépylorique. Tantôt, il est latent comme lui [1] et ne se révèle vraiment qu'au moment d'une complication, le malade n'éprouvant habituellement que des symptômes banals d'hyperchlorhydrie sans vomissements, et ayant un gros appétit. Tantôt, il se manifeste par des brûlures ou de fortes douleurs, apparaissant plus ou moins tôt après les repas et calmées par une nouvelle prise d'aliments — et par des vomissements, à la fois alimentaires et acides.

L'examen objectif fait découvrir une zone douloureuse, soit à droite de l'épigastre, soit au niveau de la vésicule biliaire, soit au lobe gauche du foie, selon le degré de dilatation et de ptose gastrique, et selon l'étalement de l'organe dans le décubitus dorsal. A l'examen radioscopique, on trouve un spasme, de l'hyperkinésie, quelquefois une encoche, et un retard marqué dans l'évacuation.

L'*ulcus duodénal franc*, c'est-à-dire situé en totalité au-dessous de la « pyloric-vein » à une symptomatologie différente. La douleur spontanée est généralement *tardive ;* elle irradie *vers la droite*, vers la région sous-hépatique et vers la

---

1. Seulement au point de vue subjectif. Un examen *objectif* ferait, à jeun, découvrir du clapotage, et le tubage consécutif ramènerait un liquide, en général chlorhydrique. L'analyse après repas d'épreuve montrerait une hyperchlorhydrie, le plus souvent marquée.

base correspondante du thorax. La douleur provoquée est, elle aussi, plus franchement latérale. L'action calmante des aliments fait défaut. L'examen radioscopique montre un pylore fonctionnant librement, souvent même incontinent, et un estomac petit et hypertonique.

DIAGNOSTIC. — Mais, — j'ai déjà insisté sur ce point dans un autre ouvrage — les trois signes subjectifs cardinaux, que les auteurs se plaisent à donner comme caractérisant l'ulcus duodénal : la *hunger-pain* — la *tardivité des douleurs* — leur *latéralité*, se rencontrent *souvent* dans l'ulcus prépylorique.

C'est une banalité que de mentionner la faim douloureuse et les fringales, se montrant à 9 ou 10 heures du matin et de 3 à 5 heures du soir, après un petit déjeuner abondant et un déjeuner très suffisant, chez les ulcéreux gastriques, et même chez les simples ptosiques, sans lésion, ou chez les névrosés de l'estomac.

Les douleurs-brûlures, apparaissant à ces heures, voire à 6 heures de l'après-midi, se rencontrent, d'autre part, souvent dans l'ulcère franchement gastrique. Cette tardivité est due à la mauvaise évacuation de l'estomac par atonie, dilatation ou abaissement de l'organe.

Quant à la latéralité de la douleur provoquée ou spontanée, elle se rencontre également dans l'ulcère purement stomacal, quoique moins souvent que dans l'ulcère duodénal.

Si l'on tient compte que le chimisme est le même dans les deux cas : hyperchlorhydrie après repas d'épreuve — et à jeun, clapotage très fréquent, dû à de l'hypersécrétion continue, on voit que la distinction devient difficile. Chez une de mes malades, où l'ulcère duodénal fut découvert par la radioscopie, le liquide de jeûne avait une acidité totale de 3 gr. 64, dont 2 gr. 73 pour l'acide chlorhydrique libre, c'est-à-dire une composition telle qu'on la trouve dans l'ulcus gastrique hautement caractérisé.

On a dit que les *hématémèses* sont moins fréquentes, ou manquent, dans l'ulcus duodénal ; mais, elles font défaut dans plus des quatre cinquièmes des cas d'ulcus gastrique. L'hématémèse est une complication, et non un symptôme, de l'ulcère.

A mon avis, l'interrogatoire, la palpation, et le chimisme, sont impuissants à localiser la lésion au duodénum plutôt qu'au pylore.

Il faut avoir recours à l'examen radioscopique, qui, en montrant un début de sténose ou de dilatation du bulbe, ou simplement un spasme nettement sous-pylorique, montrera, dans un certain nombre de cas, que la lésion est bien sous-pylorique.

MEUNIER a proposé récemment le procédé diagnostique suivant. Après avoir vidé l'estomac par un tubage, pratiqué soit à jeun, soit après repas d'épreuve, on fait un lavage avec une solution ammoniacale très diluée (X gouttes pour 200 d'eau) cette solution a la propriété de dissoudre l'hématine de l'ulcération et de désagréger le mucus qui la recouvre. Si l'ulcère est gastrique, on a une réaction positive dans le liquide de lavage extrait. Si l'ulcération est située sur le versant duodénal du sphincter, ou au delà, la recherche est négative[1]. En laissant une partie de la solution dans l'estomac, et en opérant le lendemain sur les matières fécales, on a inversement une réaction positive.

Je laisse de côté le diagnostic de la crise douloureuse ; c'est une fois cette phase suraiguë passée qu'on doit penser à la rattacher à sa cause originelle : colique hépatique, colique néphrétique, etc...

COMPLICATIONS. — Elles sont les mêmes que celles de l'ulcus gastrique ; parmi elles, je range les HÉMATÉMÈSES et le MELÆNA.

La PERFORATION s'annonce presque toujours brusquement et revêt une allure dramatique : douleur subite et violente, en coup de poignard, siégeant d'abord dans la région sous-hépatique,

---

1. Ce moyen me paraissait sûr. Or, je l'ai trouvé complètement en défaut en décembre dernier : liquide gastrique primitif, ne donnant pas la réaction du sang ; liquide ammoniacal de lavage la donnant. Le malade fut, à l'opération, reconnu porteur d'un ulcère **duodénal**, siégeant à 1 cm. après le sphincter pylorique.

mais diffusant bientôt — nausées ou vomissements — abdomen dur, rétracté, hyperesthésié — faciès anxieux, extrémités froides — microsphygmie — dyspnée. Puis, le ventre se ballonne, au bout de dix à douze heures ; il y a, en conséquence, disparition de la matité du foie et de la rate. La température s'élève. C'est la PÉRITONITE GÉNÉRALISÉE, SURAIGUE. La mort survient dans le collapsus, au bout d'environ vingt-quatre heures, quelquefois après une période d'amélioration trompeuse.

Lorsque, par suite d'adhérences entre le duodénum et les organes voisins (côlon, vésicule), son contenu rencontre une barrière, la péritonite, au lieu d'être générale, est CIRCONSCRITE. Les symptômes sont les mêmes ; mais, au lieu d'aboutir à une terminaison rapide, ils persistent plusieurs jours, peuvent même aller en s'améliorant, au point de vue local et général ; puis, le malade s'anémie, tombe dans l'hecticité et meurt au bout de quelques semaines, si on n'intervient pas.

Une variété rare de péritonite localisée, étudiée pour la première fois, en 1879, par LEYDEN, puis par DEBOVE et RÉMOND, est l'ABCÈS SOUS-PHRÉNIQUE, qui siège le plus souvent à droite, et qui est constitué par un liquide fétide, composé de pus, de débris alimentaires en putréfaction et, en général, de gaz abondants et infects. (PYOPNEUMOTHORAX SOUS-PHRÉNIQUE.)

En se cicatrisant, l'ulcère amène, par induration et rétraction des tissus, de la STÉNOSE, favorisée, ou augmentée dans ses manifestations, par les coudures du duodénum. J'en ai observé un cas typique, il y a quelques années ; il s'agissait d'un malade, souffrant de l'*estomac* depuis 18 ans, et ingérant, depuis quatre ans et demi, 600 grammes de bicarbonate de soude et 300 grammes de craie par mois. Il avait des vomissements alimentaires hyperacides ; 3 gr. 10 pour A et 0,91 pour H dans l'échantillon qu'il m'apporta. A l'écran, on distinguait nettement, après le pylore, une poche transversale oblique gauche, irrégulière, correspondant à la deuxième partie du duodénum. Le malade refusa l'intervention, que je lui conseillais de façon pressante, et mourut un mois et demi plus tard.

TRAITEMENT. — Le *traitement de l'état chronique* de l'ulcus est d'ordre médical, et identique à celui de l'ulcus gastrique.

On mettra le malade, au régime suivant :

Au petit déjeuner 300 à 400 grammes de lait chaud ou de café au lait, avec pain grillé — ou bouillie aux farines d'orge, d'avoine, de froment, de maïs, ou potage au lait avec semoule, vermicelle, etc.

A midi, légumes secs en purée : pois, lentilles, haricots [1], pommes de terre, cuits à l'eau *modérement* salée, et assaisonnés avec très peu de beurre, au moment de servir — cervelle — jambon *fade* — poisson blanc bouilli [2], accompagné d'une sauce mousseline. Quand l'estomac est dilaté, les purées sont mal tolérées ; on les remplacera par des légumes verts : haricots, fèves, carottes jeunes, épinards (supportés de façon inégale, mais utiles par le fer qu'ils contiennent), artichauts cuits, salade cuite (laitue, chicorée), salsifis, aubergines, crosnes, courgettes, topinambours ; aucun de ces légumes ne devra être frit, mais cuits à l'eau légèrement salée, et assaisonnés à l'huile, ou au beurre frais, en petite quantité, au moment de servir, ou bien au lait, à la crème avec un jaune d'œuf, au jus de viande grillée extrait à la presse. On alternera les légumes verts, peu nourrissants, avec les nouilles, le macaroni, cuits de la même façon et additionnés timidement de fromage de Gruyère — et avec le riz au lait, au bouillon de légumes, ou cuit avec de la viande *maigre*.

On permettra les fromages peu fermentés (Gervais, Beaumont, Gruyère, Petit-suisse) et la crème fraîche, en quantité modérée. Comme dessert : les crèmes *peu sucrées*, sauf celle au chocolat ; les soufflés, les œufs à la neige ; les gâteaux de riz, de semoule, de tapioca ; l'omelette soufflée, les puddings ; les fruits cuits, et même quelques fruits crus, tels que les pêches, abricots et raisins *très mûrs*, les reines-claude et les mira-

---

1. Les légumes décortiqués, autour desquels on a fait une réclame imméritée, ont le défaut d'être moins riches en sels minéraux, moins agréables au goût, et surtout présentent le grave inconvénient d'être privés de *vitamines*, indispensables à la vitalité de l'organisme.

2. Le court bouillon sera préparé sans vin, ni vinaigre, et composé seulement d'eau, de sel en quantité modérée, de carottes et de persil (SEURE).

belles, les figues fraîches, de préférence aux sèches, riches en pepsine végétale et en ferments saccharificateurs, les fraises au sucre en minime quantité.

Le pain sera pris en petite quantité, et seulement la croûte, plus parce qu'elle s'émiette facilement, que parce que l'amidon y a suivi un commencement de transformation (dextrine, maltose). Il est préférable de le faire griller, ou de le remplacer par des biscottes ou des longuets, qui ont sur lui l'avantage d'être excessivement secs et de s'émietter très facilement — ou encore par des breakfasts ou des échaudés. Le pain de *soja* mérite une attention spéciale ; il renferme 30 % de principes azotés, est laxatif et se digère bien.

Comme boisson, un à deux verres de liquide par repas ; eau ordinaire, ou mieux infusion chaude. En tout cas, on conseillera une petite infusion chaude, après chacun des deux repas (feuilles d'oranger, tilleul, verveine, sauge).

Au repas du soir : un potage épais aux légumes, ou une bouillie aux farines diverses : arrow-root, avoine (la plus nutritive des céréales ; 100 grammes représentent 400 calories), froment, fécule, maïs, millet, orge, etc... — deux œufs à la coque — fromage et dessert.

Tous les autres aliments : viandes, fritures, sauces, poisson gras, légumes acides, coquillages, hors-d'œuvre, pâtisserie, miel, confitures(beaucoup trop riches en sucre), dattes, bananes, noix, amandes, ainsi que le vin, les eaux minérales gazeuses ou fortement alcalines, le thé, le maté seront interdits.

Ce régime, très large, mais bien supporté, sera celui des périodes à froid de l'ulcus.

Au point de vue médicamenteux, le traitement sera celui de l'hyperchlorhydrie, mais plus actif.

Teinture de belladone. . . . . : } āā 7 c. c.
   —   jusquiame . . . . :

ou :

Teinture de belladone. . . . . 10 c. c.
   —   coque du Levant . . . . . 5 c. c.
15 à 20 gouttes, dans un peu d'eau, au début des trois repas.

Cette dose est à peine moyenne ; c'est la quantité minima que j'emploie ; elle est toujours bien supportée, sauf en cas d'idiosyncrasie ou de variation dans la teneur en alcaloïdes de la belladone.

On peut, avec avantage, adjoindre à ces gouttes de l'*ergotine*, comme astringent et anexostomique :

Teinture de belladone. . . . . ⎱
   —   jusquiame . . . . ⎰ ââ 5 c. c.
   —   colombo . . . . ⎱
Ergotine fluide . . . . ⎰

25 gouttes, dans un peu d'eau, avant chacun des trois repas.

à mélanger avec une cuillerée à café de la poudre suivante.

Carbonate de bismuth. . . . . 30 gr.
Hydrate de magnésie . . . . ⎱ 15 gr.
Phosphate tricalcique . . . . ⎰

ou de *carbonate de bismuth* seul.

La belladone est donnée ici à titre d'antisécréteur. Pour arriver à diminuer sensiblement le taux de l'acidité chlorhydrique, il est nécessaire d'arriver à une haute dose, soit 60 à 100 gouttes par jour, graduellement, en augmentant de deux chaque fois, soit six par vingt-quatre heures. On diminuera alors les autres médicaments joints à la belladone, ou bien on emploiera la *solution d'intrait de belladone*, qui est dosée à un demi-milligramme d'atropine par gramme, soit environ 50 gouttes. Cette solution, ou la teinture, sont plus maniables que l'*atropine*. Le malade est averti de la saturation de son organisme par les symptômes bien connus du début de l'intoxication : bouche sèche, gorge serrée, vision troublée, etc. On le fait alors redescendre, de 6 gouttes par jour, à la dose du point de départ.

Une excellente médication, à conseiller, le matin au réveil, à titre de fixateur de l'acide (que l'estomac contient presque toujours à ce moment) consiste en un *blanc d'œuf*, délayé dans un demi-verre d'eau, sucrée ou non.

Pendant les phases de douleurs prolongées, même si elles ne sont que subaiguës, on se bornera à quatre potages par jour, préparés chacun avec un demi-litre de lait, qu'on laisse réduire à petit feu, de petites pâtes et un jaune d'œuf — et séparés par un intervalle de quatre heures. Chez les sujets particulièrement affaiblis, ou suspects de tuberculose, j'y joins du jus de viande, obtenu à la presse.

A la poudre, prise au début de chacun des trois repas, on ajoutera une cuillerée à café du sirop suivant :

Teinture de belladone . . . . } ÀÀ 5 gr.
    —   coca . . . . }
Sirop de codéine . . . . Q. S. p. 120 c. c.

On prescrira, pendant une semaine, un badigeonnage quotidien avec le soluté de CHASSEVANT :

Iode sublimé . . . . 2 gr.
Chloroforme . . . . 30 gr.

Pendant les crises, le repos au lit est indispensable. On fera, plusieurs fois par jour, des applications chaudes (humides de préférence) sur la région épigastrique et l'hypocondre droit. Le régime alimentaire devra se borner à du bouillon de légumes, des infusions, et un peu de lait coupé au quart avec de l'*eau de chaux*.

Contre l'élément douleur et la maladie fondamentale à la fois, on emploiera les paquets suivants :

Poudre de belladone . . . . 0,02 cg.
Pavéron ou pantopon . . . . un cg.
Carb. de bismuth . . . . 2 gr.
Carb. de magnésie . . . . 1 gr.
Pour un paquet ; deux à quatre par jour dans un peu d'eau, au moment des douleurs, ou au début de chaque petit repas.

Ou :

Poudre de belladone . . . . } ÀÀ 0,01 cg.
Codéine . . . . }
Carb. de chaux ppté léger . . . . . . 1 gr.
Bicarb. de soude . . . . } ÀÀ 0, gr. 50
Carb. de magnésie . . . . }

Contre l'élément nerveux, on prescrira le *bromure de sodium* : 1 gramme en solution, ou l'*intrait de valériane* :

0 gr. 10, par cuillerée à café de la solution, dans un peu d'eau, de préférence le soir, et on aura recours à l'hydrothérapie générale tiède-chaude.

Traitement chirurgical. — L'ulcus duodénal, franchement sous-pylorique, n'étant pas en contact direct avec le chyme acide, puisque la première partie de duodénum reçoit le suc pancréatique alcalin et la bile, qui neutralise également en partie l'excès d'H, il en résulte qu'il est plus curable que l'ulcus pylorique par les moyens médicaux.

Pourtant, dans un nombre assez important de cas, la répétition des petites hémorragies, la persistance des douleurs par suite d'adhérences, l'occlusion duodénale, les brides de péri-duodénite chronique, etc..., obligeront le patient à accepter une intervention, qui seule pourra mettre fin à la vie pénible, qui lui est faite. L'opération a, en outre, l'immense avantage d'empêcher la transformation en cancer. Elle consistera en une *gastro-entérostomie avec exclusion du pylore*, par section et suture séparée des deux tranches. Elle est bénigne, puisque la statistique de Pauchet indique une mortalité de 1 °/. [1].

Dans la *sténose duodénale* par cicatrisation d'ulcère, la *gastro-entérostomie simple* amène la guérison radicale et immédiate.

Dans la *perforation* et ses complications, l'intervention chirugicale donne des résultats proportionnels à sa précocité. Sur 16 malades de Lagoutte [2], 13, opérés avant la sixième heure, ont donné 12 guérisons ; 3 opérés tardivement, 3 morts. Ce chirugien a pratiqué 12 fois la fermeture simple de la brèche et 4 fois la gastro-entérostomie complémentaire.

A ce sujet, Lapointe pense que l'opération doit être, aussi souvent que possible, réduite au minimum et qu'il ne faut pratiquer la gastro-entérostomie que dans des cas exceptionnels, où la fermeture de la brèche est trop difficile et où l'on n'est pas sûr de ses sutures.

1. Communication écrite.
2. Société de Chirugie (13 octobre 1920).

IV. — Ulcère simple du gros intestin.

L'ulcère simple du côlon est une rareté.

Il siège, en général, sur l'S iliaque, le cæcum ou les angles, et il apparaît comme une complication de la coprostase, complication favorisée par la pullulation microbienne.

Le plus souvent, les symptômes se bornent à des douleurs et de la constipation, entrecoupée de débâcles. Quand la réaction péritonéale est importante, elle se traduit extérieurement par une tumeur inflammatoire.

Outre la perforation avec ses conséquences, il peut se produire de véritables hémorragies, et une sténose cicatricielle qui conduit à l'occlusion.

Sauf quand il est rectal et visible par l'endoscopie, l'ulcère simple du côlon est difficilement reconnaissable.

Le seul traitement à lui appliquer consiste dans une résection annulaire ou un enfouissement.

CHAPITRE III

LES PERFORATIONS INTESTINALES

I. — Perforations de dehors en dedans.

Elles ont une origine *traumatique*, et sont alors du domaine de la pathologie chirurgicale — ou *non traumatique*, et alors elles résultent d'une inflammation : péritonite, salpingite, abcès du foie, kyste hydatique, etc... avec adhérence de l'intestin à la paroi abdominale.

Lorsqu'il s'agit d'une collection purulente ou kystique, évacuée brusquement par l'anus, le diagnostic est facile ; en même temps, on constate l'affaissement ou la disparition de la masse abdominale sous-pariétale.

Quand l'orifice est étroit, et que l'intestin ne reçoit à la fois qu'une petite quantité de liquide, la perforation peut demeurer latente.

Tantôt, l'évacuation intra-intestinale constitue un mode spontané de guérison de l'affection causale, et le médecin se bornera à l'attente, Tantôt, la perforation est le point de départ de complications, qui demandent une intervention, aussi prompte que possible.

II. — Perforations de dedans en dehors.

Traumatiques, elles sont exceptionnelles : calculs, corps étrangers, parasites.

Non traumatiques, elles succèdent aux ulcérations ou aux étranglements de l'intestin. Il s'ensuit une péritonite, généralisée ou enkystée, qui exige une opération immédiate.

CHAPITRE IV

LES FISTULES INTESTINALES

I.— Les fistules gastro-jéjunales et gastro-côliques.

Conséquence d'une perforation, les fistules intestinales consistent en une *communication anormale permanente* avec l'extérieur ou avec un organe creux : vésicule biliaire, estomac, vessie, vagin, utérus.

Les plus fréquentes sont les fistules entre l'estomac et le grêle — et entre l'estomac et le côlon.

Il y a peu de chose à dire des premières, car elles passent, en général, inaperçues ; d'autre part, la fistulisation GASTRO-JÉJUNALE ne constitue-t-elle pas une excellente thérapeutique ? Quoique la digestion duodénale soit fortement troublée, puisque ce segment intestinal n'est plus traversé par les aliments, on ne constate que rarement des malaises, sauf tout à fait au début. MÉLAMET a montré que l'utilisation des graisses et

des albuminoïdes n'est pas modifiée par l'exclusion du duodénum ; il y aurait seulement, dans les premiers temps, une
diminution de sécrétine.

C'est l'examen radioscopique qui, dans la communication
gastro-jéjunale pathologique, permet de découvrir l'anomalie.

Il n'en est plus de même quand une longueur importante
d'intestin est physiologiquement supprimée, comme le fait se
produit dans les FISTULES-GASTRO-CÔLIQUES. On observe alors
une diarrhée abondante, tenace, lientérique — un amaigrissement rapide — des vomissements fécaloïdes. La douleur
est très variable.

Le diagnostic se complète par l'analyse des vomissements
et des fèces — l'introduction de lavements colorés, retrouvés
par le lavage d'estomac — le rejet rapide dans les fèces de
substances colorées, introduites par la bouche — la présence
d'HCl et de pepsine dans les fèces — l'insufflation gastrique
par le rectum.

Ces signes sont sujets à variations, selon le siège et les
dimensions de la fistule, l'état du pylore, etc. Aussi, l'examen
radiologique est-il indispensable pour préciser le diagnostic.
Il sera nécessaire de pratiquer trois examens : l'un après repas
opaque, l'autre après lavement bismuthé, le troisième après
insufflation rectale.

Sauf chez les individus trop affaiblis, pour lesquels on se
bornera à pallier la douleur et les fermentations gastro-intestinales par des moyens médicaux, il faudra toujours intervenir
chirurgicalement.

II. — Fistule ano-rectale.

Borgne interne, borgne externe (variété la plus fréquente),
complète ou *complexe, superficielle* ou *profonde*, la fistule anale
succède soit à un état local aigu : abcès chaud — ou chronique : abcès froid — plus souvent qu'à la syphilis, ou à une
lésion des voies génito-urinaires ou de l'ischion.

Le plus souvent, l'affection a une marche insidieuse, et c'est seulement la souillure de la chemise, due au suintement, qui attire l'attention du malade.

A moins que la syphilis ou la tuberculose générale n'apparaisse comme le facteur étiologique capital — et alors un traitement spécifique, joint aux soins de propreté locaux, aura chance de succès — l'incision au bistouri ou au thermo-cautère, suivie d'un curettage ou de l'excision sur la sonde cannelée, est le meilleur moyen à employer.

III. — Fissure anale.

Conséquence habituellement des hémorroïdes et de la constipation, cette minuscule lésion entraîne des crises douloureuses, extrêmement pénibles, provoquées ou augmentées par la défécation, et favorisées par le tempérament nerveux et la tendance du sujet au spasme.

Un simple examen local permet de faire facilement le diagnostic.

Les moyens médicaux, qu'on peut mettre en usage et qui sont ceux indiqués pour les hémorroïdes : pommades et suppositoires calmants, outre les laxatifs, sont presque toujours insuffisants. La *dilatation forcée du sphincter* est le seul moyen de venir à bout de cette pénible infirmité.

Les *courants de haute fréquence* donnent quelquefois des résultats, de même que les instillations intra-rectales biquotidiennes d'*alcool camphré*, additionné de *cocaïne*.

SECTION V

LES TUMEURS DE L'INTESTIN

CHAPITRE PREMIER

TUMEURS BÉNIGNES

Elles constituent une rareté, sauf les POLYPES DU RECTUM.

On rencontre ces ADÉNOMES surtout chez les enfants. Ils se manifestent par du ténesme, des évacuations sanguino-glaireuses et de petites hémorragies franches, au moment de la défécation. Lorsque le polype siège très bas, il peut faire saillie, et entraîner avec lui la muqueuse au dehors.

Le diagnostic est facile par la vue, la rectoscopie ou le toucher rectal.

Le traitement consiste en l'*excision* après ligature.

Quand les polypes siègent plus haut, on emploiera les pansements au *chlorure de magnésium*, ainsi que le recommande DEMAYNE[1], à l'instigation de CARNOT : petits lavements composés de 5 grammes de chlorure de magnésium et de 250 grammes d'excipient mucilagineux à la gélose.

Dans l'âge adulte, on rencontre, de temps en temps, des MYOMES ou des FIBRO-MYOMES, qui siègent également sur le rectum, ou, plus rarement, sur l'iléon.

Dans le premier cas, la symptomatologie et le traitement

---

1. Thèse de Paris (1919).

sont les mêmes que pour les adénomes ; les pertes de sang sont pourtant plus rares.

Dans le second cas, la tumeur passe inaperçue, si elle est peu volumineuse. Si elle est suffisamment développée, elle détermine des symptômes d'occlusion, intermittents ou durables, selon son déplacement quand elle est pédiculée, et selon son implantation au voisinage d'un angle intestinal.

L'intervention chirurgicale sera alors plus sérieuse.

Quant aux KYSTES GAZEUX, qui ont été étudiés récemment par TUFFIER et LETULLE[1], on en connaît environ 70 cas dans la littérature.

Ces kystes sont souvent extrêmement nombreux : des centaines ou des milliers ; leur volume varie d'une tête d'épingle à un noyau de cerise. Ils siègent dans l'intestin, l'épiploon ou le mésentère. Ils sont constitués par des vaisseaux lymphatiques, chroniquement enflammés, oblitérés et surdistendus par des gaz, surtout H, CO[2], Az et O, qui viennent du tube digestif.

L'évolution de la maladie est variable. Tantôt, il y a résorption spontanée des gaz et guérison clinique. Tantôt, l'abondance et le volume des *grappes de kystes* amènent des accidents d'*occlusion*, qui exigent une laparotomie. Dans un cas de TUFFIER, il fallut faire une gastro-entérostomie, pour lutter contre la sténose de la première portion du jéjunum. Une fois les conséquences de l'obstacle supprimées, les kystes disparaissent, sans doute par le seul fait d'avoir été exposés à l'air.

1. *Sur une maladie caractérisée par des kystes gazeux de l'abdomen* (Académie de Médecine, 1er juillet 1919).

CHAPITRE II

LES CANCERS DE L'INTESTIN

Selon son siège, le cancer de l'intestin a une symptomatologie très variée ; il n'y a aucun point commun entre les manifestations du cancer du duodénum et celles du cancer du rectum.

I. — Cancer du duodénum.

Le cancer du duodénum représente les trois quarts des cas de cancer de l'intestin grêle. Sa symptomatologie particulière doit le faire ranger à part.

Succédant assez souvent à l'ulcus duodénal, comme le cancer gastrique se greffe sur l'ulcère de l'estomac, le cancer du duodénum affecte une symptomatologie à allure tantôt stomacale, tantôt hépatique, selon son siège, c'est-à-dire selon que l'ampoule de VATER est atteinte, ou non.

Cancer sus-vatérien ou juxta-pylorique. — Au point de vue clinique, il se confond entièrement avec le cancer du pylore : douleurs épigastriques ou dans l'hypocondre droit, variables comme horaire et intensité — vomissements alimentaires — hématémèses — anorexie. A la palpation, on perçoit une résistance en plastron, entre l'hypocondre et le milieu de l'épigastre. La radioscopie montre un péristaltisme exagéré, la dilatation de l'estomac, et surtout l'occlusion du duodénum.

Le diagnostic avec la sténose ulcéreuse se basera sur l'âge du malade et les antécédents : surtout crises d'hyperchlorhydrie et faim exagérée douloureuse, calmée par l'ingestion de nourriture.

Le traitement, qui ne saurait être que chirurgical et palliatif, se bornera à une *gastro-entérostomie*, qui permettra une alimentation suffisante, et amènera une amélioration de l'état général, en même temps qu'elle fera cesser les voinissements et diminuer les douleurs.

Cancer vatérien. — La tumeur, siégeant sur l'ampoule de VATER, détermine une oblitération du cholédoque et un *ictère*, qui constitue le symptôme capital. Cet ictère est foncé et continu ; pourtant, il subit des intermittences, sur lesquelles ont insisté HANOT et RENDU.

Les selles sont naturellement décolorées, la vésicule biliaire est distendue, le foie souvent hypertrophié et sensible. L'examen microscopique des selles montre la présence d'abondantes fibres musculaires avec leur noyau et de nombreux grains d'amidon ; l'analyse chimique indique la non-transformation des graisses.

Une diarrhée persistante existe dans la moitié des cas. Le vrai melæna est rare ; mais, la recherche du sang dans les matières est constamment positive. Les troubles digestifs sont banals, avec du dégoût pour les graisses ; les douleurs sont modérées, en général.

L'amaigrissement est rapide, et la cachexie progressive. De temps en temps, on note des poussées fébriles, dues à de l'angio-cholécystite par infection.

DIAGNOSTIC. — La différenciation du cancer vatérien avec le CANCER DE LA TÊTE DU PANCRÉAS et celui des CANAUX PANCRÉATICO-BILIAIRES est presque impossible.

La LITHIASE DU CHOLÉDOQUE ne s'accompagne pas de cachexie, quoique souvent elle entraîne un amaigrissement notable, *ni de dilatation de la vésicule* ; l'ictère est plus intermittent, les accès fébriles plus nets et fréquents, les douleurs plus prononcées et en véritables crises.

Dans les ICTÈRES INFECTIEUX PROLONGÉS, la fièvre domine.

La constatation de melæna occulte constitue un signe positif de valeur capitale.

Cancer sous-vatérien. — La caractéristique fonctionnelle de cette forme, qui est *annulaire*, est d'établir une sténose au-dessous du point d'abouchement des canaux biliaire et pancréatique ; il s'ensuit une dilatation énorme du duodénum, puis de l'estomac.

Les vomissements contiennent régulièrement, outre des aliments, de la bile et du suc pancréatique, ce qui constitue un élément assez spécial. Il y a de la constipation et quelques manifestations douloureuses, de peu d'importance en général.

DIAGNOSTIC. — Dans la STÉNOSE DU JÉJUNO-ILÉON, il y a du ballonnement marqué. L'OCCLUSION DUODÉNALE PAR ENCLAVEMENT D'UN CALCUL sera soupçonnée, par les antécédents lithiasiques. Les CAUSES EXTRINSÈQUES DE STÉNOSE DUODÉNALE : *péritonite circonscrite, tumeur du mésentère, hydronéphrose, kyste rénal, kyste hydatique de la face inférieure du foie* entraînent à leur suite des symptômes urinaires ou autres, qu'on ne rencontre pas dans le cancer duodénal; d'autre part, la cachexie manque. Chez les malades chroniques, à mauvais état général de longue date, et ayant une mauvaise statique abdominale, on pensera à l'OCCLUSION PAR PTOSE.

TRAITEMENT. — Là aussi, le seul traitement à proposer est une *gastro-entérostomie* comme palliatif.

II. — Cancer de l'intestin grêle

Sur 1.460 cancers, MAYDL en a trouvé 94 du côlon et 6 du grêle ; NOTHNAGEL, sur 2.125, 242 et 11. Le cancer du grêle est donc très rare.

Sur 34 cas, LECÈNE a trouvé la tumeur localisée 3 fois à l'angle duodéno-jéjunal, 10 fois au jéjunum, 16 fois à l'iléon, 5 fois à la fin de ce segment.

Le **cancer de l'angle duodéno-jéjunal** se confond cliniquement avec le précédent.

CADE et DEVIC en ont publié un cas [1], où existait une faim douloureuse, comme dans l'ulcus.

---

1. *Archives des maladies de l'appareil digestif* (T. X, n° 7, février 1920).

Cancer du jéjuno-iléon. — Il s'agit presque toujours d'un *sarcome*, ce qui explique sa fréquence dans l'enfance et l'adolescence. Après une période de début, vague et d'allure dyspeptique, on observe des alternatives de diarrhée et de constipation avec fortes coliques ; la palpation permet de délimiter une tumeur dure et bosselée, le plus souvent mobile. La cachexie est rapide. Le melæna est rare, de même que l'occlusion vraie ; la fièvre est irrégulière.

L'évolution est rapide : quelques mois, en général.

L'*épithélioma* a une symptomatologie très différente. La tumeur est rarement sentie ; l'occlusion complète est fréquente. D'une façon constante, le malade éprouve des borborygmes, du ballonnement péri-ombilical et des coliques, manifestations de la sténose.

L'évolution ne dépasse guère une durée de huit à dix mois.

L'âge, et surtout la rapidité de la déchéance organique, permettront de préjuger de la nature cancéreuse de la sténose du grêle.

Le traitement consistera en une *résection*.

III. — Cancer du côlon iléo-pelvien.

Il appartient, en général, au type *squirrhe*.

SYMPTOMATOLOGIE. — Le début en est variable. L'attention du malade est attirée par une asthénie générale et un amaigrissement marqué — ou par des douleurs continues sourdes, entrecoupées de crises aiguës — ou par une constipation tenace, avec des matières ovillées ou *laminées*, contenant des glaires et du sang ; la diarrhée est rare ; en même temps, il y a des troubles gastriques banals : gêne postprandiale, anorexie, haleine fétide. D'autres fois, au cours d'une santé à peu près normale, éclatent des accidents d'occlusion — ou bien, le patient rend plusieurs selles volumineuses, d'aspect goudron, dans lesquelles il ne voit qu'une diarrhée simple.

Quel que soit le mode de début, l'état se complique ou s'aggrave progressivement ; l'état général baisse, les phénomènes gastro-intestinaux persistent, malgré le régime alimentaire et les médicaments ; le ventre se ballonne en fer à cheval à concavité inférieure ; les selles, outre du mucus et du sang, renferment du pus, et dégagent une odeur fétide.

A l'examen extérieur, à part le ballonnement, on distingue des mouvements péristaltiques et anti-péristaltiques, visibles à travers la peau, et une dilatation prononcée du cæcum, avec clapotage et gargouillement nets [1]. La palpation permet de sentir une induration allongée, mal délimitée, dans la fosse iliaque gauche, lorsque la tumeur atteint le côlon descendant. Quand le cancer siège sur l'anse sigmoïde, l'induration est sentie extérieurement, en un point variable de l'hypogastre ; le toucher rectal ou vaginal, isolé ou combiné, permettra souvent de découvrir une anomalie, qui, rapprochée de la nature des selles, orientera le diagnostic. Quand la tumeur est localisée à la limite inférieure du rectum, le toucher et la rectosigmoïdoscopie fourniront des données plus nettes.

Dans tous les cas, la radioscopie constitue la meilleure méthode de diagnostic.

DIAGNOSTIC. — C'est surtout avec l'ENTÉRO-CÔLITE que le cancer iléo-pelvien risque d'être confondu, étant donné qu'on rencontre presque toujours, dans cette affection, des selles glaireuses et sanguinolentes, un mauvais état général et une induration fréquente, par spasme ou épaississement des parois, du côlon iliaque. Je me rappelle avoir vu, en 1909, un jeune avocat de 28 ans, chez lequel dominaient des signes uniquement gastriques, avec constipation et selles simplement riches en mucus, et qui avait un cancer de l'S iliaque. On prêtera la plus grande attention à la palpation et, en cas de non-amélioration de l'état général, au bout de quelques semaines de traitement et de repos, on pratiquera un examen rectoscopique ou radioscopique.

---

1. Je rappelle que la typhlectasie ou la typhlatonie, accompagnée de clapotage et de gargouillis, est un phénomène archi-banal dans les affections bénignes du tube digestif. Ici, ces signes sont beaucoup plus marqués.

En face d'une occlusion ou de mélæna, on ne peut hésiter à pencher vers une maladie grave.

Chez la femme, l'ANNEXITE CHRONIQUE, les TUMEURS GÉNITALES, par les adhérences qu'elles provoquent ou l'englobement d'un organe voisin, pourront simuler le cancer de l'anse sigmoïde. Le palper, le toucher, l'évolution, les antécédents (métrite, salpingite, etc.) aideront à différencier ces états.

Le CANCER DE L'ANGLE DROIT DU CÔLON pourra être confondu avec une TUMEUR DU REIN ; mais, dans ce cas, les troubles de la miction et les modifications des urines mettront sur la voie, outre les renseignements fournis par la main lombaire, pendant la palpation — avec une CHOLÉCYSTITE CHRONIQUE, ayant envahi les organes voisins ; ici, les antécédents, l'ictère, la nature des selles (décoloration, absence de sang et de glaires ou de pus) seront des éléments d'appréciation.

Le CANCER DU CÔLON TRANSVERSE est facilement décelable, puisque la palpation de ce segment de l'intestin est possible chez les sujets sains, et qu'alors la tumeur est superficielle.

Du reste, qu'il s'agisse de n'importe quelle localisation, la radioscopie ne peut laisser passer inaperçue une grosse lésion de l'intestin, et c'est à elle qu'il faut en revenir dans tous les cas douteux, pour éclairer la situation.

Le CANCER DU CÆCUM se manifeste par une tumeur dure, volumineuse, donc facilement perceptible : elle est précédée de troubles intestinaux, consistant en diarrhée quelquefois sanglante, qui peut alterner avec de la constipation, et en douleurs à siège *variable*. L'évolution est lente, et l'occlusion rare.

Le cancer du cæcum peut être confondu avec la *tuberculose hypertrophique du cæcum* ; mais, ici, l'état général est beaucoup moins touché et les troubles fonctionnels moins marqués ; il y a un *plastron appendiculaire*, qu'on rattachera, au moyen des antécédents, à sa vraie cause. Chez les simples gastropathes ou hépatiques, qui présentent des réactions intestinales, on n'oubliera pas que le cæcum est souvent épaissi, induré momentanément et douloureux.

Les TUMEURS INFLAMMATOIRES (*pseudo-néoplasmes*) ont la même symptomatologie que les tumeurs cancéreuses. Toutefois, on note, dans les antécédents, des poussées aiguës, lointaines, pouvant remonter à dix ou quinze ans.

TRAITEMENT. — Quand le diagnostic est posé de façon précoce, et qu'il n'y a pas de solides adhérences, formant un bloc avec le grêle, avec l'utérus, la vessie, etc.. l'extirpation doit être pratiquée, malgré la mortalité élevée qu'elle entraîne.

Quand la *côlectomie* ne peut être tentée, on se bornera à pratiquer un *anus contre-nature*, qui mettra le patient à l'abri des accidents d'occlusion. Le malade, dont je viens de parler, survécut neuf malheureux mois, pendant lesquels ses douleurs ne purent être calmées que par la morphine.

IV. — Cancer du rectum [1].

C'est le plus fréquent des cancers de l'intestin.

Il frappe de préférence le sexe masculin, et se rencontre surtout vers l'âge de 55 ans. Il est favorisé par toutes les lésions inflammatoires et les déchéances organiques ou psychiques : constipation, syphilis, alcoolisme, pessimisne.

Le rectum s'étend de la 3e vertèbre sacrée à l'anus. Il comprend trois portions : *a*) inférieure ou anale ; *b*) moyenne ou ampulaire ; *c*) supérieure ou sus-ampullaire. Le cancer du rectum, suivant son siège et son étendue, sera donc : *ampullaire* (2/3 des cas) — *recto-sigmoïdal* ou *sus-ampullaire* (1/4 des cas) — *anal* — *total* (1°/₀ des cas).

Il peut se présenter sous la forme de : tumeur — d'ulcération — de rétrécissement.

Le processus cancéreux s'étend d'abord sous la muqueuse ; s'il siège à l'anus, il peut s'étendre à la peau, au sphincter et aux fosses ischio-rectales. Le cancer de l'ampoule et le cancer sus-ampullaire peuvent envahir les releveurs, le tissu cellulaire du bassin, le plexus sacré, le vagin, l'utérus, les annexes, la prostate, les vésicules séminales, la vessie et le périnée.

1. D'après PAUCHET (*Presse médicale*, 6 octobre 1920. *Journal de médecine de Paris*, 5 octobre 1920).

L'extension aux releveurs de l'anus et au tissu des fosses ischio-rectales peut être assez précoce et se produire même avec un cancer ampullaire et sus-ampullaire; d'où, nécessité de sacrifier systématiquement l'anus, si l'on vise la cure radicale.

La généralisation est rare ; elle se fait surtout vers le foie et le péritoine.

Symptômes et diagnostic. — Comme le cancer iliaque, le cancer rectal a souvent un début insidieux, qui fait penser à un trouble bénin et négliger un examen local complet.

De petits saignements, au moment ou en dehors de la défécation, font croire au médecin qu'il s'agit d'hémorroïdes, et le malade, rassuré par ce diagnostic optimiste, néglige ce suintement sanguin. Dans d'autres cas, les hémorragies peuvent être spontanées ou provoquées par un lavement.

Les douleurs sont, en général, tardives, alors que le cas est déjà avancé. Quelquefois, il y a du ténesme avec coliques sigmoïdiennes, qui font poser le diagnostic d'*entérite*. Ce diagnostic apparaît d'autant plus vraisemblable que les selles contiennent de la sérosité sanieuse, des glaires, des mucosités ; pourtant, un examen plus attentif y ferait reconnaître la présence de pus.

Des troubles divers de défécation peuvent être observés avec une fréquence très inégale : constipation, diarrhée, épreintes, incontinence, atonie sphinctérienne, fausse diarrhée initiale, déformation des matières fécales.

Le toucher rectal n'est pas pratiqué assez souvent. Tout médecin devrait le faire systématiquement chez tout malade, qui se plaint d'un *trouble quelconque* du côté de l'anus et du rectum et même de l'intestin. Un grand nombre de soi-disant hémorroïdes ou entérites seraient ainsi reconnus pour des cancers rectaux au début, à une période où on pourrait les opérer avec bon résultat. Le doigt fait constater d'abord la variété de cancer, qui se présente sous forme de rétrécissement, d'ulcération ou de tumeur ; il renseigne sur la mobilité et l'extension aux tissus voisins. Il fournit donc une indication précieuse, au point de vue de l'opérabilité.

En combinant le palper abdominal au toucher, on se rend encore mieux compte de la mobilité de la tumeur, de ses rapports et de son étendue. Le palper permet de constater la stase stercorale, sous forme d'un cylindre dur ou pâteux du côté du côlon iliaque, le spasme du côlon, la distension du gros intestin et surtout du cæcum. Il fait constater également la présence ou l'absence de métastases péritonéales (ascite) ou hépatiques (foie gros bosselé, subictère).

Lorsqu'un malade se plaint d'écoulements sanguins ou purulents, et que le doigt ne constate rien, il ne faut pas se hâter de conclure à l'absence de cancer. On fera une *rectoscopie*, qu'on poussera très haut ; c'est souvent à 15 ou 20 centimètres de l'anus qu'on découvrira la tumeur.

Traitement. —Il sera palliatif ou curatif.

Palliatif, il consistera en un *anus contre-nature*, quand il y a occlusion, ce qui indique des lésions trop anciennes pour qu'on puisse en faire l'exérèse. « Ce sera un anus abdominal *continent ;* il faut, en effet, que ce dernier ne constitue pas pour le malade une infirmité, même s'il est provisoire. Cette continence est souvent obtenue en faisant passer l'intestin, tordu à 180°, à travers une boutonnière musculaire du grand droit ou des obliques, qui formeront le néo-sphincter. » Il faut quelques mois pour éduquer les malades.

Quand l'anus artificiel est momentané, c'est-à-dire pratiqué en vue d'une exérèse ultérieure, on aura recours à la *radiumthérapie*, et on opérera huit à quinze jours après. Dans les cas inopérables, le radium ne donne pas ici les bons résultats, qu'il fournit dans le cancer utérin.

Radical, le traitement consistera en une *exérèse,* aussi complète que possible. Pour Pauchet, l'extirpation abdominopérinéale, avec création d'un anus illiaque continent et définitif, est l'opération de choix.

Si on a affaire à un sujet taré ou fatigué, ou si l'on craint des risques d'extension périrectale, on pratiquera l'extirpation périnéo-sacrée *très large* et en deux temps.

SECTION VI

LES MODIFICATIONS DE CALIBRE :
DILATATION ET RÉTRÉCISSEMENT

On ne saurait ranger l'un près de l'autre la dilatation ou l'occlusion intestinale et le mégacôlon, ni l'aplatissement du duodénum par ptose et le rétrécissement cancéreux, Aussi, ai-je cru devoir faire une section nosographique, comprenant le mégacôlon et les rétrécissements, envisagés en général.

CHAPITRE PREMIER

MÉGACOLON CONGÉNITAL

La dilatation congénitale *idiopathique* du côlon est une affection rare, bien connue seulement depuis les travaux de HIRSCHPRUNG, en 1886,

Elle apparaît, en général, quelques mois après la naissance, et elle ne s'observe guère que dans la première enfance, de préférence chez les garçons. Pourtant, on a signalé des cas dans l'âge mûr, et récemment CARNOT et FRIEDEL[1] en ont publié un cas avec dextrocardie chez un homme de 55 ans.

La dilatation porte sur tout le côlon ou sur l'anse sigmoïde seule : 37 fois sur 104, d'après PULS. Celle-ci peut remplir

---

1. *Archives des maladies de l'apareil digestif* (T. X, n° 10, septembre 1920).

l'abdomen entier, et refouler le diaphragme et le contenu de la cage thoracique. L'intestin ectasié renferme d'énormes masses stercorales et du sable ; chez un malade de TUFFIER, un coprolithe atteignait le poids de 1.500 grammes. BARD a publié deux cas de MÉGARECTUM idiopathique isolé [1].

Il n'y a pas seulement ectasie, mais *hypertrophie* des tuniques musculaires dans un certain nombre de cas.

PATHOGÉNIE. — HIRSCHUNG et DUVAL admettent que la dilatation et l'hypertrophie du côlon sont congénitales ; pour d'autres, il y a une prédisposition à l'hypertrophie, en raison de la dilatation congénitale ; MARFAN et NETTER pensent que l'anomalie primitive est la longueur exagérée du côlon, et que la dilatation et l'hypertrophie ne sont que secondaires ; certains ont incriminé un manque d'innervation, une absence d'éléments élastiques, un spasme, des coudures.

SYMPTOMATOLOGIE. — Les symptômes se montrent d'ordinaire peu après la naissance, et consistent en une constipation rebelle et un gonflement énorme du ventre ; l'enfant est maigre, ses membres grêles, ce qui constitue un contraste frappant. A la percussion, on trouve du tympanisme, sauf sur la zone correspondant à l'amas fécal, qui est mate ; cette matité est mobile et elle donne la sensation de flot ; les matières sont extrêmement fétides. Il n'y a jamais d'ascite ; mais, il peut exister de l'œdème de la paroi avec réseau veineux anormal. Les douleurs sont modérées, les vomissements rares.

A intervalles variables, éclatent des crises, consistant en douleurs vives, occasionnées par l'obstruction, obstruction qui détermine des mouvements péristaltiques excessifs, visibles sous la peau ; en même temps, augmentent la distension et le météorisme, dûs à la rétention des gaz : la compression ascendante, exercée par l'intestin sur le cœur et les poumons à travers le diaphragme, amène de la dyspnée et même de la cyanose.

1. *Semaine médicale*, novembre 1920. — *Archives des maladies de l'appareil digestif* (1916-1918), p. 233.

Généralement, les malades meurent dans les premiers mois de la vie ; mais, ils peuvent atteindre l'enfance proprement dite, et même l'adolescence. On constate alors un raccourcissement du thorax avec élargissement, tandis que la hauteur de l'abdomen augmente ; l'état général est cachectique, l'albuminurie fréquente.

DIAGNOSTIC. — Il n'a guère à se poser que devant un enfant émacié, à gros ventre et à constipation d'une ténacité exceptionnelle.

Le RACHITISME a ses stigmates spéciaux.

La PÉRITONITE TUBERCULEUSE s'accompagne de signes pulmonaires et de masses ganglionnaires profondes.

Avec la radioscopie, il est facile de bien poser le diagnostic : transparence anormale de l'abdomen, refoulement du diaphragme et des organes thoraciques, partie inférieure du ventre barrée d'une ligne sombre, à peu près horizontale, mobilisée par les divers mouvements du tronc. Dans l'aérocolie, la transparence est moins vaste et prononcée ; la cachexie et la constipation ultra-prolongée font défaut.

Le toucher rectal et la rectoscopie permettront de découvrir une TUMEUR ABDOMINO-PELVIENNE, si elle existe.

TRAITEMENT. — A part les *lavements électriques*, à essayer dans les phases d'occlusion, la thérapeutique médicale est ici un leurre.

La chirurgie revendique entièrement le traitement du mégacôlon. Outre la *côlostomie*, qui suppléera à l'insuffisance des lavements électriques dans l'occlusion complète, on pratiquera une *côlectomie*, quand l'ectasie est partielle. Quand la dilatation est générale, la *côlo* ou l'*iléo-symoïdostomie* est l'intervention à préférer.

CHAPITRE II

LA DILATATION GASTRO-COLIQUE DE TRASTOUR [1]

On ne saurait la passer sous silence, à propos de l'ectasie intestinale ; mais, il suffit de la mentionner et de dire qu'elle comprend la catégorie des « *Forts* » de SIGAUD, quand ils sont à la phase de compensation de l'hypotension abdominale.

Voici les caractéristiques, données par TRASTOUR : fréquence plus grande chez les hommes — grand appétit et abus des liquides — embonpoint — corps renversé en arrière — apparence de pléthore — ventre rond, dur, tombant sur les cuisses — troubles dyspeptique variés — multiplicité des garde-robes (*fausse diarrhée*) — matité de la région hypogastrique gauche — tympanisme cæcal et sous-chondral gauche — soulagement consécutif au port d'une sangle.

Le traitement est celui de l'entéroptose. Le côlon iliaque étant encombré de façon chronique, TRASTOUR conseille contre la constipation des lavements de glycérine, ou d'un mélange d'eau et de vin blanc.

CHAPITRE III

RÉTRÉCISSEMENTS DE L'INTESTIN

On désigne, sous ce nom, la diminution de calibre d'une portion de l'intestin, sous l'influence d'une lésion *pariétale*. Il ne s'agit donc ni de compression, ni d'obstruction.

I. — Sténose du côlon.

ETIOLOGIE. — Les rétrécissements *congénitaux* sont rares. Les rétrécissements *cicatriciels*, consécutifs à des ulcérations

1. *Les déséquilibrés du ventre : entéroptosiques et dilatés* (1889) chez Coccoz.

diverses : dysenterie, tuberculose, syphilis, traumatisme accidentel ou opératoire, blennorragie — ou *inflammatoires* — sont beaucoup plus fréquents, de même que les sténoses par *cancer*.

Les rétrécissements sont complets ou incomplets, uniques ou multiples. Leur siège de prédilection est le côlon, et, selon que la région atteinte avoisine l'iléon ou l'anus, la symptomatologie varie, ainsi qu'il a été dit précédemment.

Symptomatologie. — Cette symptomatologie est, en effet, celle de l'occlusion, mais atténuée, car la lumière du canal intestinal n'est jamais complètement obstruée. Cette occlusion chronique incomplète est entre-coupée de phases d'occlusion vraie aiguë, sous l'influence d'un spasme surajouté, d'un réchauffement de l'inflammation, d'une ptose ou d'une coudure momentanément plus accentuée.

Le diagnostic est le plus souvent difficile, sauf quand le rétrécissement porte sur le rectum ou sur l'anse sigmoïde ; alors, le toucher et la recto-sigmoïdoscopie reconnaîtront de façon ferme la lésion et sa variété.

Les anamnestiques permettront d'en soupçonner la nature : ancienne syphilis, dysenterie, fièvre typhoïde, entérite tuberculeuse, opération.

Pratiquement, cette différenciation importe peu.

Traitement. — Une fois le diagnostic de rétrécissement posé, on décidera une *intervention chirurgicale*.

Dans les cas où l'élément spasmodique semble jouer un rôle important, on aura momentanément recours aux moyens médicaux, c'est-à-dire aux *bains chauds* et aux médicaments nervins, en particulier la *belladone*.

Bensaude et Ronneaux [1] recommandent l'*électrolyse circulaire*, méthode de douceur, agissant sans effraction, et bien supérieure à l'électrolyse linéaire, et à la *dilatation avec bougies*, dans les rétrécissements fibreux.

1. *La Clinique* (janvier 1909).

II. — Sténose de l'intestin grêle.

Les rétrécissements du grêle sont de trois sortes : *congénitaux*, *néoplasiques* ou *tuberculeux* (Tuffier et Martin)[1].

Les RÉTRÉCISSEMENTS CONGÉNITAUX sont rares. Ils sont dus à l'existence anormale de *valvules*, simples ou multiples, qui peuvent s'étager — ou bien ils consistent en une *atrésie segmentaire*, l'intestin étant réduit à un cordon fibreux sur une longueur variable ; Ritter a étudié l'ATRÉSIE DUODÉNALE CONGÉNITALE[2]. Dans certains cas, il y a *solution de continuité* entre deux portions de l'intestin.

Les *symptômes* sont les suivants : dès le premier ou le second jour après la naissance, surviennent des vomissements, colorés ou non par de la bile, suivant que l'atrésie siège au-dessous ou au-dessus de l'ampoule de Vater. L'enfant ne rend pas de méconium par l'anus, mais seulement un mucus incolore et parfois teinté de sang. On n'observe pas de selles de lait, comme dans la sténose. De violentes contractions péristaltiques peuvent apparaître, au niveau de la partie supérieure de l'abdomen.

Le *diagnostic* est facile, une fois qu'on a éliminé l'atrésie anale ou rectale.

Les enfants meurent, en général, du deuxième au cinquième jour ; mais, ils peuvent survivre jusqu'au dix-huitième jour et davantage.

La *duodéno-entérostomie* est le seul moyen à tenter ; cette opération a sauvé quelques bébés ; néanmoins, on ne saurait compter sur elle.

Le CANCER a été envisagé brièvement ailleurs.

Les STÉNOSES TUBERCULEUSES sont consécutives à une *ulcération cicatrisée* — à une *tuberculose hypertrophique*, qui n'est

1. *Rétrécissements et oblitérations de l'intestin grêle* (Archives des maladies de l'appareil digestif, mai 1907).
2. *Jahrbuch der Kinderheilkunde* (mai 1920).

pas toujours localisée au cæcum, à une *tuberculose entéro-péritonéale*, caractérisée par une volumineuse tumeur, formée d'anses agglutinées et de ganglions enflammés ou caséeux.

Le tableau symptomatique est celui de l'occlusion incomplète ou complète.

Le traitement ne saurait être que chirurgical.

SECTION VII

LES TROUBLES CIRCULATOIRES

CHAPITRE PREMIER

HÉMORROIDES

Les hémorroïdes sont des varices des veines ano-rectales.

ETIOLOGIE. — Affection de l'âge adulte, atteignant de façon égale l'homme et la femme, elles se rencontrent pourtant chez les adolescents. Chez la femme, elles sont favorisées par l'état de grossesse.

L'influence de l'hérédité n'est pas douteuse, car les hémorroïdes prennent place parmi les manifestations de l'arthritisme, diathèse éminemment transmissible. Ces varices semblent plus particulièrement sous la dépendance des dyspepsies et des maladies du foie. Elles peuvent être aussi symptomatiques de certaines affections organiques du rectum, de la vessie, de l'utérus, du cœur.

SYMPTOMATOLOGIE. — *Externes*, elles siègent entre la peau et le bord du sphincter, et sont facilement reconnaissables ; elles se présentent sous l'aspect de petites tumeurs bleu-violet, au nombre de trois à quatre en moyenne, formant un relief discontinu vertical, ou un bourrelet incomplet péri-anal.

Sous l'influence de causes diverses : période menstruelle, constipation, congestion du petit bassin, emploi de purgatifs drastiques, station debout prolongée, fatigue physique, elles augmentent de volume, durcissent par réplétion sanguine, deviennent en même temps douloureuses, et forment une tumeur tendue, qui non seulement fait fortement saillie, mais est difficilement réductible.

Internes, les hémorroïdes ne sont pas visibles ; elles restent au-dessus du sphincter, sauf au moment de la défécation ; sous l'action des causes précédentes, elles descendent et deviennent *procidentes*.

Comme autre signe objectif, il faut faire une place importante aux *hémorragies*, qui sont souvent la seule manifestation, attirant l'attention du malade. Tantôt, il n'y a qu'un suintement intermittent ou quotidien ; tantôt, pendant l'effort de défécation, sous l'augmentation de la tension vasculaire ou par le frottement des matières dures, un petit jet de sang s'échappe, variant de quelques gouttes à une cuillerée à soupe, en moyenne ; tantôt, par rupture complète d'une des veines distendues, il se produit une vraie hémorragie, pouvant atteindre 100 grammes et davantage. La répétition de ces accidents amène une anémie parfois inquiétante, et même une véritable cachexie.

Subjectivement, le malade assez souvent n'éprouve aucun symptôme, et l'examen direct est nécessaire pour lui apprendre qu'il est porteur d'hémorroïdes. En général pourtant, il ressent, dans la région ano-rectale, une cuisson, une démangeaison, une pesanteur, une tension, malaises qui s'exagèrent sous l'influence de la chaleur du lit, et au moment de la défécation. Quelquefois, il y a du ténesme, des épreintes, non seulement locaux, mais se faisant sentir à la vessie : dysurie, pollakiurie, spasme vésical.

Complications. — A certains moments, éclatent des crises : des douleurs apparaissent, vives, compliquées de battements dus à l'hypercongestion et d'élancements, qui arrachent des cris au patient. Cette *poussée fluxionnaire* dure quelques heures ou plusieurs jours.

Cette poussée déterminant une augmentation de volume de la tumeur ; celle-ci provoquant, d'autre part, une contraction réflexe du sphincter, il s'ensuit un *étranglement*, qui amène un redoublemenet des douleurs

Quand l'étranglement se prolonge, il aboutit, soit à la rupture avec *ulcération septique*, puis *suppuration*, soit à la *gangrène* ; le détachement des eschares est alors suivi d'hémorragie plus ou moins abondante.

Quand les hémorroïdes se sont rompues en un point très localisé, un fragment de matières fécales y pénètre, constituant un vrai ensemencement microbien, qui crée un petit foyer septique entretenant la lésion ; celle-ci devient chronique, et aboutit à une *fissure*.

TRAITEMENT. — On veillera d'abord à la constipation, pour éviter les efforts de défécation et le traumatisme des veines anales dilatées ; mais, on évitera les pilules à base de drastiques, qui amèneraient leur congestion. On s'en tiendra aux laxatifs doux, du type suivant :

```
Magnésie hydratée . . . . . . . . . .  15 gr.
Lactose . ., . . . . . . . . . . . .  20 gr.
Poudre de réglisse . . . . . . . . .  10 gr.
```
Une ou deux cuillerées à café, le matin à jeun, dans un demi-verre d'eau.

En même temps, dans le régime alimentaire, on éliminera tous les mets irritants ou épicés, le vin pur et l'alcool. Chez plusieurs malades, j'ai vu le traitement antidyspeptique strict amener très rapidement la cessation des douleurs et des hémorragies.

Une propreté méticuleuse est indispensable : lavages après chaque selle, et petit lavement quotidien d'eau bouillie, quand il s'agit d'hémorroïdes internes.

Pour favoriser la rétraction des varices, on emploiera, par la bouche, l'*intrait de marron d'Inde*, en pilules, à raison de deux à quatre milligrammes par jour, ou 20 à 30 gouttes de *teinture*, entre les repas, dans un peu d'eau — l'extrait fluide d'*hamamelis* (à préférer à la teinture), à raison de 2 à 4 grammes par jour. LECLERC conseille l'*alcoolature de millefeuille* (XX gouttes trois fois par jour et l'*extrait fluide de cyprès* (LXXX gouttes par jour),

Les Arabes et les Berbères emploient, depuis un temps immémorial, la *teskra*. RODILLON vient de consacrer à cette plante un remarquable travail, d'où il résulte que les principes qu'elle renferme (tanin-échinostérine — combinaison d'un corps indéterminé avec l'acide résinoteskrique) constituent un médicament de premier ordre. Il a préparé une macération hydro-alcoolique au cinquième, à laquelle il a donné le nom de *teskrine*, et qu'on administre à raison de 90 gouttes par jour, en trois fois, entre les repas.

Extérieurement, on fera, matin et soir, des lavages au *vin aromatique* ou à l'*eau blanche* diluée, et on utilisera des suppositoires astringents.

Extrait aqueux de cyprès.	0,15 cg.
Beurre de cacao.	Q. S.

ou

Extrait aqueux de baies de myrtilles. .	0,10 cg.
Beurre de cacao.	Q. S.

ou

Extrait aqueux de prêle.	0,20 cg.
Beurre de cacao.	Q. S.

                                            (LECLERC).

Pour un suppositoire. Un le soir.

Contre les DOULEURS, quand celles-ci sont simplement *subaiguës*, mais de longue durée, on appliquera, plusieurs fois par jour, une des pommades suivantes sur le pourtour de l'anus, ou à l'intérieur, selon le siège du mal :

Extrait de ratanhia	1 gr.
Extrait thébaïque.	cinquante cg.
Ergotine.	1 gr.
Stovaïne	cinquante cg.
Vaseline	15 gr.

— Cérat sans eau.	
Huile d'amandes douces.	ãã 15 gr.
Oxyde de zinc.	
Baume du Pérou.	VI gouttes.

                                            (LUTZ).

1. *La teskra (Echinops spinosus). Etude pharmacognosique* (Thèse de Nancy, 1920).

— Extrait aqueux de cyprès.	0,15 cg.	
— de belladone.	0,03 cg.	
— thébaïque.	deux cg.	

(LECLERC).

ou l'on tamponnera, matin et soir, les hémorroïdes avec de *l'eau alcoolisée*, aussi chaude que possible (un verre d'alcool à 90° pour un litre d'eau).

Au moment des crises, quand les douleurs sont *vives*, on fera des applications de *glace*, ou des lotions avec la décoction suivante :

Feuilles de jusquiame	
— de belladone	AA 5 grammes.
— de ciguë.	
— de morelle.	20 grammes.
Tête de pavot.	n° 1.
Racine de consoude.	50 grammes.

(LECLERC).

Faire bouillir cinq minutes dans un litre d'eau ; laisser infuser une demi-heure.

Contre la PROCIDENCE. — Le malade étant couché sur le côté, la cuisse inférieure étendue et la cuisse supérieure fléchie, pratiquer un taxis léger, avec les doigts enduits de *vaseline boriquée, cocaïnée* à 3 °/₀. En cas d'insuccès, donner un grand bain chaud prolongé, avant de chercher de nouveau à réduire — ou tenir appliqué, pendant quelques minutes, sur le paquet variqueux, un petit tampon d'ouate hydrophile, imbibé de *solution d'adrénaline au millième*.

LECLERC recommande les compresses d'eau bouillie, additionnée de 5 °/₀ de *teinture de cyprès*, ce médicament étant spécifique à ses yeux.

Contre les HÉMORRAGIES, si elles sont *minimes*, appliquer un tampon, imbibé d'une solution *d'antipyrine* à 1/5, ou *d'adrénaline* au millième.

Abondantes. — Injecter, dans le rectum, la solution suivante *chaude*, à garder :

Chlorure de calcium *cristallisé*. . . .	5 gr.
Grénétine.	10 gr.
Eau distillée	q. s. p. 150 c. c.

ou donner un lavement de 250 grammes d'eau chaude, contenant deux à quatre cuillerées à soupe d'*eau de Pagliari*, ou d'*eau oxygénée*.

L'ÉTRANGLEMENT sera combattu par la *dilatation forcée du sphincter*, sous chloroforme.

Dans les CAS REBELLES, et principalement quand les pertes de sang sont répétées et incoercibles, le *traitement chirurgical* s'impose.

CHAPITRE II

OBLITÉRATION DES VAISSEAUX MÉSENTÉRIQUES INFARCTUS DE L'INTESTIN

L'oblitération des gros troncs mésentériques *artériels* est due généralement à une embolie (par syphilis, athérome ou cardiopathie) ; celle des gros troncs *veineux*, qui est plus rare, à une thrombose mécanique ou infectieuse (affections hépatiques, fièvre typhoïde, appendicite, infection puerpérale, etc.).

Dans les deux localisations, la symptomatologie est la même. Elle se différencie seulement par le degré de l'oblitération.

Complète, elle donne le tableau de l'occlusion aiguë, et elle ne peut guère se diagnostiquer que par les antécédents : foie, cœur, infection — et l'acuité des douleurs — les hémorragies : melæna.

Incomplète, elle n'a pas de caractères définis, et revêt le masque d'une autre affection : colique hépatique néphrétique etc... Tout au plus, peut-on attribuer à la diarrhée jaunâtre du début quelque signification.

Le traitement consistera dans la *résection* du segment touché ou l'établissement d'une *entéro-anastomose* ou d'un *anus contre-nature*, selon l'état de résistance du malade et la longueur du segment infarcté.

SECTION VIII

LES PARASITES INTESTINAUX

On parlait autrefois beaucoup trop des vers intestinaux. Dès qu'un enfant avait quelque trouble digestif ou nerveux, on lui administrait de la « graine aux vers », et, même chez les grandes personnes, atteintes de malaise chronique et insolite, on incriminait ces parasites. On abusait.

Aujourd'hui, on n'en parle insuffisamment, et l'on ne pense pas assez souvent à ce mode pathogénique.

En ce qui me concerne, j'ai vu, maintes fois, des dyspeptiques à forme surtout gastralgique, être guéris subitement et complètement, après la découverte d'anneaux de tœnia dans leurs selles et l'expulsion de cet hôte peu désirable. Il convient donc de bien insister sur ce point dans l'interrogatoire d'un malade, et même d'administrer un purgatif vérificateur, pour favoriser le rejet d'ascarides ou de cucurbitains.

De même que l'alimentation provenant du milieu extérieur a pour conséquence de peupler le tube digestif de nombreuses espèces microbiennes, de même le contact direct ou indirect, avec ses semblables, avec les animaux domestiques, avec l'eau, les aliments, etc... infeste très souvent l'intestin de l'homme.

Les parasites du tube digestif sont nombreux. Je m'en tiendrai aux vers plats ou *cestodes*, et aux *nématodes* ou vers ronds, en laissant de côté les *trématodes* (douves) et les *gordiens*, de même que les *acanthocéphales ;* ces trois genres ou espèces sont, en effet, très rares ; au point de vue de leur classification, les naturalistes hésitent.

I. — Cestodes ou tœniadés.

Les phathelminthes sont généralement très longs. Leur corps est formé d'une suite d'anneaux, de moins en moins larges, à mesure qu'on se rapproche de la tête ; celle-ci est petite, de couleur foncée, et de forme variable.

Les derniers anneaux, appelés *cucurbitains*, sont bourrés d'œufs, qui sont mis en liberté sur le sol, avec les fèces, et qui contiennent un embryon hexacanthe. Qu'un animal, en pâturant, avale ces œufs, qui sont protégés contre les intempéries par une enveloppe épaisse, la coque est dissoute par le suc gastrique, l'embryon pénètre par la veine porte dans le foie, puis dans la circulation générale, et il se fixe en un point quelconque du corps ; là, il perd ses crochets, mue, grossit et se transforme en vésicule, d'ou naît par bourgeonnement une tête, qui reste à l'intérieur de la membrane : c'est le *cysticerque*. L'hôte infesté est atteint de *ladrerie*.

Qu'à son tour un homme mange de la viande de cet animal (porc ou bœuf), insuffisamment cuite, le cysticerque, arrivé dans l'intestin de son nouvel hôte, dévagine sa tête et se fixe en un point de la muqueuse ; puis, il prolifère, c'est-à-dire qu'il produit des anneaux, dont les nouveaux s'intercalent toujours entre la tête et les derniers formés ; il s'accroît en moyenne de 70 millimètres par jour. Au bout d'un à deux mois, le tœnia est définitivement constitué ; les derniers anneaux se détachent, et le cycle recommence.

Chaque anneau est un centre reproducteur, occupé presque entièrement par un utérus à ramifications plus ou moins nombreuses, accompagné de follicules ovariens et vitellogènes et d'un vagin — et par des follicules testiculaires avec un canal déférent, qui pénètre dans la poche de cirre ; celle-ci peut se dévaginer en un pénis, à travers le sommet excavé d'une éminence latérale de l'anneau, qu'on appelle la papille génitale.

Dans la pratique courante on rencontre deux genres de tœnias : le tœnia inerme et le tœnia armé.

Le TÆNIA inerme (ou *saginata* ou *mediocanellata*) est le plus fréquent ; il est vingt fois plus commun que le *solium*. Ordinairement *unique*, sa longueur va de 8 à 12 mètres. Sa tête, dépourvue de crochets (d'où sa dénomination) est piriforme, large de plus d'un millimètre, et munie de quatre ventouses elliptiques, entourant une dépression terminale. *Ses anneaux sont plus longs que larges* (16 à 20 millimètres sur 5 à 7) avec les pores génitaux alternant *irrégulièrement* ; ces anneaux sont expulsés *isolément, en dehors des défécations*, et sont

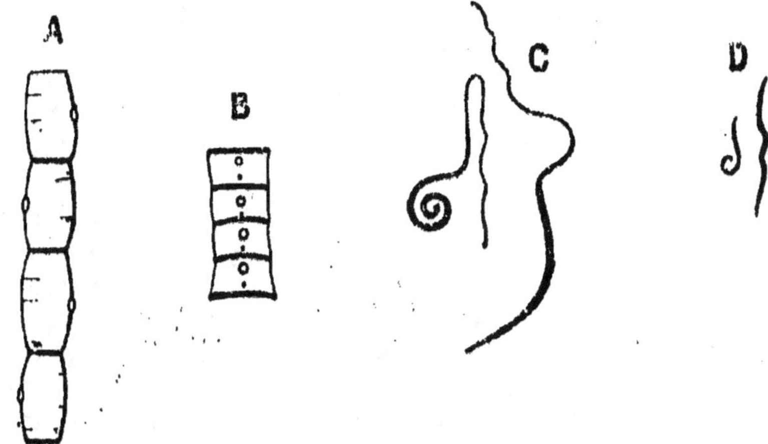

Fig. 11. — A. Fragment de *tænia solium*, montrant l'alternance régulière des pores génitaux. — B. Fragment de *bothriocéphale*, montrant les deux orifices sexuels sur chaque anneau. — C. Mâle (enroulé) et femelle de trichocéphale, grandeur nature. — Mâle et femelle d'*oxyure*, grandeur nature.

doués d'une *contractilité active* ; ils rampent, en changeant de forme.

L'hôte hébergeant les larves est le bœuf.

Le TÆNIA SOLIUM ou *armé* n'est pas toujours solitaire, en dépit de son nom [1]. Sa longueur varie entre 3 et 5 mètres.

1. J'ai soigné, au printemps de 1920, une institutrice de 26 ans, qui se plaignait de constipation, de céphalée, de douleurs sus-ombilicales survenant peu après les repas, et d'autres, transfixantes, apparaissant à jeun ; au mois d'août, elle m'écrivait qu'après avoir constaté des anneaux dans ses selles et avoir pris de la fougère mâle, elle avait rendu *trois* tænias.

Sa tête, globuleuse, large de moins d'un millimètre, est munie d'un rostre avec ventouses et deux anneaux de crochets (25 à 30). Les anneaux, de même forme que les précédents, sont plus petits (10 à 12 millimètres sur 5 à 6) ; leurs pores alternent *régulièrement ;* (fig. 11) ils sont rejetés *en chaîne* et non isolément, et généralement *mêlés aux excréments ;* ils sont *peu mobiles.*

L'hôte des larves est le porc.

A côté des tænias, prend place, par sa taille et son aspect extérieur, le BOTHRIOCÉPHALE.

Il est plus long que les tænias, puisqu'il peut atteindre jusqu'à 15 mètres. Sa tête, allongée, présente, au lieu de ventouses ou de crochets, deux fentes longitudinales latérales, ou *bothridies.*

Les premiers anneaux sont peu distincts ; la caractéristique des suivants est d'être trois fois *plus larges que hauts* (10 à 12 millimètres sur 2 à 4) ; au lieu d'un pore génital unique et latéral, ils ont *deux orifices sexuels*, situés sur la ligne médiane de la face ventrale : l'un central, qui est le vrai pore génital ; l'autre, au-dessous et plus petit, qui sert à la ponte. Ainsi donc, contrairement aux tænias, le bothriocéphale émet ses *œufs directement dans l'intestin,* d'où leur présence dans les selles ; ces œufs ne contiennent pas d'embryon. L'utérus forme une rosace.

Cette différence de constitution laisse prévoir une variation dans le développement. Celui-ci, en effet, ne peut avoir lieu que dans l'eau douce. Là, l'œuf se segmente en deux couches : l'endoderme, où se trouvent trois paires de stylet — l'ectoderme, qui se recouvre de cils vibratiles. L'embryon, qui peut ainsi nager librement, est avalé par un poisson (brochet, lotte, perche, saumon, truite, ombre) ; il se transforme en *plérocercoïde*, et se fixe dans la chair, comme le cysticerque du porc.

Telle est la raison pour laquelle le bothriocéphale est surtout répandu, en Europe, sur les bords du lac de Genève.

II. — **Nématodes.**

Les plus fréquents sont l'*ascaride lombricoïde*, l'*oxyure*,
l'*ankylostome*, le *trichocéphale*.

L'ASCARIDE LOMBRICOÏDE, ainsi appelé à cause de sa ressemblance avec le ver de terre, est un ver rosé ou blanc-jaunâtre,
effilé à ses deux extrémités ; la tête porte trois lèvres. Les mâles,
qui sont peu nombreux, ont une longueur de 15 à 20 centimètres avec l'extrémité caudale recourbée vers la face ventrale, et présentant deux spicules ; les femelles atteignent 30 à
40 centimètres, leur terminaison caudale est droite ; la vulve
s'ouvre vers le tiers antérieur du corps ; les œufs sont pondus
directement dans l'intestin, et rejetés avec les excréments.

Le *cycle évolutif* de l'ascaride était regardé jusqu'en ces
derniers temps comme très simple : l'œuf, rejeté avec les excréments, incubait et éclosait dans le tube digestif de l'hôte, qui
l'avait avalé avec l'eau de boisson ; l'embryon sortait de sa
coque, se fixait sur la muqueuse du grêle, et se développait.

Or, d'après des observations récentes, le cycle serait le suivant : les larves sortent de l'œuf dans l'intestin, elles en perforent la paroi, et passent dans la cavité abdominale ; elles traversent le diaphragme, arrivent dans la cavité thoracique et
pénètrent dans le poumon. Elles peuvent également y arriver
par le foie. Du poumon, la larve remonte le long de la trachée,
descend dans l'œsophage, puis dans l'intestin, où elle parvient
à maturité.

Un fait certain, c'est qu'on a signalé la présence de larves,
non seulement dans le foie, mais dans la rate, le pancréas et
es reins.

Les œufs sont extrêmement résistants à tous les agents :
sécheresse, froid, alcool, acide chromique, carbonate de potasse,
et même formol. SEURAT et NEUVILLE ont vu, dans le corps de
femelles de *toxascaris leonina*, des œufs intacts, avec une larve

s'agitant à l'intérieur de la coque, après cinq mois de séjour dans une solution de formol au quart.

Aussi, l'éclosion de l'œuf est due, non pas à une digestion de la coque, mais à une perforation de celle-ci par la larve.

Le nombre des ascarides, qui habitent l'intestin, peut être énorme ; on en a compté plusieurs centaines. J'ai rapporté autrefois [1] le cas d'un vieillard qui, dans sa jeunesse, avait rendu, en quelques jours, sous forme de pelotes, 44 vers par la bouche et 64 par l'anus — celui d'un enfant de 20 mois, superbe de santé, qui, après une dose faible de calomel, en rendit 23 d'un coup par le bas — et celui d'une femme qui, à 26 ans, après la prise d'une cuillerée à soupe de semen-contra, en avait expulsé 110 en une fois, et 200 en quelques jours.

Les OXYURES sont de tout petits vers, ressemblant à de courts morceaux de fil ; leur extrémité antérieure est renflée, elle porte une bouche, munie de trois lèvres. Le mâle, long de 3 à 5 millimètres, est enroulé en spirale à son extrémité caudale. La femelle, de taille supérieure : 10 à 12 millimètres, a un corps à peu près droit (fig. 11).

Les oxyures habitent tout l'intestin, du jéjunum à l'anus, dans les plis duquel ils se logent souvent, et d'où ils gagnent facilement la vulve. *Les femelles prêtes à pondre séjournent dans le* **côlon**. Les jeunes oxyures, mâles et femelles, se développent dans le **grêle**, *où l'accouplement a lieu* entre un mâle adulte et une femelle immature (SEURAT) [2] ; les spermatozoïdes s'emmagasinent dans la partie distale de la trompe impaire. Ensuite, les mâles meurent. Les femelles descendent dans le cæcum, où elles restent, tant que les œufs qu'elles portent ne sont pas mûrs ; puis, elles gagnent l'anus.

La contagion est directe, sans hôte intermédiaire. Le plus

---

1. *Quelques cas d'hérédité vermineuse* (Revue des maladies de la digestion et de la nutrition, octobre 1912).

2. *Histoire naturelle des Nématodes de la Berbérie.Première partie* (1920, p. 95.

souvent, le malade se réinfecte, en mangeant avec des mains contaminées par le grattage de l'anus, les œufs se logeant sous les ongles.

L'ANKYLOSTOME ou UNCINAIRE est surtout fréquent chez les mineurs, les terrassiers, les briquetiers.

C'est un petit ver blanc-rosé, qui occupe de préférence le duodénum, mais qui se fixe aussi sur le jéjunum, et même l'iléon. Le mâle, de 8 à 10 millimètres de long, est remarquable par sa bourse copulatrice ; la femelle a 16 à 18 millimètres. Sa bouche est armée de six dents, et le fond du pharynx porte deux lames ; on conçoit qu'une telle armature puisse blesser fortement la muqueuse, surtout quand on pense que le nombre des ankylostomes est couramment de 2 à 3.000.

La femelle pond dans l'intestin ; les œufs se développent dans le sol humide, et donnent issue à des larves, qui retourneront au tube digestif par l'eau de boisson ou la souillure des mains.

Les TRICHOCÉPHALES sont très répandus dans l'espèce humaine. DRIVON, dans ses recherches sur les malades des hôpitaux lyonnais, et GUIART, d'abord à Paris, puis à Lyon, en ont trouvé chez presque moitié de leurs sujets, en moyenne : de 10 à 75 %, selon les classes de la société.

Le mâle a une longueur de 3 à 4 centimètres ; son extrémité postérieure, comme chez ses congénères, est enroulée en spirale (fig. 11) ; du cloaque terminal sort une espèce d'entonnoir, qui entoure le spicule. La femelle a 4 à 5 centimètres ; les deux tiers antérieurs du corps sont effilés, le tiers postérieur est renflé. La bouche est pourvue de papilles. Au lieu de se fixer seulement à la surface de la muqueuse, le trichocéphale y pénètre, la perfore, ainsi que la sous-muqueuse, et arrive même jusqu'à la musculeuse.

Le mode de reproduction est le même que le précédent.

A côté de ces parasites, il convient de mentionner l'ANGUILLULE INTESTINALE, très répandue en Cochinchine, aux Antilles, au Brésil, mais qu'on trouve aussi en Europe.

L'anguillule a deux phases d'existence bien tranchées, au point que, pendant longtemps, on a fait deux espèces différentes du même animal : *la phase et la forme intestinale*, dans laquelle *la femelle existe seule*, pondant des œufs parthénogénétiques, qui donnent des larves *rhabditoïdes*, rejetées avec les matières fécales — et *la phase et la forme stercorale* : les larves deviennent sexuées, et les femelles, longues de 1 millimètre, après accouplement avec les mâles (0 mm. 75), donnent de nouvelles larves, appelées *strongyloïdes* ; celles-ci pénètrent dans l'intestin avec l'eau de boisson et les aliments.

D'après Normand, les sujets atteints de diarrhée de Cochinchine, rejetteraient quotidiennement plusieurs centaines de mille de parasites.

III. — Les flagellés.

Quoique beaucoup moins importants que les nématodes, et les cestodes, les flagellés doivent être mentionnés, puisque Cade et Hollande [1] ont pu observer, en un an, une dizaine de cas de *lambliose*. Le Lamblia intestinalis [2] est un protozoaire flagellé piriforme, de 10 à 20 μ de longueur sur 6 à 12 de large, pourvu de quatre paires de flagelles : une latérale, une caudale, deux médio-ventrales. Ce parasite se colle à la muqueuse intestinale au moyen de son péristome, comme d'une ventouse.

On le trouve rarement à l'état vivant et mobile dans les selles ; le plus souvent, on le rencontre immobile, à l'état libre, ou sous forme de kystes ovales (et non circulaires comme ceux des entamibes), qui se colorent en brun acajou par la solution iodo-iodurée (glycogène).

La contamination se fait d'homme à homme par l'eau ou par contagion directe, les kystes se conservant en milieu humide ; on a incriminé les mouches et surtout les souris et

---

1. *Archives des maladies de l'appareil digestif* (T. X, n° 4, juillet 1912).
2. *Cercomonas intestinalis* ou *Giardia intestinalis* ou *Giardia lamblia*.

les rats des tranchées, dont les excréments, qui contiennent *Giardia muris* (identique probablement à *Lamblia intestinalis*) viennent souiller les aliments.

Le parasite se développe dans la partie supérieure de l'intestin grêle ; il est fréquemment associé au *Blastocystis*, au *Trichomonas*, au *Tetraminus Mesnii* etc...

DIAGNOSTIC. — L'*ascaride* est facile à reconnaître, de même que les *oxyures*.

Pour les *tænias*, le seul fait que les anneaux sont rendus un à un, en dehors des selles, et qu'ils ont des mouvements de reptation, montre qu'on a affaire à la variété *saginata*. Le *solium* s'élimine spontanément par fragments de plusieurs anneaux ; ceux-ci sont mélangés aux excréments, et peu mobiles. La grande largeur des anneaux par rapport à leur hauteur, et le pore génital médian, indiquent le *bothriocéphale*.

Pour les autres parasites, l'examen microscopique est nécessaire, et, comme, en général, on trouve dans les selles, non le parasite, mais ses œufs, la différenciation de ceux-ci est indispensable.

On dilue dans de l'eau physiologique stérilisée un petit fragment de matières, et on étale un goutte de la purée ainsi obtenue entre lame et lamelle. On peut ajouter une minime quantité de glycérine, pour éclaircir la préparation. On emploiera l'objectif 3, puis 7.

Les œufs *d'ascaris*, composés d'une seule cellule, ont une forme ovale-arrondie une couleur jaune-brun et sont entourés d'une cuticule mamelonnée. L'œuf a un aspect muriforme.

Les œufs *d'oxyure* sont elliptiques ; les parois sont épaisses, formées par trois couches, dont l'extérieure est unie.

Les œufs *d'ankylostome*, ovalaires, à coque mince, sont clairs à la périphérie, et contiennent plusieurs cellules parfaitement visibles (division blastomérique).

Les œufs de *trichocéphale*, en forme de citron allongé, ont, à chaque pôle, un bouton caractéristique, de couleur claire ; le corps est foncé.

Les œufs *d'anguillule* sont extrêmement nombreux ; leur contenu sombre présente un hile périphérique ou une cavité centrale, selon le degré de développement de l'embryon. Comme les selles renferment une grande quantité de parasites, le diagnostic sera facilité par l'examen de ces derniers.

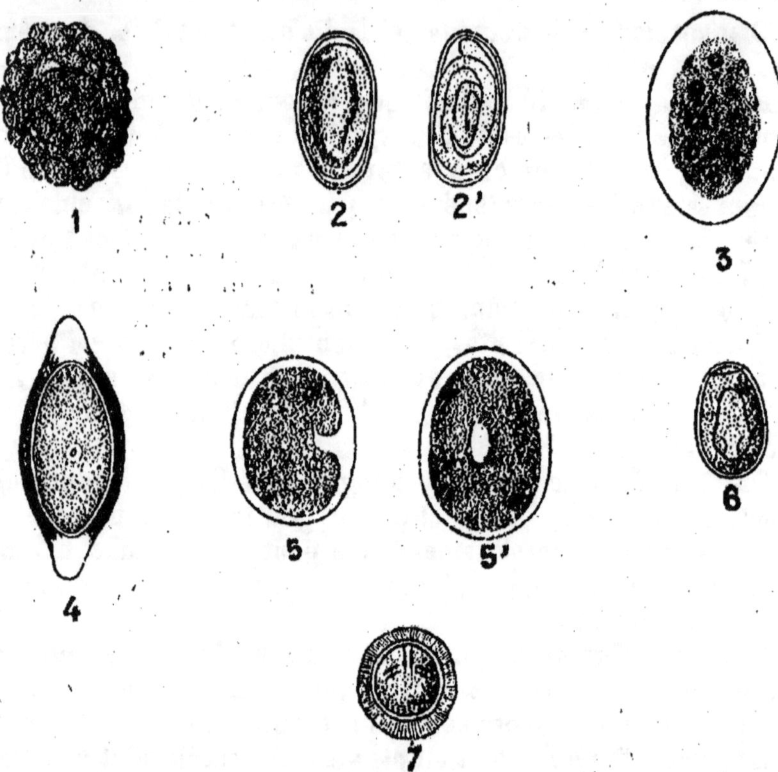

Fig. 12. — 1. Œuf d'ascaris. — 2 et 2'. Œuf d'*oxyure*, à deux stades de développement. — 3. Œuf d'*ankylostome*. — 4. Œuf de *trichocéphale*. — 5 et 5'. Œuf d'*anguillule*, à deux stades de développement. — 6. Œuf de *bothriocéphale*. — 7. Embryon hexacanthe de *tænia solium*.

Les œufs de *bothriocéphale*, également abondants, sont ellipsoïdes, brunis, et pourvus d'un opercule, à l'un des pôles.

Les œufs de *tænia* ne se rencontrent presque jamais dans les selles.

Symtomatologie. — Les parasites peuvent être hébergés pendant des années dans l'intestin, sans attirer l'attention du malade, qui se croit en bonne santé. Ce n'est qu'accidentellement, par la découverte d'anneaux dans ses vêtements, ou d'ascarides ou d'oxyures dans ses selles, que le patient connaît son infestation.

A l'occasion de certaines conditions, tenant soit à l'organisme : état nerveux, débilité de convalescence, affection intercurrente — soit aux parasites : grand nombre, virulence spéciale, etc... des manifestations d'ordre divers se font jour.

Les modalités pathogéniques sont, en effet, de nature variable : mécaniques, nerveuses, toxiques, spoliatrices, hémorragipares, infectieuses.

L'action mécanique se trouve réalisée, quand des paquets d'ascarides obstruent l'intestin, ou quand ils effectuent une *migration anormale*. Les ascarides remontent assez souvent dans l'estomac, d'où ils sont rejetés par la bouche ; plus rarement, ils redescendent dans le larynx, d'où suffocation, spasme grave de la glotte, et quelquefois mort, chez les jeunes enfants. Il est également rare qu'ils pénètrent dans les voies biliaires.

Sans quitter l'intestin, les ascarides, par leur contact et leurs mouvements, irritent la muqueuse. Cette irritation va droit au plexus solaire, et, de là, aux centres nerveux, d'où nervosisme, insomnie, vertige et, chez les bébés, méningisme ou convulsions. La *perforation* de l'intestin est exceptionnelle.

A côté de cette pathogénie réflexe, il faut faire une large place à *l'intoxication* de l'organisme par les sécrétions des parasites, dont certaines sont hémolytiques. Ces toxines déterminent des troubles nerveux, du prurit généralisé ou localisé, des vomissements, etc... Leur action sur la moelle osseuse et les organes hématopoiétiques provoque de l'éosinophilie. J'ai connu autrefois une vieille dame, atteinte positivement de folie, et qui guérit subitement, après l'expulsion d'un tænia.

Les helminthes, et particulièrement les nématodes, sont
d'excellents inoculateurs de microbes ; les larves des ascarides,
pendant leur migration pulmonaire, peuvent provoquer une
pneumonie chez l'enfant. Tout le monde connaît le rôle infectieux, que Metchnikoff et d'autres auteurs ont fait jouer aux
ascarides, aux oxyures, aux trichocéphales dans *l'appendicite.*

Chauffard a décrit *l'ascaridiose à forme typhoïde,* se manifestant par une fièvre élevée, de la céphalée, des vomissements,
de la diarrhée, du ballonnement du ventre. La courbe thermique
est moins régulière et les taches rosées font défaut. Le seul
moyen de différencier la maladie est le séro-diagnostic ou la
recherche du bacille d'Eberth dans le sang.

Normand avait attribué à l'anguillule la *diarrhée de Cochinchine ;* selon Guiart et Curet, ce parasite peut la préparer
ou la compliquer : mais, il n'aurait pas d'action spécifique, et
son rôle se bornerait à déterminer des troubles digestifs banals,
en particulier de l'entérite.

L'ankylostomiase se traduit surtout par une *anémie* marquée, due aux multiples petites lésions, faites dans la muqueuse
par les dents du parasite. Tous les vers sont d'ailleurs susceptibles de toucher *l'état général,* soit par suite des *troubles
digestifs,* ou de l'*entérite,* qu'ils engendrent, soit par la *spolia-
tion alimentaire,* éprouvée par le sujet, du fait de l'absorption
osmotique du chyle à travers la paroi des parasites. Le bothriocéphale aurait un pouvoir anémiant spécial.

La *lambliose* se manifeste par une entérite avec diarrhée ;
les fèces, foncées, quelquefois striées de sang ou glaireuses, au
nombre de 4 à 15 en vingt-quatre heures, sont tantôt liquides,
tantôt en masse crémeuse ou en bouse. Comme troubles fonctionnels, on ne note guère que de légères coliques précédant
les évacuations, et du ballonnement après les repas ; quelquefois, se montre une fièvre modérée, pouvant pourtant présenter
des poussées aux environs de 39°. Il n'y a ni leucocytose, ni
modification de la formule leucocytaire, ni anémie notable :
l'éosinophilie est exceptionnelle. La maladie a une très longue
évolution ; elle dure des années. Les complications sont rares.

Le diagnostic ne peut se faire que par l'examen microscopique des selles.

Traitement. Prophylaxie. — La connaissance du mode d'infestation de l'organisme humain indique, par là même, les moyens à mettre en œuvre pour éviter l'entrée des œufs, des larves ou des parasites *vivants* dans le tube digestif.

Pour échapper aux *tænias*, on évitera les viandes ou le poisson crus ou peu cuits, surtout le jambon.

Pour se préserver des *ascarides*, des *oxyures*, des *trichocéphales* et des *anguillules*, on ne consommera que de l'eau bouillie ou minérale, et on proscrira les légumes insuffisamment cuits, en particulier la salade, qui est souvent arrosée avec des vidanges. On recommandera, avant tout, la propreté des mains et leur lavage soigneux, principalement le brossage des ongles, avant les repas, en même temps qu'on veillera à ce que les enfants ne portent pas leurs doigts à la bouche.

Contre l'*ankylostomiase*, la préservation est plus difficile, car elle demande à la fois des précautions personnelles, et des mesures générales : drainage du sol, installation d'eau potable, examen des fèces, surveillance des mineurs contaminés, etc.

Traitement proprement dit. — **Tænias et bothriocéphale.** La veille de la médication, le sujet devra rester à la demi-diète, c'est-à-dire ne prendre que du lait.

Contre le tænia armé et le bothriocéphale.

> Fleurs de kousso . . . . 15 à 20 gr.
> Eau bouillante. . . . . 200 gr.
> *A laisser infuser un quart d'heure, et avaler en totalité, sans filtrer.*

Au bout d'une heure, administrer un purgatif : *huile de ricin* ou *eau-de-vie allemande.*

ou :

> Écorce fraîche de racine de grenadier pulvérisée. . . . . 60 gr.
> *Faire macérer dans 750 gr. d'eau pendant six heures, puis chauffer au bain-marie jusqu'à réduction d'un tiers. Passer. Édulcorer avec :*
> Sirop de menthe . . . . 30 gr.
> *A prendre en une fois.*

Administrer un purgatif, une heure après.

Chez l'enfant, on donnera : de 15 mois à 3 ans, 3 à 10 grammes ; de 3 ans à 5 ans, 10 à 30 grammes ; de 5 ans à 10 ans, 30 à 40 grammes (MARFAN).

ou :

Sulfate de pelletiérine	0,25 cg.
Extrait de cachou.	1 gr.
(Ou tanin.	0,40 cg.)
Eau distillée.	15 gr.
Sirop d'écorce d'orange amère.	25 gr.

(BRISSEMORET et JOANNIN).

A prendre en une fois. (Ne jamais prescrire la pelletiérine chez les enfants. L'éviter dans la grossesse et chez les personnes très nerveuses). Une demi-heure après, administrer un purgatif : *eau-de-vie allemande* ou *huile de ricin.*

ARTAULT conseille un cachet de *thymol cristallisé* de 0,25 cg. à prendre le matin, à jeun, pendant dix à douze jours ; s'abstenir de boissons alcooliques pendant le traitement.

On a également prescrit le thymol de la façon suivante :

Thymol	0,75 cg. à 1 gr.

Pour un cachet n° 3. A prendre d'heure en heure. Une heure après le dernier cachet, prendre 50 gr. de sulfate de soude. N'ingérer aucune boisson alcoolique ou huileuse, susceptible de dissoudre le thymol et de provoquer des accidents syncopaux.

On peut également essayer :

Teinture de kamala	6 à 10 gr.
Eau aromatisée à l'anis	120 gr.
Sirop d'écorce d'orange amère.	30 gr.

Une heure après, *huile de ricin* ou *eau-de-vie allemande.*

Les graines de *courge* constituent un excellent tænifuge, qui a le grand avantage de n'entraîner aucun inconvénient.

Semences de courge mondées	80 à 100 gr.
Sucre.	20 gr.
Eau de fleurs d'oranger.	10 gr.
Eau.	120 gr.

F. s. a une émulsion sans passer. A prendre le matin à jeun en une fois.

Il est plus pratique de manger simplement les graines, qui constituent une gourmandise pour la plupart des enfants ; chez ceux-ci, en donner 20 à 40 grammes. Une heure après, administrer de l'*huile de ricin*.

Contre le TÆNIA INERME :

Extrait éthéré de fougère mâle	5 à 8 gr.
Calomel	0,50 cg.

Pour dix bols. Deux chaque dix minutes.

ou :

Extrait de fougère mâle fraîchement préparé.	3 à 10 gr.
Racine de jalap pulv.	0,50 cg.
Sirop simple.	30 gr.
	(SHILLING).

Administrer un lavement, trois ou quatre heures après.

Chez l'enfant :

Extrait éthéré de fougère mâle : 0,30 cg. par année d'âge	
Teinture de vanille	2 gr.
Sirop de térébenthine	} āā 25 gr.
Eau distillée.	}
Gomme arabique pulvérisée.	2 gr.

Puis, donner de la poudre de *scammonée* (0,05 cg. par année d'âge).

D'une manière générale, ordonner le séjour au lit, après l'absorption d'un tænifuge, surtout s'il s'agit de l'écorce de grenadier ou de la pelletiérine.

Aller à la selle sur un vase rempli d'eau tiède, pour que le ver soit soutenu et ne se rompe pas.

On ne sera pas surpris de constater de l'*ictère*, le lendemain ou les jours qui suivent l'absorption d'un tænifuge, surtout après la fougère mâle et l'écorce de grenadier. N. FIESSINGER, qui a étudié récemment cet ictère, recommande de n'employer que des doses sous-moyennes chez les hépatiques. Une fois l'ictère constitué, on mettra le malade au bouillon de légumes et au lait, et on utilisera les petits *lavements froids* et le *sulfate de soude*, à doses fractionnées.

Contre les **trichocéphales**, faire le traitement précédent au *thymol*.

Contre les **ascarides**, le meilleur remède est le *semen-contra*.

<pre>
Poudre fraîchement pulvérisée de se-
   men-contra . . . .   0,30 à 0,50 cg. par an. d'âge
Miel . . . .   q. s. pour un électuaire
</pre>

Donner la dose en deux fois, matin et soir, pendant trois ou quatre jours.
et administrer en même temps, le dernier jour, du *calomel* à dose purgative :
0,05 cg. par année d'âge chez l'enfant.

ou :

<pre>
Santonine. . . . .   0,01 cg. par année d'âge
</pre>

En paquets, tablettes ou pastilles. (Jamais aux enfants âgés de moins de
2 ans).

La santonine étant rapidement absorbée et pouvant facilement déterminer des accidents, il vaut mieux l'administrer dans un véhicule où elle n'est pas soluble, en l'espèce l'huile :

<pre>
Santonine. . . . .   0,01 cg. par année
Huile d'amandes douces . . . .   5 gr.
</pre>

Dissoudre et ajouter :

<pre>
Sirop de gomme . . . .   40 gr.
Eau de fleur d'oranger. . . . . q. s. p. 60 c. c.
                                        (PELLISSIER).
</pre>

Chez l'adulte, on peut aller jusqu'à 0,25 cg.

Contre les **anguillules**, on administrera 50 grammes de *glycérine neutre* : moitié en nature, moitié sous forme de capsules gélatineuses, et on donnera, deux heures après, un lavement contenant également 30 grammes de glycérine. Répéter la cure deux fois par semaine (L. PRETI).

Dans l'**ankylostomiase**, THIROUX, après avoir essayé différentes méthodes, a fini par associer l'anthelminthique *thymol*, qui est le seul ayant quelque valeur, à un purgatif sous forme de poudre de séné et à une petite dose de calomel, ainsi prescrits :

<pre>
Thymol. . . . .   6 à 8 gr.
Poudre de séné. . . . .   10 gr.
Calomel. . . . .   0,50 centigr.
</pre>

En 16 cachets, par 4 cachets à 1 heure d'intervalle. Diète lactée la veille au soir.

C'est la médication qui a donné les meilleurs résultats, avec expulsion définitive dans 75 pour 100 des cas, vérifiée par trois examens à deux jours d'intervalle. La méthode américaine, (purgation préalable la veille au soir, suivie le lendemain matin de l'administration de 6 à 8 gr. de thymol en cachets et d'un nouveau purgatif) qui vient après, comme résultats, donne seulement 50 pour 100 de succès d'après les observations prises.

Dans l'**entérite lamblienne**, outre le régime ordinaire des dyspeptiques intestinaux et l'administration de *craie préparée* à haute dose, on emploiera la *fleur de soufre*, à la dose de 2 à 6 grammes par vingt-quatre heures (CARLE).

Pour venir à bout des formes enkystées, GOIFFON et J.-C. ROUX ont recours aux injections intra-veineuses de 0,20 cg. d'*arsénobenzol* pendant trois jours, à renouveler au bout de quelques semaines, après examen des selles. Le *bleu de méthylène* a donné des résultats variables. Le thymol, le khosam, la santonine, l'émétine, la fougère mâle n'ont aucune action sur le parasite.

Quant aux **oxyures**, le traitement devra être général et local : *général*, pour atteindre les mâles, qui fécondent les femelles dans l'intestin grêle ; on emploiera alors la médication contre les ascarides — *local*, pour tuer les parasites ano-rectaux : petits lavements *sucrés* à 20 °/₀ ou *salés* à 5 °/₀ et faire des badigeonnages de la région anale ou ano-vulvaire avec une solution de *nitrate d'argent* à 1 °/₀. On peut remplacer les lavements par l'introduction dans l'anus, chaque soir, d'un suppositoire contenant 0,20 cg. de *calomel* ou 0,02 à 0,05 cg. d'*onguent napolitain*. LEVEN recommande un lavement quotidien d'*eau sulfureuse* pendant cinq jours. En outre, on fera des applications d'onguent napolitain autour de l'anus et de la vulve, pour lutter contre le prurit, et tuer les oxyures égarés.

LŒPER[1] vient de proposer le *carbonate de bismuth*. Ce médi-

---

1. *Progrès Médical* (31 juillet 1920).

cament doit être donné chez l'adulte à la dose minima de deux fois 10 grammes par jour ; chez l'enfant de 7 ans, de 4 grammes ; chez le jeune enfant, de 2 à 3 grammes, suivant l'âge. Ce médicament est inoffensif et presque toujours efficace. Habituellement, en quatre ou cinq jours, avec une seule cure, parfois avec deux, rarement trois, on obtient une guérison complète et définitive.

LES GRANDS SYMPTOMES
ET
LES GRANDES MÉDICATIONS

CHAPITRE PREMIER
LES GRANDS SYMPTOMES

I. — **La constipation.**

Beaucoup plus fréquente que la diarrhée, la constipation habituelle, qu'elle soit quantitative [1] ou horaire, relève de causes diverses. Elle est symptomatique d'une affection de l'estomac ou du foie, — des organes génitaux, chez la femme, soit par action réflexe, soit par action mécanique directe — d'une atonie ou d'une hyperexcitabilité du système nerveux : spasme ou relâchement des tuniques de l'intestin. Idiopathique,

---

1. On peut aller à la selle chaque jour, et être un grand constipé. Témoin le cas, rapporté par TROUSSEAU, d'un chef de bureau, qui avait, chaque matin, une selle chronométrée, et qui était nanti d'un ventre colossal ; un beau jour, il tombe malade, les médecins consultés portent des diagnostics divers, entre autres celui de cancer ; au bout de huit à dix mois, des douleurs aiguës surviennent et le patient remplit dix-sept vases de nuit consécutivement, après quoi il fut guéri !

c'est-à-dire née sur place, elle provient d'une insuffisance des sécrétions, de la paresse musculaire, de coudures empêchant le transit des matières, d'une ptose totale ou partielle. On a décrit une constipation par surdigestion, par défaut de résidus ; cette variété est rare.

Je ne dirai rien de la symptomatologie ; je rappellerai seulement, à un autre point de vue, que le médecin ne doit pas s'en laisser imposer par la *fausse diarrhée*. Je me bornerai à résumer le traitement, selon les modalités et l'étiologie de ce symptôme capital.

TRAITEMENT. — S'il y a de la *ptose abdominale*, la contention des viscères abaissés est à la base de la thérapeutique ; j'ai vu plusieurs femmes, chez lesquelles le port d'une sangle, bien appliquée, fit cesser rapidement et complètement une constipation ancienne.

Si le malade est un SPASMODIQUE [1], on aura recours aux *applications chaudes* sur l'abdomen, le soir, au coucher : compresses humides, ou mieux cataplasmes de farine de lin — à l'*hydrothérapie tiède : douches* à 36°, en jet, en insistant sur la colonne vertébrale — à l'*huile d'amandes douces* ou à l'*huile d'olives*, le matin à jeun : 15 grammes — à l'*huile de vaseline :* une cuillerée à soupe, à jeun ou au début des repas ; l'*huile de ricin* agit quelquefois, non pas mécaniquement, comme on l'a cru longtemps, mais de façon irritante, en activant le péristaltisme (LEBON et AUBOURG) — aux *lavements d'huile* tiède : 100 grammes, le soir, au coucher, à garder toute la nuit. Mais, si le sujet est, en même temps, un dilaté gastrique ; si son évacuation stomacale est ralentie, on évitera les laxatifs huileux, pris par la bouche, même s'il y a de l'hyperchlorhydrie, car la paresse de l'estomac risquerait de se changer en stase. On ordonnera alors la *bourdaine*, sous forme d'extrait fluide : une demi à une cuillerée à café dans de l'eau sucrée — ou mieux, d'infusion, à la fin du repas du soir : 3 à 5 grammes d'écorce.

---

1. La constipation est *rarement* franchement spasmodique ou atonique.

La *belladone* ne mérite pas sa réputation d'adaptation spéciale à la constipation spasmodique.

On peut également avoir recours aux semences de *moutarde
blanche*, à raison d'une cuillerée à soupe, en décoction — à
la *graine de lin*, à la dose de deux cuillerées à soupe — aux
semences *de psyllium*, à la même dose. Mais, certains malades
avalent difficilement ces mélanges gluants, qu'on peut remplacer avec avantage par de l'*agar-agar*, sous forme de cachets,
ou plutôt de gelée, à la dose de 10 grammes par jour ; cette gelée,
n'étant pas rétractile, effectue un véritable ramonage du tube
digestif, tout en ayant une action émolliente.

Si le malade est, au contraire, un ATONE complet et franc,
sans réactions douloureuses du ventre, on aura recours à l'*hydrothérapie froide* : douches à 20°, durant vingt secondes, le
matin — à la *teinture de noix vomique*, qui réveillera la péristaltique de l'intestin : X gouttes, au début des deux repas
— à la *quassine amorphe* : 0,02 à 0,05 cg. en pilules — au
chlorure de magnésium : 0,25 cg. en solution, au début des
repas.

On pourra, avec avantage, traiter la constipation en même
temps que l'atonie gastrique, en employant la médication suivante de HAYEM :

Chlorure de sodium . . . . }	àà 2 gr. 50
— de magnésium crist. . . . . . }	
Bicarbonate de soude	2 gr.
Eau distillée.	1 litre.

ou :

Chlorure de sodium. . . . . }	àà 2 gr. 50
— magnésium crist . . . . }	
Sulfate de soude	3 à 5 gr.
Eau distillée	1 litre.

à raison d'un grand verre, tiède, le matin à jeun.

Chez les constipés à foie indolent et torpide, on conseillera,
le soir, une ou deux des pilules suivantes, qui sont classiques :

Evonymine. . . . . }	àà 0,02 à 0,04 cg.
Podophyllin . . . . }	
Poudre de belladone	0,01 cg.

Le *phosphate disodique* est un excellent laxatif et cholagogue, à raison de 4 à 6 grammes à jeun, dans un demi-verre d'eau tiède.

La *cascara* peut être prescrite avec avantage, sous forme de cachets à 0 gr. 50, ou d'extrait fluide, à la même dose, après le repas du soir. Pourtant, à la longue, elle entraîne de l'hyperpepsie ; il est donc bon de ne pas y avoir recours pendant des semaines consécutives.

G. ROSENTHAL a employé avec succès *l'écorce d'une orange*, qu'on fait bouillir une demi-heure dans de l'eau ; cette première eau, très amère, est jetée ; l'écorce est alors mise à bouillir une deuxième fois, pendant le même temps, dans de l'eau légèrement sucrée : puis, on la met sécher sur une assiette. L'exonération obtenue n'est pas seulement mécanique, elle s'accompagne d'un flux bilieux, et cette suractivation hépatique dure plusieurs jours.

De façon temporaire, on emploiera, chez les *entéroptosiques à foie touché*, l'eau de *Vichy* tiédie (*Grande-Grille, Hôpital, Chomel*), à raison d'un verre le matin, à jeun, dans lequel on fera dissoudre une demi à une cuillerée à café de la poudre suivante, d'après la formule de GLÉNARD :

       Sulfate de soude . . . . 40 gr.
       Sulfate de magnésie . . . . 30 gr.

Chez les hyperchlorhydriques et dans l'hypersécrétion continue, le *bismuth*, employé à la dose de 10 à 20 grammes par jour, immédiatement ou une demi-heure avant les repas, agit comme laxatif, en même temps que comme médicament gastrique. Si l'on désire employer des doses moindres de bismuth, comme je le fais habituellement, je rappelle que la poudre ci-après est nettement laxative en général :

       Carbonate de bismuth. . . . . ⎫
       Hydrate de magnésie. . . . . ⎬ ää 30 gr.
       Lactose . . . . ⎭
Une cuillerée à café, avant chacun des deux ou trois repas.

La *magnésie hydratée*, employée seule, est un laxatif de premier ordre pour tous les constipés, mais surtout pour les hyperchlorhydriques, chez lesquels elle agit, en outre, comme anti-acide et comme stimulant de la contractilité (quand il y a atonie), par formation de chlorure de magnésium.

On peut l'associer à d'autres poudres moins actives, quand on a affaire à des intestins susceptibles :

> Magnésie hydratée. . . . . ⎫
> Lactose. . . . . ⎬ āā
> Poudre de réglisse. . . . . ⎭
>
> *Une ou deux cuillerées à café, le matin à jeun, dans un demi-verre d'eau.*

Le *carbonate de magnésie* a l'avantage de mieux se diluer dans l'eau, et d'être ainsi plus agréable à prendre ; mais il est beaucoup moins actif.

Dans les affections cutanées dues à la constipation, on emploiera la *rhubarbe* : 1 gramme, au début des deux principaux repas.

D'une façon générale, on évitera les laxatifs salins *répétés*, car l'accoutumance est rapide, et la constipation secondaire suit — les *drastiques*, sous forme de pilules d'*aloès*, de *scammonée*, etc., car ces médicaments irritent le tube digestif, — les *tisanes purgatives*, dont la plupart, à base de séné, ont le même inconvénient. Par contre, certaines plantes, telles que la *pensée sauvage*, le *liseron* et surtout la *mauve*, employées en infusion à jeun, passent, avec raison, pour avoir quelque efficacité.

Certains aliments, tels que les bananes et les coings, sont constipants ; inversement, l'ingestion de grandes quantités de légumes, tels que haricots verts, choux, salade, augmente la fréquence et l'abondance des selles, par la cellulose, qui reste indigérée.

Pourtant, il ne faudrait pas trop compter sur le régime alimentaire, pour lutter contre la constipation ; la preuve péremptoire en est que, dans une même famille, les divers membres, soumis à un régime alimentaire identique, présentent fréquemment une grande inégalité, au point de vue de la fréquence des selles.

Il y a autre chose. Voici, par exemple, un menu pour femme enceinte constipée, préconisé par BOUCHACOURT : 8 heures, café au lait, avec pain grillé et beurre — 10 heures, 200 c. c. de képhir n° 1 — midi, olives et beurre, omelette aux pointes d'asperges, escalope de veau aux épinards, marmelade de pommes et rhubarbe, fromage à la crème ; raisins (sans rejeter les pépins, ni la peau) ; cidre ou bière, pain de seigle — 4 heures, thé avec pain d'épice, beurre et miel — 7 heures, potage crème d'orge ; turbot sauce hollandaise, endives au jus, 150 c. c. de yohourth, pruneaux à la manne ; bière maltée, pain de seigle ; un petit verre de cassis.

C'est là un régime agréable, que beaucoup de dyspeptiques constipés seraient tentés d'adopter ; mais, si le pain d'épice, le beurre, le miel, le pain complet [1] peuvent augmenter les selles, *chez un sujet normal* ou une femme enceinte, bien portante par ailleurs, ces aliments, très indigestes, ne sont pas supportés par un estomac fragile ou malade; ils risquent d'amener de la diarrhée, par surmenage gastro-intestinal, ou d'augmenter la constipation, en aggravant l'état dyspeptique, qui en est souvent la vraie cause.

Dans la constipation absolument tenace par stase intestinale, PAUCHET préconise l'*extirpation aseptique du côlon droit*, avec libération de l'angle splénique.

II. — **La diarrhée.**

La diarrhée est *primitive* ou *secondaire*, simple retentissement d'une affection sur l'intestin.

Parmi les DIARRHÉES SECONDAIRES, je ne ferai que mentionner celles de la *tuberculose pulmonaire*, des *cardiopathies*, de

---

1. Le pain complet laisse 12 °/₀ de résidu (qui donne lieu à des fermentations), au lieu de 4,5 °/₀ du pain blanc. Il n'est souvent que du pain ordinaire, additionné de son (MANQUAT).

l'*urémie*, des *parasites* (dont il a, du reste, été question), des *maladies infectieuses*, du *refroidissement*, etc.... Par contre, je retiendrai les retentissements intestinaux d'origine hépatique et gastrique.

LINOSSIER a décrit autrefois la *diarrhée prandiale des biliaires*, qui s'accompagne d'anxiété et de douleur épigastrique. On rencontre plus souvent, le matin au réveil, ou dans la seconde partie de la nuit (4 à 6 heures du matin), ce retentissement hépatique ; le patient sent quelques contractions et quelques borborygmes avec de légères coliques ; au bout de quelques minutes, une selle abondante, pâteuse, jaune foncé, est émise, suivie généralement de plusieurs autres, plus liquides, en l'espace de deux à trois heures ; puis, tout rentre dans l'ordre, jusqu'au lendemain, sans qu'il y ait à incriminer un écart de régime ou une autre cause.

D'autres fois, après une crise de pincements épigastriques et bilatéraux, aussi bien à gauche qu'à droite, ce qui peut constituer une cause d'erreur, on observe une diarrhée abondante, *vert-de-gris*.

Chez les dyspeptiques francs, il est fréquent de rencontrer soit un besoin pressant de défécation, pendant ou immédiatement après le repas — soit une série de plusieurs selles pâteuses, dans l'après-midi.

Ce n'est là que l'exagération du réflexe gastro-côlique, la motilité du gros intestin étant mise en train par l'entrée en activité de la musculature gastrique. On prescrira, outre le traitement causal, X à XX gouttes de *teinture de jusquiame*, au début des repas, pour calmer l'irritabilité des plexus abdominaux ou de la muqueuse gastro-intestinale.

Dans les DIARRHÉES PRIMITIVES, l'aspect des selles, leur odeur, leur horaire, permettent souvent de faire un diagnostic et de voir de quel segment intestinal elles proviennent.

Un mélange de matières molles et de liquide indique une *entérite simple*. Quand le liquide est presque incolore et renferme de l'albumine, on a affaire à une *diarrhée séreuse* (choléra infantile, mal de Bright). Les selles demi-liquides ou liquides, de couleur jaune ou verte, contenant de petits débris alimentaires, beaucoup de NaCl et de phosphate ammoniaco-magésien et des traces d'albumine, avec une réaction d'ordinaire alcaline, mais qui peut être acide, indiquent un *catarrhe intestinal aigu.* — Les selles sont pâteuses, en tas ou en purée. De couleur ocre, elles sont la conséquence d'une traversée digestive trop rapide. De couleur vert foncé ou franchement jaune, elles manifestent une suractivité fonctionnelle du foie. De couleur mastic ou blanchâtre, elles sont, au contraire, en rapport avec une insuffisance de la cholopoièse ou de la sécrétion pancréatique. Parsemées de bulles gazeuses, elles prouvent l'existence de *fermentations.* Contenant des débris macroalimentaires, elles indiquent une *insuffisance de mastication,* ou plutôt une *achylie gastro-pancréatique.*

Se composant seulement d'une cuillerée de glaires, ou d'un crachat moqueux, avec épreintes et fortes coliques, c'est la *côlite dysentériforme.*

Le liquide a une couleur macération de viande et contient des fragments solides, en forme de pois ou de haricot — ou bien, une couleur jaune pâle, avec du mucus sanguinolent; présence de sang, de mucine et de pepsine en grande quantité ; un peu d'albumine ; beaucoup de leucocytes, de cellules épithéliales et de bactéries, c'est le type fécal de la *dysenterie.* Une selle purement sanguinolente, se produisant au cours d'une dysenterie, indique l'*érosion d'un vaisseau.* Une selle rouge-brun ou brun-noir, à odeur de pourriture, indique un *processus gangréneux* de la muqueuse intestinale.

Une consistance et une couleur de poix sont les caractéristiques du *melæna.* On ne manquera pas, en face de selles ayant cet aspect, de demander au malade s'il n'a pas ingéré du fer ou du ratanhia ; le bismuth donne plutôt une coloration vert-noir.

Une selle, composée de liquide franchement rouge, c'est-à-dire de sang pur ou de liquide séreux, contenant du sang en grande quantité, prouve l'existence d'une *lésion du rectum ou de l'anus.* Il pourra s'agir de simples *hémorroïdes* rompues, d'une banale *entéro-côlite*, d'un *polype* ano-rectal, d'une ulcération chronique de *dysenterie refroidie.*

Une selle demi-puréiforme, faite de matières fécales, de glaires, de pus et de sang, fera penser à un *cancer recto-côlique.*

Si l'anémie est très prononcée, de même que l'amaigrissement, et si le malade a habité un pays tropical ou para-tropical, en particulier la Cochinchine, le Soudan, la Guyane, on recherchera dans les selles l'anguillule de la *diarrhée chronique des régions chaudes.*

Franchement liquides, abondantes et plutôt rares, contenant des résidus d'aliments et une faible quantité de mucus, intimement mélangé à elles, de coloration verte ou jaune, les selles viennent *de l'intestin grêle.* Elles s'accompagnent alors de météorisme, de douleurs périombilicales, de borborygmes.

Renfermant beaucoup de mucus liquide ou concrété en glaires ou en membranes ; fréquentes plutôt qu'abondantes ; accompagnées de douleurs siégeant à l'hypogastre ou dans les fosses iliaques, surtout du côté gauche, et de ténesme, elles proviennent *du gros intestin.*

Pour le traitement des diarrhées, je renvoie aux indications synthétiques, données au chapitre du FORMULAIRE THÉRAPEUTIQUE. On n'oubliera pas que, comme certaines hémorragies, certaines diarrhées doivent être respectées, en particulier celles qui sont liées à l'azotémie.

III. — La douleur.

Les douleurs abdominales, selon leur siège, leur intensité, leur horaire, le cortège symptomatique dont elles font partie, ont une signification très variable.

Et d'abord, il convient de ne pas rapporter, de façon constante, à l'intestin les algies du ventre.

J'ai parlé, au début de cet ouvrage, de l'hyperesthésie de la *grande courbure de l'estomac* qui, souvent, se manifeste plusieurs heures après les repas, au niveau ou au-dessous de l'ombilic. Un estomac, ptosé ou distendu, et fatigué par le poids de son contenu, manifeste dans cette région, et *non à l'épigastre*, son hyperesthésie organique ; il n'est pas besoin qu'il y ait ulcère, pour qu'il en soit ainsi. L'examen radioscopique ou la palpation profonde, ou même la simple recherche du bruit de clapotage, en fixant la limite du bas-fond du viscère, permet d'éviter l'erreur.

Chez nombre de côlitiques, la douleur paraombilicale est le fait du *côlon transverse* irrité, enflammé ou contracturé. Alors, la palpation de ce segment intestinal est facile, sauf pourtant chez les obèses ; la douleur bien localisée, que la pression y réveille, a une signification suffisamment nette. Lorsque le côlon est ainsi en jeu, le malade éprouve d'ailleurs une douleur transversale, en barre, dont le trajet diffère de celui de la grande courbure. Lorsque le côlon est haut, ce qui est rare, la douleur est franchement *épigastrique*.

La douleur *spontanée* de la *fosse iliaque droite* est plutôt rare, chez les intestinaux chroniques. Se montrant à l'occasion d'une fatigue ou d'un effort, elle doit attirer l'attention sur l'*appendice*. On rencontre fréquemment, chez la femme, une *névralgie crurale droite*, tenace, qui est conditionnée par l'entéro-côlite banale ou la typhlatonie. On la rencontre quelquefois pendant la période digestive.

Par contre, le douleur à la pression est d'une extrême banalité, ainsi que je l'ai déjà dit. La *cæcalgie* simple, provoquée, existe, non seulement dans les états pathologiques du cæcum, mais surtout dans les maladies de l'estomac et du foie. La sympathie morbide, qui unit le cæcum et l'estomac, est démontrée par le parallélisme de leur tension et de leur consistance : clapotage, gargouillis, atonie, etc... et par la propagation fréquente de la cæcalgie provoquée au creux épigastrique, c'est-à-dire au plexus solaire. Quelquefois, l'inverse se produit, la pression du creux épigastrique détermine une douleur cæcale.

La douleur latérale droite peut être une douleur *urétérale*, ce qui est peu fréquent. A la pression, en marquant au crayon dermographique les points sensibles, on obtiendra une ligne oblique, allant du pubis à l'hypocondre ; de plus, les antécédents lithiasiques ou pyuriques mettront sur la voie.

Située entre la fosse iliaque et l'hypocondre, la douleur, soit continue, sourde ou subaiguë, soit survenant en crises ou par phases aiguës, peut être due à une *ptose rénale*, facile à découvrir — plus souvent à une *cholécystite*, lorsque la vésicule pédiculisée s'est abaissée — à une *ptose hépatique*, totale ou monolobaire.

Localisée à l'hypocondre droit, la douleur abdominale est presque toujours en rapport avec une *hépatopathie :* congestion, déformation en languette, cholécystite ; il est rare que le rein, prolabé au premier degré de GLÉNARD, soit sensible, à la pression ou spontanément.

Quand la douleur siège dans la portion droite de la région épigastrique, le diagnostic est souvent délicat. Ce peut être le *lobe gauche du foie* hyperesthésié ; alors, la douleur à la pression est superficielle, à fleur de peau, et la palpation, jointe à la percussion, permet de découvrir quelque anomalie de la masse hépatique — *le pylore*, dont la palpation est possible, dans un certain nombre de cas, chez les sujets à paroi atone, en se servant du procédé du glissement, décrit au chapitre de l'examen clinique : la douleur est ici profonde et accompagnée de symptômes gastriques — la *région prépylorique* enflammée, avec congestion de la paroi stomacale, soit qu'il y ait simple gastrite, soit qu'un ulcère soit surajouté — le *duodénum*, ce qui est plus rare ; la douleur siège alors habituellement plus bas. GLÉNARD a décrit autrefois [1] les *coliques duodénales*, qu'il a distinguées des coliques hépatiques. Il en a cité plusieurs cas, et a donné comme caractères : l'absence d'ictère et de calculs. A la palpation, il trouvait une hyperesthésie en cercle, entre l'ombilic et l'extrémité de la neuvième côte droite — de la rénitence — et de la sonorité. Il faut, en outre, faire entrer en ligne de compte la *ptose du duodénum,*

---

1. *Les ptoses viscérales* (1899), p. 281.

qui peut provoquer, dans certains cas, des douleurs faisant croire à un ulcus.

Une autre cause de douleurs sous les fausses côtes droites est l'accumulation de gaz en *haut du côlon ascendant*, par suite du resserrement de l'angle ascendant-transverse. Les gaz, s'amassant dans cet angle, le dilatent (ou plutôt diminuent sa lumière, en dilatant le haut du côlon ascendant, qui tend à s'appliquer contre la première portion du transverse), font pression pour franchir l'obstacle, et cette distension est pénible. Quelques massages de la région permettent aux gaz de cheminer, et leur sortie par l'anus, consécutivement à cette manœuvre, amène une disparition immédiate de la douleur (*colique venteuse*).

Mais, c'est surtout dans l'hypocondre gauche que se produisent ces *coliques venteuses*, au niveau de l'angle splénique ; elles sont très fréquentes, en raison de l'acuité du coude, que forme normalement le transverse avec le côlon descendant.

A la partie inférieure du creux épigastrique, c'est-à-dire un peu au-dessus de l'ombilic, se localisent les *coliques pancréatiques*, qui se montrent, comme les coliques hépatiques,. à intervalles irréguliers. Le maximum de douleur provoquée gît dans la zone pancréatico-cholédocienne de CHAUFFARD (partie inférieure du triangle, formé par la ligne ombilico-xiphoïdienne et par une ligne allant de l'ombilic à l'angle costopariétal droit). Au lieu d'irradier vers l'omoplate droite, la douleur va plutôt vers l'épaule gauche, ou franchement vers la colonne vertébrale. Dans certains cas, on note une teinte bronzée de la peau.

Dans la fosse iliaque gauche, la douleur, continue et sourde, spontanée, est souvent la conséquence d'une irritation de la muqueuse par la *coprostase* ; à la pression, la douleur suit le côlon, sans localisation. Lorsqu'un point, par contre, est particulièrement sensible, et que le malade est un ancien dysentérique, il s'agit probablement de *périsigmoïdite*.

Chez la femme, le diagnostic a fréquemment à hésiter entre une inflammation ou une lésion annexielle et une appendicite chronique ou un point de sigmoïdite. Les antécédents intesti-naux et le toucher vaginal aideront à résoudre la question.

On ne prendra pas pour de la cystalgie les *coliques hypo-gastriques* ou plutôt les épreintes, qu'on rencontre couramment dans les affections banales de l'intestin.

Les douleurs abdominales, localisées autour de l'ombilic, et survenant par crises chez des personnes âgées, non sujettes à des manifestations d'ordre digestif, peuvent être dues à *l'oblitération des artères mésentériques* ou à une insuffisance circulatoire passagère, sorte de *claudication intermittente de l'intestin ;* l'examen du cœur et de l'aorte et le chiffre de la pression sanguine attireront l'attention sur ce point très délicat.

Chez les enfants, les *helminthes* déterminent souvent des coliques, parfois violentes, sans siège fixe.

Chez les nerveux, une simple contrariété, ou une digestion difficile, suffit pour provoquer un *spasme douloureux ;* on trouve alors, en même temps, de l'hyperesthésie cutanée.

La *colique de plomb* est suffisamment caractérisée par la constipation absolue, la rétraction du ventre, le liséré gingi-val, et par ce fait qu'une pression forte la calme.

Les crises intestinales du *tabès,* accompagnées de rétention d'urine, de sueurs froides, de tendances syncopales, débutent brutalement, et consistent plutôt en sensation d'écrasement ou d'arrachement qu'en douleur proprement dite. Quand elles sont associées à de l'anesthésie cutanée, ce mode pathologique fera penser à une lésion du système nerveux central, et inci-tera à l'examen des réflexes divers.

Je passe sur les *coliques hépatique* et *néphrétique.* Quant aux *coliques utérines,* qui seront rattachées à leur véritable localisation par le toucher, elles sont caractérisées par leur irra-diation lombaire.

La *rectalgie* ou l'*ano-rectalgie,* se produisant à l'occasion des selles, obligera à un examen, qui décèlera des *hémorroïdes* ou une *fistule.* Les irradiations hautes sont fréquentes. On rencontre, de temps en temps, une *rectalgie essentielle*, en rapport avec un tempérament arthritique.

Je laisse de côté les douleurs abdominales liées aux affections intestinales aiguës ou suraiguës : péritonite, perforation, appendicite, etc., maladies à propos desquelles elles ont été examinées.

IV. — Les hémorragies intestinales.

Le sang, rendu par l'anus, est *rouge*, quand il a séjourné peu de temps dans l'intestin, soit qu'il provienne de la portion terminale du rectum, soit que, provenant de plus haut, il n'ait pas été, en raison de son abondance, retenu à son lieu d'origine ; il renferme souvent des caillots. Inversement, il est *noir* (*melæna*), quand l'hémorragie est moyenne, et qu'elle provient du grêle ou de l'estomac, où elle a subi un commencement de digestion, favorisée par la durée du trajet jusqu'au dehors ; quelquefois, le sang peut provenir du côlon, en amont d'un amas de matières fécales, et avoir l'aspect de melæna, par suite d'un séjour prolongé dans le canal intestinal : la selle a alors une odeur fétide. L'association d'une hématémèse montre que le sang a une origine gastrique ou gastro-hépatique ou duodénale.

J'ai parlé de la teinte brune ou noirâtre, que certains médicaments donnent aux selles.

Quand l'hémorragie est importante, elle est précédée par de la pâleur des téguments et une asthénie subite. Quand elle s'est manifestée au dehors, on constate, en plus, de la microsphygmie avec abaissement marqué de la tension, et des lipothymies ou une tendance aux syncopes.

Avant de porter le diagnostic d'hémorragie intestinale, il faut d'abord s'assurer qu'il ne s'agit pas d'*hémorragie vicariante* ; les épistaxis ou les hémoptysies, accompagnées de déglutition du sang, ne sauraient passer inaperçues ; quant aux hémorragies hystériques, c'est le plus souvent une tromperie, de la part du malade. Chez le nouveau-né, le melæna (*faux melæna*) peut provenir de la succion du sang du mamelon de la nourrice (crevasses).

Le vrai melæna, qui se produit dans les premiers jours de l'existence, est dû à une infection grave ou à une syphilis congénitale.

Chez l'enfant jusqu'à l'adolescence, en mettant de côté les fièvres graves et la déglutition du sang d'épistaxis, les hémorragies intestinales n'ont guère comme cause que les *polypes du rectum* et, plus rarement, la *leucémie*, le *purpura* et la *maladie de* BARLOW.

Chez l'adulte, l'étiologie est plus variée, et l'aspect ou la modalité de la selle sanglante permet de lui attribuer une signification.

Le sang est rendu en petite quantité, à l'occasion des selles, d'une façon fréquente, mais non régulière; il n'est pas mélangé aux matières fécales. Le sang est rouge et recouvre la selle : il s'agit d'*hémorroïdes*, faciles à reconnaître. Le sang est émis avant la selle ; il s'agit alors de *côlite banale*.

Le sang est tantôt franchement rouge, tantôt mélangé à des matières mal liées, sales, glaireuses ; faire un toucher rectal ou une sigmoïdorectoscopie ; un cancer est sans doute en cause, même si l'état général ne semble pas très touché.

Le sang est mélangé à des glaires ; tantôt, ce sont des glaires sanguinolentes, tantôt des glaires incolores ou noirâtres, qui voisinent avec du sang pur ; il s'agit probablement d'*entéro-côlite simple*. Mais, on se méfiera toujours de la répétition des selles sanglantes, le sang y fut-il en petite quantité; bien des cancers du côlon ont, au début, l'allure d'hémorroïdes ou d'entéro-côlite banale.

Si les selles sont fréquentes, glairo-sanguinolentes, peu abondantes, et accompagnées d'épreintes, on a vraisemblablement affaire à une *côlite dysentériforme*. Dans ce cas, assez rarement, le sang est franchement rouge.

La *cirrhose alcoolique du foie* est toujours reconnue, en

général, avant qu'elle n'entraîne des hématémèses et du melæna ; le malade se plaint, depuis longtemps, de troubles digestifs.

Les hémorragies des maladies infectieuses : variole, typhoïde, ictère grave, etc... ne sauraient donner lieu à aucune hésitation de diagnostic.

TRAITEMENT. — Aux hémorragies hémorroïdaires, dysentériques et côlitiques, on opposera uniquement une thérapeutique locale, consistant en *petits lavements chauds* (45°) additionnés de 20 °/₀ *d'eau oxygénée*.

Dans les hémorragies provenant du grêle, des voies digestives supérieures ou du côlon ascendant et transverse, on mettra le malade au repos absolu, avec applications de *glace* sur le ventre, et diète complète.

Dans les maladies infectieuses, on prescrira le *chlorure de calcium* en potion (4 gr. par jour). Dans l'ulcère ou le cancer gastro-duodénal, l'*émétine* en injections hypodermiques : 0,04 à 0,08 cg. est spécialement indiquée.

Pour suppléer à la masse sanguine déficitaire, on emploie généralement les injections massives de *sérum artificiel*. On devrait, quand il s'agit d'hématémèse par ulcère, lui préférer le *sérum glucosé* (47 °/₀₀) qui, aussi bien que lui, diminue la soif, augmente la diurèse, et remplit les vaisseaux, sans avoir d'inconvénient, au point de vue de la sécrétion.

Dans les cas particulièrement graves, on aura recours à la *transfusion sanguine*, soit qu'on emploie la méthode de ROSENTHAL : charger une seringue de 250 c. c. stérilisée, du dixième de son volume d'une solution aqueuse de *citrate de soude* à 1 °/₀, après l'avoir armée d'une aiguille à biseau court et large ; piquer la veine du donneur, après les précautions d'usage ; la seringue se remplit rapidement ; l'opérateur la sépare de l'aiguille, qui est laissée en place, puis il l'adapte à l'aiguille du bras du receveur ; la technique est à la portée de tous — soit la méthode d'AMEUILLE : ponctionner la veine du donneur, à l'aiguille de QUEYRAT ; recueillir le sang dans un vase stérilisé, contenant une solution de citrate de soude, de dilution telle que le sang en contienne 1 °/₀₀, agiter, pendant toute la durée de l'écoulement ; réinjecter, à l'aide d'un bock, sous la pression modérée d'une soufflerie. Le gros avantage de cette méthode, plus compliquée que la précédente, est de pouvoir conserver le sang *jusqu'à quatre jours*, sans inconvénient, à l'étuve à 37°.

En même temps, on aura recours aux toni-cardiaques et aux stimulants des centres nerveux : *strychnine* (deux à quatre milligr.) — *huile camphrée éthérée*, qui jouit, en outre, de propriétés hémostatiques marquées — *sulfate de spartéine* (0,05 à 0,10 cg.).

Pour les indications complémentaires, je renvoie au Formulaire thérapeutique.

V. — La flatulence et les vents.

J'ai consacré un chapitre spécial aux fermentations hydrocarbonées et azotées, qui constituent une source importante de gaz. Mais, à côté de ces gaz de putréfaction, il faut accorder une place aux *gaz normaux*, dont l'abondance et la rétention amène du ballonnement et des malaises distants.

On rencontre, en effet, fréquemment des sujets, qui se plaignent de gêne abdominale, qui sont obligés de desserrer leur vêtements, et dont les vents n'ont *aucune odeur* ; c'est là une preuve de non-fermentation.

Pendant la période digestive, les gaz, normalement contenus dans l'intestin, et qui sont constitués, en grande partie, par de l'air atmosphérique, se dilatent, du fait de l'activation de la circulation abdominale et de la légère augmentation de température locale, qui s'ensuit. Lorsque la tonicité et la péristaltique du tube gastro-intestinal sont suffisantes, ces gaz sont chassés par l'anus ; mais, lorsqu'il y a hypotension des parois digestives, et surtout quand il existe des coudures pathologiques, ils restent emmagasinés tout le long de l'intestin, ou seulement en amont du point où gît l'obstacle : d'où *coliques,*

qui cèdent à un léger massage ou à un changement de position : KAN KATO [1] a constaté que ce sont surtout les personnes,
ayant des troubles de la circulation générale, qui se plaignent
de météorisme.

La cause de beaucoup la plus fréquente du ballonnement
du ventre est l'aérophagie, qui est suivie mécaniquement
d'*aérocôlie*. L'air dégluti formant souvent un volume abondant, l'intestin lutte contre la distension qu'il subit, et, de
même qu'on observe un spasme œsophagien ou gastrique, dû
à la présence d'une grande quantité d'air dans l'estomac, il
se produit un *spasme* de l'intestin ; le chemin de descente vers
l'anus est alors fermé ; l'air, arrivant à nouveau des régions
supérieures accroît la tension, l'intestin se dilate, remonte le
diaphragme, et il en résulte des troubles divers, principalement chez les ptosiques.

Outre la gêne abdominale, le malade éprouve de la *dyspnée*,
des *douleurs* pectorales et précordiales, et du *vertige*. On
observe, en même temps, de la *tachy-arythmie*, et de l'*hypertension artérielle*.

Lorsque les gaz restent dans l'intestin grêle, le ballonnement est périombilical : lorsqu'ils sont retenus dans le côlon, il
est périphérique.

Au lieu d'être total, le ballonnement et le tympanisme sont
fréquemment segmentaires. C'est alors que la localisation à
droite des douleurs venteuses simule la colique hépatique
ou néphrétique.

Devant un patient, qui accuse des douleurs aiguës, siégeant
en un point limité de l'abdomen, et cessant subitement après
l'expulsion de vents inodores, on ne manquera pas de demander s'il n'a pas de rots, constants ou en série. Il est de la
première importance de dépister l'aérophagie, et de la soigner,
au lieu de voir, dans le ballonnement dont se plaint le malade,
la conséquence de fermentations ; il est surtout capital de ne

---

1. *Internal. Beiträge zur Path. und Therap. der Ernährungsstörungen*,
(2 avril 1910).

pas administrer de ferments lactiques, ni d'antiseptiques intestinaux, alors que la thérapeutique doit consister en une potion au *carbonate de bismuth* et en un crayon interdentaire, destinés, l'un à diminuer la sialo-aérophagie, l'autre à empêcher ou à raréfier les mouvements de déglutition à vide.

Chez les hypotoniques, on aura recours au massage et aux *carminatifs*.

CHAPITRE II

LES GRANDES MÉDICATIONS

I. — Les ferments lactiques et les dérivés du lait.

Pendant longtemps, les ferments lactiques et les dérivés du lait ont été regardés comme la médication de choix dans le traitement des entérites à fermentations azotées.

Ils se présentent, dans la pratique, sous plusieurs formes.

Le petit lait. — C'est la partie liquide du lait coagulé ; il ne contient donc ni caséine, ni beurre. Il doit être neutre ou légèrement acide ; il renferme environ 64 gr. de matières fixes par litre, ainsi réparties : 50 gr. de lactose, 8 d'albuminoïdes dissous, 6 de glycérine et de sels (phosphates de chaux, de soude, de potasse, de magnésie, de fer, chlorures de sodium et de potassium) avec des ferments oxydants et hydrolysants.

C'est donc un aliment à la fois reminéralisateur, laxatif et diurétique. Comme tel, il est indiqué dans la plupart des entérites, lesquelles, ainsi que l'a montré Lœper, s'accompagnent, presque toujours, de déperditions minérales, principalement de chaux.

Le petit lait se prend, le matin à jeun et une heure avant les repas, à raison de 100 à 200 gr. chaque fois.

Képhir. — C'est du lait de vache, fermenté par addition de graines de *képhir* ; ces graines renferment une levure, le *Saccharomyces mycoderma,* qui a la propriété de transformer la lactose du lait en alcool et acide carbonique — et un microorganisme, le *Dispora caucasica*, qui peptonise partiellement la caséine. Il se présente sous l'aspect d'un liquide blanc, épais, mousseux, d'un goût légèrement aigrelet.

La fermentation, qui doit s'effectuer à une température de 18° environ, dure, à volonté, plus ou moins longtemps. Au bout de vingt-quatre heures, elle est achevée, et donne le képhir *faible*, qui contient 0, 60 °/₀ d'alcool; le képhir *moyen* est celui de quarante-huit heures; le képhir *fort*, celui de trois jours ; il contient jusqu'à 1 gr. 50 °/₀ d'alcool.

Le képhir *maigre* est fait avec du lait écrémé.

Le képhir *moyen* a la composition suivante, d'après Tus-CHINSKY :

Albuminoïdes	3,8 °/₀
Graisses	2 —
Lactose	2 —
Acide lactique	0,8 —
Alcool	0,7 —

Le képhir a le grand avantage de ne pas se coaguler dans l'estomac ; il ne demande donc qu'un travail minime à cet organe, et y séjourne peu de temps.

C'est un aliment antiputride, à conseiller dans les fermentations intestinales, accompagnées d'hypochlorhydrie ou d'achylie gastrique ; mais, comme il a la propriété d'augmenter l'acidité totale et chlorhydrique (HAYEM), il est contre-indiqué chez les entéro-côlitiques hyperchlorhydriques, et, comme cette classe de dyspeptiques est de beaucoup la plus fournie, on voit combien le champ d'action du képhir est restreint.

Il se prend à la dose moyenne d'une bouteille par vingt-quatre heures.

Le **koumys** est du lait de jument fermenté ; longtemps, il n'a été employé qu'en Russie. En France, on l'obtient par le mélange de deux parties de lait d'ânesse et d'une partie de lait de vache, qu'on fait fermenter par le *Saccharomyces cerevisiæ*.

Le koumys se présente sous l'apparence d'un liquide blanchâtre et pétillant, de saveur piquante et aigrelette. Il contient environ 1 gr. °/₀ d'acide lactique, 1 gr. de graisse, 3 gr. 20 d'alcool, 0,34 cg. de sels, 0,85 cg. de caséine, 0,30 cg. d'albumine, 0,60 cg. de peptones et 0,70 cg. de lactose. Sa composition se modifie avec l'âge ; au bout de vingt-huit jours, la lactose diminue, puis tombe à zéro.

Le koumys s'emploie pur, entre les repas, à la dose d'un demi à trois quarts de litre par jour.

Quoique d'une assimilation facile, et doué de propriétés antiputrides, il est loin de toujours réussir dans les affections du tube digestif, qui s'accompagnent de fermentations, car il a les mêmes contre-indications que le képhir, et surtout la dilatation gastrique avec insuffisance motrice (HAYEM).

Yoghourt. — C'est le lait bulgare ; on l'obtient au moyen d'un ferment, la *maya*, qui contient, d'après GRIGOROFF, à côté de certaines espèces microbiennes, trois microbes lactiques spéciaux, facultativement aérobies et anaérobies : le bacille bulgare ou de MASSOL, ferment lactique très énergique, qui coagule le lait stérilisé en douze heures — un streptocoque, qui le coagule en quatorze heures — et un diplocoque, qui le coagule en vingt heures.

Le yoghourt, est très nutritif, puisqu'il contient 7°/₀ de caséine, 7,2 de graisse et autant de lactose. Une notable quantité de caséine, environ 30°/₀, y est solubilisée et transformée en albumoses et en peptones.

A côté de ses propriétés nutritives, le yoghourt a l'avantage d'être très agréable au goût.

On le prend, comme le lait caillé naturel, soit à jeun, soit au coucher ou entre les repas, à la dose de deux ou trois bols par jour. On peut, aux repas, le mélanger aux pâtes ou au riz.

Lait caillé. — Le lait caillé, soit spontanément sous l'action du *B. acidilactis aerogenes*, soit sous celle de la *présure* ou de la *pégnine*, renferme 6 gr. d'acide lactique par litre. Il est laxatif et diurétique, et, additionné de sucre, il constitue un aliment agréable.

Babeurre. — En principe, le babeurre est le liquide, qui reste du lait, quand on en a extrait le beurre. En fait, on le prépare en faisant aigrir le lait frais (soit de lui-même, soit par ensemencement avec des bacilles lactiques sélectionnés, ou avec du lait déjà aigri) jusqu'à ce que l'acidité corresponde à 6 grammes d'acide lactique par litre. Ensuite, on le bat dans une baratte ménagère ; en une demi-heure environ, le beurre est séparé.

Le babeurre est indiqué dans les dyspepsies gastro-intestinales infantiles, *sans fièvre*. On le donne aux mêmes doses que le lait ; ne pas manquer d'agiter, car, par le repos, il se sépare en deux couches : petit lait et caséine coagulée. On peut en faire une bouillie claire de la façon suivante. Dans un litre de babeurre, on dilue une forte cuillerée à soupe (10 à 12 grammes) de farine de froment, de riz, d'arrow-root, etc. On porte le mélange à ébullition sur un feu doux, en agitant sans cesse, (de façon à obtenir des grumeaux suffisamment fins) ; le chauffage doit être lentement progressif, et l'ébullition ne se produire qu'au bout d'environ 25 minutes. On laisse monter le lait trois fois, puis on ajoute 75 à 90 grammes de sucre.

On a décrit la *fièvre de babeurre*, par réveil des phénomènes infectieux de l'intestin. Supprimer alors momentanément cet aliment, si la température arrive à 30°.

Le babeurre est contre-indiqué dans les gastro-entérites aiguës, dans les toxi-infections et dans les cachexies profondes.

Les ferments lactiques. — J'en ai parlé, au chapitre des fermentations intestinales. J'ajouterai ici un mot, relativement à l'abus qu'on fait de cette médication et à ses inconvénients.

Les ferments lactiques doivent, par destination théorique, être réservés uniquement aux putréfactions azotées. Or, on les prescrit, souvent les yeux fermés, dans de nombreux cas de dyspepsie gastrique avec constipation simple, et dans *tous* les cas d'entéro-côlite *banale*.

J'ai dit plus haut — et je ne saurais trop le répéter après

Robin et Glénard — que l'entéro-côlite, loin de constituer une affection autonome, n'est, *neuf fois sur dix*, qu'un symptôme ou une manifestation d'une maladie de l'estomac ou du foie. C'est en soignant l'estomac ou le foie, et en ne tenant pas compte de l'intestin, que l'entéro-côlite se guérit ; mon expérience à ce sujet est suffisante.

D'un autre côté, les quatre cinquièmes des dyspeptiques étant des hyperchlorhydriques, il y a inconvénient à acidifier encore leur intestin par la formation artificielle d'acide lactique *in situ*.

En fait — et j'ai publié cette remarque clinique, il y a plus de dix ans — les résultats positifs, obtenus par l'administration *larga manu* de ferments lactiques, ne dépassent pas 20 % : c'est vraiment peu. Cette faible proportion est due en partie au manque d'adaptation du médicament aux cas auxquels on l'applique, et, peut-être autant, au manque de vitalité des ferments.

Déjà en 1908, Palier (de New-York)[1] critiquait fortement la méthode lactique, car ses recherches expérimentales lui avaient montré que le ferment, par sa présence seule, ne diminue pas la virulence des matières fécales.

Puis, Effront est venu dire que le ferment bulgare, d'abord « un ferment d'hydrates de carbone par excellence, est devenu un ferment protéolytique... l'action antiputride résidera non plus dans la formation d'acide lactique, mais surtout dans la lutte pour le milieu azoté, où il se trouvera mieux placé que les ferments putrides » — et que, sur une cinquantaine d'échantillons commerciaux, il n'avait trouvé qu'une seule fois des ferments vrais, mais constamment un ferment *pseudo-lactique*[2].

Plus récemment, Carnot et Bondouy[3] ont montré que « l'ad-

---

1. *La bactériothérapie lactique a-t-elle une base vraiment scientifique ?* (Société de Thérapeutique, 28 octobre 1908).

2. *A propos des ferments lactiques médicinaux* (*Ibid.* 22 novembre 1911).

3. *La bactériothérapie lactique acidifie t-elle l'intestin* (Paris médical, 4 mai 1918).

ministration de ferment lactique, sous forme de lait aigri, même à doses assez considérables et prolongées, ne suffit pas pour provoquer l'acidification de l'intestin, alors même que ces ferments sont bien vivants (ce qui n'est pas toujours le cas, pour les ferments desséchés notamment), et prolifèrent dans l'intestin » et *qu'il est nécessaire d'administrer en même temps un sucre fermentescible*, c'est-à-dire 50 grammes de *lactose*, répartis en diverses prises dans la journée, sous forme de solution ou de tisane.

DOUMER, en associant le ferment lactique à de *l'amidon paraffiné*, et en l'amenant ainsi intact jusqu'au côlon, semble avoir fait avancer la méthode d'un grand pas.

H. LABBÉ et VITRY[1] sont arrivés à des conclusions troublantes, au sujet de la physiologie de la bactériothérapie lactique. D'après leurs recherches, la baisse des sulfo-conjugués de l'urine, qu'on constate après l'administration de ferments lactiques, provient de la diminution de l'azote urinaire. Ces corps « représentent uniquement un témoin de la désagrégation de l'albumine, et leur quantité absolue varie uniquement avec la quantité d'azote, éliminée par l'urine ».

On voit alors ce que deviennent les divers coefficients (BAUMANN, AMANN, COMBE, etc.) destinés à évaluer les putréfactions azotées de l'intestin. Le rapport d'AMANN (sulfo-éthers et azote total) n'a « aucune connexion avec les fermentations intestinales » *La bactériothérapie lactique abaissant l'assimilation azotée*, il s'ensuit que pratiquement elle est contre-indiquée chez tous les sujets en état de dénutrition, et ils sont nombreux.

Dans le même ordre d'idées, LŒPER[2] a insisté sur l'action décalcifiante des acides organiques, c'est-à-dire de l'acide lactique. La médication lactique n'est donc pas une médication anodine.

---

1. *Les effets de la bactériothérapie lactique sur la digestion intestinale* (*Paris médical*, 4 août 1909).
2. *Leçons de pathologie digestive* Première série, (1911) p. 258 et 282.

Bien plus, CARRIÈRE a signalé plusieurs cas d'entérite, dus à l'emploi des ferments lactiques [1].

Sans retenir ce fait exceptionnel, je conclurai avec LŒPER, et conformément à ce que j'écrivais [2], il y a plus de dix ans : « Peut-être, a-t-on quelque peu abusé des ferments lactiques, et la méthode n'est-elle pas sans inconvénients... ils doivent être employés d'une façon toujours passagère, *dans les seuls cas où il y a infection évidente*, et à faible dose. »

II. — Les lavements et les lavages.

LAVAGES. — Les lavages consistent dans l'introduction dans le rectum d'une quantité de liquide supérieure à un litre, et qui est rendue généralement de suite. Ils sont employés comme modificateurs de la muqueuse ou du milieu intestinal — et comme exonérateurs.

A ce dernier titre, contre la constipation accompagnant les fermentations intestinales, ils se composent habituellement *d'eau bouillie simple*, ou mieux *d'eau alcaline* (10 grammes de bicarbonate de soude par litre) ou de *sérum physiologique* (7 gr. 50 de chlorure de sodium). La température du liquide doit être indifférente ou plutôt chaude : 38 à 40° ; la pression sera faible, le récipient (bock) étant placé à 50 centimètres environ au-dessus du plan du lit.

Afin que le liquide atteigne le cæcum, le malade se couche sur le côté droit, le siège un peu soulevé à l'aide d'un coussin, le corps légèrement plié en arc, la jambe droite allongée, la gauche fléchie. On se sert d'une sonde de caoutchouc, de 30 à 40 centimètres de longueur, qu'on introduit entièrement ; chez les enfants, on emploiera une sonde urétrale n° 15 à 20.

A peine le liquide introduit, une envie d'aller à la selle se produit souvent ; aussi, chez les malades à intestin suscepti-

---

1. Société de Thérapeutique (14 février 1912)
2. *Estomac et entéro-colite* (*La Clinique*, 3 juin 1910.) — *Entéro-colite infectieuse et entéro-névrose* (Journal de médecine de Paris, septembre 1911)

ble, serait-il préférable d'employer une sonde à double courant, avec laquelle on pourrait faire un véritable lavage, sans distendre l'ampoule rectale ou les portions supérieures du côlon. Lorsque le liquide est conservé un certain temps, ne fût-ce que quelques minutes, une partie est absorbée, si la solution est iso ou hypotonique : ce contact avec la muqueuse est alors capable de la modifier, de dissoudre, de fluidifier ou de détacher le mucus ou les fausses membranes, qui seront ensuite rejetées avec les divers produits toxiques, élaborés ou contenus dans l'intestin.

Les lavages répétés ont l'inconvénient de distendre l'intestin et de l'irriter, au point qu'il s'ensuit une véritable mucorrhée. Le malade s'imagine, à tort, qu'il en retire de grands bienfaits, puisqu'il expulse de son « corps » les « saletés », qu'il y croyait accumulées. FLORAND et GIRAULT [1] ont publié récemment un cas de côlite membraneuse avec évacuation quotidienne de tubes de plusieurs dizaines de centimètres (un de 0 m. 80), qui, durant depuis des années, cessa en quinze jours, par la suppression des lavages et l'emploi de teinture de belladone.

Cette mucorrhée se produit presque immédiatement, si le liquide est frais ou froid.

Contre les fermentations elles-mêmes, COMBE a préconisé une macération de *colombo*, à 10 grammes par litre — une solution de *tanin*, à 1 à 3 grammes, qui paraît jouir de propriétés désinfectantes réelles, mais a le défaut de provoquer des spasmes douloureux — une solution d'*ichtyol* : 5 à 15 grammes de la dilution au centième, également irritante — l'*eau oxygénée*, à 30 à 50 grammes par litre. Quant aux lavages *boriqués* ou *boratés*, ils sont dangereux, parce que toxiques.

J'ai parlé ailleurs des lavages au *nitrate d'argent* à 0,50 °/₀₀ — à la *liqueur de Labarraque* à 15 °/₀₀ — au *bleu de méthylène*

---

1. *Côlite membraneuse* (Société médicale des Hôpitaux, 23 juillet 1920).

à 0,25 °/₀₀, contre la dysenterie. Il va de soi qu'alors le malade se couchera sur le côté gauche, le liquide devant entrer en contact seulement avec le côlon descendant ; au lieu de grande sonde, on se servira d'une canule en caoutchouc durci.

J'ai parlé également des lavages à l'*eau benzolée* à 4 °/₀ bien émulsionnée et additionnée de V gouttes de *formol* — à l'*eau sulfatée* (*soude* ou *magnésie*) à 10 °/₀ — à l'*eau chlorurée* (*magnésium*) à 1,50 °/₀₀ — au *liquide de Dakin* à 40°, celui-ci devant être évacué de suite.

LAVEMENTS. — Les lavements — c'est-à-dire l'introduction dans le rectum d'un volume de liquide inférieur à un litre, et destiné à être conservé un certain temps — sont employés dans des buts très différents.

Lavements exonérateurs. — Ils ne doivent guère dépasser un demi-litre, et seront données à l'aide d'une douche ou d'un énéma. La position du malade ne sera pas obligatoirement horizontale, car les lavements de 500 grammes, et même moins, agissent plutôt par réflexe, en provoquant des contractions des régions hautes par leur contact avec le rectum, que d'une façon mécanique.

Frais, ils sont beaucoup plus efficaces que tièdes ou indifférents ; mais, à une température inférieure à 25°, ils provoquent souvent des coliques et le rejet presque immédiat de glaires. Mieux vaut saisir l'intestin par la chaleur et adopter une température de 40°.

Les lavements seront composés d'*eau ordinaire*, qu'il est peut-être un luxe de vouloir bouillie — d'*eau salée* à 15 °/₀ — d'*eau glycérinée* à 50 °/₀₀ — ou d'une infusion de *mauve, guimauve, graine de lin* ; la *sauge* jouit de propriétés contractiles assez marquées.

Pour compléter l'effet d'une purgation insuffisante ou manquée, TRASTOUR conseillait :

Eau tiède. . . . . 300 gr.
Vin blanc. . . . . 150 gr.

A ne pas employer chez les enfants, ni les femmes, à cause de l'ivresse, qui risque de s'ensuivre.

Chacun connaît le lavement purgatif du Codex :

Folioles de séné. . . . . } àà 15 gr.
Sulfate de soude . . . . }
Eau bouillante . . . .   500 gr.

Verser l'eau bouillante sur le séné, laisser infuser une demi-heure, passer avec expression à travers une étamine, et ajouter le sulfate de soude.

BENSAUDE et VICENTE ont recommandé fortement les lavements d'un quart de litre d'eau, contenant 5 grammes d'*extrait sec de bile*. L'action serait constante, au bout de cinq à dix minutes, et il n'y aurait pas d'accoutumance.

Dans l'ictère par rétention, pour faire un appel de bile, on emploiera l'*huile de lin*, soit seule (100 gr.), soit associée à l'*huile d'olive* (200 gr.).

Quant à l'*oléoclysme*, moyen souvent excellent, il est indiqué, en principe, dans la constipation spasmodique. En fait, le spasme alterne souvent chez le même malade avec l'atonie, ou bien même, l'un est concomitant de l'autre ; tel segment est relâché, tel autre contracturé ; j'ai observé maintes fois de la typhlatonie, coïncidant avec un côlon iliaque gauche en tringle. Les lavements d'huile seront employés indistinctement chez tous les malades à intestin douloureux : 100 à 200 grammes d'huile, tiédie à 40 ou 45°, injectée à l'aide d'une seringue et d'une sonde de caoutchouc, le soir au coucher, et à conserver la nuit entière.

Lavements médicamenteux. — On pourrait qualifier ainsi, et avec raison, certains des lavements précédents.

Dans la diarrhée dysentériforme ou cholériforme, on usera d'*ipéca concassé* : 4 à 8 grammes pour 250 grammes d'eau.

Dans le traitement de l'oxyurose, G. LEVEN recommande les lavements *d'eau sulfureuse* ; CHALLAMEL, les lavements avec 5 centigrammes d'*argent colloïdal*.

Dans la prostatite et la métrite aiguë, les petits lavements d'un verre d'eau chaude, à 40°, à conserver, méritent le nom de médicamenteux.

Dans l'entéro-côlite hémorragique et les hémorroïdes saignantes, on y ajoutera une cuillerée à soupe d'*eau oxygénée*.

Certains médicaments, irritants pour l'estomac, tels que l'*iodure de potassium* ou le *salicylate de soude*, sont, avec avantage, administrés par la voie rectale. Je passe les autres sous silence, sauf l'*arsénobenzol*, préconisé par cette voie, dans la dysenterie amibienne par RAVAUT : 0,15 à 0,30 cg. dans 50 c. c. d'eau physiologique, additionnée de X à XV gouttes de laudanum.

J'ai parlé ailleurs des lavements de *créosote*, et de ceux à la *gélatine iodée*, contre les ulcérations dysentériques et la dysenterie gangréno-hémorragique.

Lavements alimentaires. — Médiocre moyen pour soutenir les malades, dont l'estomac ne supporte aucune nourriture, ou atteints de sténose pylorique ou cardiaque, on n'aura recours aux aliments alimentaires que pendant un temps court, parce que la muqueuse rectale s'irrite vite, à leur contact. On choisira parmi les formules suivantes. On aura soin évidemment d'évacuer auparavant l'intestin.

Battre deux œufs dans un peu d'eau froide ; ajouter un quart de litre d'eau tiède, et 2 grammes de sel (SOUPAULT).

Ou :

Glucose	23 gr.
Eau	500 gr.

ou :

Farine de froment	20 gr.
Eau tiède ou lait	150 gr.
Œuf	N° 1 ou 2.
Sel	Une pincée.
Solution de glucose à 15 à 20 %	50 à 100 c. c.

(EWALD).

ou :

Lait	250 gr.
Jaune d'œuf	N° 2.
Sel	Une pincée.
Vin rouge	15 gr.
Amidon	Une cuill. à thé.

(BOAS).

ou :

Œuf complet battu	N° 2.
Lait	250 gr.
Laudanum de Sydenham	V gouttes.
Chlorure de sodium	1 gr. 50

ou :

Œuf complet	N° 2.
Lait ou bouillon frais	250 gr.
Peptone liquide	2 cuill. à soupe.
Bicarbonate de soude	0 gr. 50
Glucose	20 gr.
Sel marin	1 gr. 75

ou :

Eau	250 gr.
Phosphate de soude	2 gr.
Dextrine	
Peptone soluble	ãã 15 à 20 gr.

(MATHIEU).

ou :

Huile de foie de morue	300 gr.
Jaune d'œuf	N° 1.
Eau de chaux	200 gr.

(PLIQUE).

A chacun de ces lavements, on ajoutera quelques gouttes de *laudanum*, pour en faciliter la rétention.

III. — Le régime carencé et les toniques chez les entéritiques.

Un certain nombre de malades du tube digestif mangent insuffisamment ; la plupart assimilent mal ; presque tous sont des *déminéralisés*, qui, entre autres substances, éliminent quotidiennement 0 gr. 30 à 0,70 cg. de chaux et jusqu'à 6 grammes de sels minéraux (Lœper et Tounet) empruntés à leurs propres tissus ; on sait, en effet, que toute irritation digestive augmente les déchets calcaires de l'intestin ; d'autres perdent de l'albumine dans certaines formes de diarrhée ; d'autres encore sont anémiés par de petites hémorragies répétées. C'est dire que, chez tous les entéritiques chroniques, il est besoin de tonifier et de remonter l'organisme.

Or, d'une façon systématique et absolue, on soumet ces malades au régime des pâtes et des hydrocarbonés, et on leur interdit sévèrement le poisson, la viande, les œufs. L'usage des légumes secs *décortiqués*, que certaines maisons ont lancés avec une réclame abusive, suffit, à lui seul, quelquefois pour provoquer une diarrhée, analogue à celle des pigeons, mis aux grains décortiqués. Sans vouloir assimiler la physiologie de ces volatiles à celle de l'homme, le fait que, nourris uniquement avec du macaroni, ils deviennent béribériques [1], doit être rapproché de l'asthénie, qu'éprouvent les entéritiques.

Si un certain nombre de ces derniers ne tolèrent pas la viande, *la majeure partie la supportent fort bien, de même que le poisson et les œufs.* Le malade est généralement fixé sur ce point, et il est facile de savoir s'il y a lieu d'interdire ces aliments, ce qui, je le répète, est presque l'exception. Au lieu donc de mettre systématiquement les entéritiques à un régime carencé, on leur prescrira de la viande rôtie, tous les jours, au repas de midi et, le soir, alternativement du poisson blanc bouilli, assaisonné de sauce blanche, ou bien frit, mais alors il est indispensable d'éliminer la peau, qui est devenue une carapace grasse — et des œufs à la coque, ou sur le plat, ou en omelette, peu cuits. En tout cas, tous supportent le jaune, et c'est là un appoint important : on en fera prendre deux à trois par jour, dans un potage maigre, ou dans un entremets peu sucré.

On sera d'autant moins exclusif dans la prescription du régime hydrocarboné que les sujets, soumis à une alimentation trop riche en pâtes, présentent assez souvent une *diarrhée* (dont je viens de parler), qu'on attribue à tort à des fermentations, et qui disparaît par un changement de nourriture.

Pour recalcifier et reminéraliser l'organisme, on conseillera l'eau de *Pougues*, à la condition toutefois qu'il n'y ait pas de

---

1. WEILL et MOURIQUAND. *Le Journal médical français* (4 avril 1920).

dilatation de l'estomac, ni surtout d'hyperchlorhydrie marquée, les eaux fortement gazeuses étant mal supportées dans ces cas.

Parmi les calcifiants directs médicamenteux, la première place doit être réservée au *chlorure de calcium*, qui est facilement assimilable : 0 gr. 50 à 1 gramme par jour, en solution, au début des repas. Ce sel possède, de plus, l'avantage important d'être zymosthénique ; comme la kinase intestinale, il transforme, à dose infinitésimale, le trypsinogène en trypsine.

Viennent ensuite les *glycérophosphates*, en particulier ceux de *chaux* et de *magnésie* : 0 gr. 50 à 1 gramme par jour, en cachets ou solution, au début des repas — le *lactophosphate et le chlorhydrophosphate de chaux ;* la solution du Codex contient 0 gr. 25 par cuillerée à soupe ; on en prescrira de deux à quatre par jour, au début des repas ; — le *biphosphate de chaux* (phosphate monocalcique); 0 gr. 50 à 1 gramme par jour, en solution, à réserver de préférence aux hypochlorhydriques.

On ne manquera pas d'avoir recours aux formes naturelles, c'est-à-dire végétales : eau d'orge, décoction d'avoine ou de céréales : bouillon de Méry ou de Comby, potages au gruau d'avoine, à l'orge et à la farine de blé ; poisson, fromage, œufs, lait, lentilles, maïs, etc.

Parmi les calcifiants indirects, c'est-à-dire les corps qui ne contiennent pas de chaux, mais favorisent sa fixation dans l'organisme, les préparations phosphorées tiennent la tête.

L'*acide phosphorique*, qui est un excellent névrosthénique et un stimulant des fonctions vitales, sera surtout ordonné chez les entéritiques hypochlorhydriques ; il agit sur les phénomènes dyspeptiques, en même temps que sur l'état général. Chez ceux du type inverse, il risque d'être mal supporté ; on peut, du reste, faciliter sa tolérance, en mélangeant chaque prise à de l'eau albumineuse.

Dubard et Voisenet viennent de proposer l'*acide diéthylphosphorique* comme fixateur par excellence de la magnésie; parallèlement, ils préconisent celle-ci par la voie buccale ou hypodermique, sous la forme *d'hydrocarbonate de magnésie et de manganèse.*

Un autre sel à recommander fortement est l'*hypophosphite de manganèse,* qu'on prescrira de la façon suivante :

> Métavanadate de soude . . . . . . 0,015 milligr.
> Hypophosphite de manganèse . . . 3 gr.
> Eau distillée . . . . 30 gr.
>
> *Vingt gouttes, au début des deux repas.*

Chez les anorexiques affaiblis, cette préparation augmente l'appétit et favorise l'assimilation par ses propriétés oxydantes, en même temps que le phosphore remplit son rôle.

En ce qui touche à la médication tonique envisagée en général, je ne puis que renvoyer au chapitre de l'hypotonie abdominale, et recommander la voie hypodermique, de préférence à la voie buccale.

IV. — Les eaux minérales [1].

Ainsi que l'a dit F. BERNARD (de Plombières) [1] toutes les classes d'eaux minérales peuvent être utilisées dans le traitement des affections de l'intestin, car toutes répondent à certaines indications de ces maladies. Il faudrait alors les passer toutes en revue, ce qui serait, en en donnant trop, manquer d'indications. Je me bornerai aux principales, en partant du point de vue clinique.

LES ENTÉRITIQUES A DIARRHÉE DOULOUREUSE ET A RÉACTIONS VIVES réclament des eaux sédatives.

Parmi celles-ci, la première place revient à *Plombières,* dont les eaux, faiblement minéralisées, hyperthermales (40 à 74°), alcalines, silicatées sodiques, arsenicales et riches en émana-

---

1. On m'a fait le reproche d'avoir été « insuffisant » au sujet des eaux minérales, dans mon *Formulaire thérapeutique des maladies du tube digestif.* J'encours à nouveau ici ce même reproche, car je n'ai pas, d'après mon point de vue clinique, à développer davantage cette partie.

1. Troisième congrès de Physiothérapie (avril 1910).

tions radio-actives, calment les phénomènes algiques et éréthiques, et modèrent la désassimilation du système nerveux.

Les entéritiques constipés atones et hyposécréteurs, tant de l'intestin que du foie et de l'estomac, iront à *Châtel-Guyon*, dont les eaux bicarbonatées, chlorurées, sodiques et magnésiennes (1 gr. 6 de chlorure de sodium, 1 gr. 5 de chlorure de magnésium, 1 gr. de bicarbonate de soude, 2 gr. de bicarbonate de chaux) activeront le fonctionnement des glandes digestives, en même temps que leur chlorure de magnésium augmentera la péristaltique gastro-intestinale. Châtel-Guyon réclame donc tous les torpides, les déprimés, les congestionnés sous-diaphragmatiques, les intoxiqués, les hyposthéniques généraux, et particulièrement les hyposthéniques gastro-intestinaux.

En seconde ligne, vient *Santenay* (Côte-d'Or), dont les eaux, froides, contiennent 9 grammes de sels par litre, principalement du chlorure de sodium (5 gr. 5), du chlorure de lithium, du sulfate de soude (2 gr.) et du sulfate de chaux.

Aux obèses, dont les échanges nutritifs sont ralentis, convient *Brides* (Savoie), dont les eaux chaudes, sulfatées (1 gr. 6 de sulfate de soude et 0 gr. 50 de sulfate de magnésie) et chlorurées sodiques, sont laxatives, diurétiques et décongestives.

Les entéritiques a foie fortement touché iront à *Vichy* dont les sources chaudes (*Hôpital* et *Chomel*) laveront leurs cellules hépatiques. Ces mêmes sources diminueront la sécrétion gastrique des hyperchlorhydriques, et attaqueront dans sa racine l'entéro-côlite, secondaire à une perturbation stomacale ou biliaire.

Les lithiasiques intestinaux auront le choix entre *Brides*, *Vichy*, *Plombières*, si la lithiase est localisée à l'intestin ; Plombières revendiquerait spécialement la lithiase oxalique. Si la lithiase intestinale n'est qu'une manifestation partielle d'une diathèse sableuse, on enverra les malades à *Vittel, Contrexéville, Evian, Martigny.*

Les manifestations intestinales du nervosisme seront traitées par une saison à *Néris* (Allier), dont les eaux chaudes (52°) sont presque exclusivement employées en bains. La sédation est la caractéristique physiologique de Néris ; aussi, cette station convient-elle également aux intestinaux francs, agités et hyperesthésiques.

Les neurasthéniques déprimés avec troubles intestinaux seront envoyés à *Divonne* (Ain), où ils pourront faire une cure de repos, d'isolement, d'aérothérapie et d'hydrothérapie. L'eau de Divonne est extrêmement froide (6°5) et capable, par conséquent, d'effets énergiques ; elle peut être également prise en boisson comme diurétique ; sa minéralisation est indéterminée.

Les intestinaux déminéralisés seront envoyés à *Pougues* (Nièvre), dont les eaux froides, alcalines, bicarbonatées *calciques*, restitueront de la chaux à tous les tissus. Mais, en raison de ses propriétés excito-digestives, Pougues sera réservé uniquement aux hypochlorhydriques.

Chez les entéro-côlitiques a lésions utéro-annexielles, on emploiera les eaux chaudes de *Luxeuil* (Haute-Saône) en bains et irrigations vaginales, qui auront une action sédative, décongestionnante et tonique — et celles de *Plombières*, dans les névralgies pelviennes. Dans les lésions torpides, on aura recours aux thermes de *Châtel-Guyon* — de *Saint-Sauveur* (Hautes-Pyrénées), sulfurées sodiques tempérées — de *Salies-de-Béarn* (Basses-Pyrénées), chlorurées, bromo-iodurées fortes, sodiques, froides.

CHAPITRE III

FORMULAIRE THÉRAPEUTIQUE [1]

Analgésiques. — Contre les DOULEURS SUBAIGUES OU SOURDES, faire de la révulsion : *pointes de feu* — petit *vésicatoire* de 3 × 3, à laisser en place une nuit — compresses d'*alcool camphré* ou de *baume de Fioraventi* — applications de *teinture d'iode* simple, alcoolique ou chloroformique (à 1/15 en poids) ou mieux :

Menthol . . . . } AÂ 1 gr.
Gaïacol . . . . }
Teinture d'iode . . . . 15 c. c.

CONTRE LES DOULEURS AIGUES :
Cataplasmes de farine de lin, laudanisés (une demi-cuillerée à café de *laudanum*) — *compresses d'eau chaude,* sur lesquelles on versera une cuillerée à soupe de :

Baume tranquille. . . . . } AÂ 50 c. c.
Huile camphrée . . . . }
Baume de Fioraventi . . . . }

petits lavements, simples ou amidonnés, contenant XV gouttes de *laudanum* de Sydenham. Donner, en outre, dans les vingt-quatre heures, la potion suivante, par cuillerées à soupe :

Extrait de belladone. . . . . cinq cg.
Extrait *hydro-alcoolique* de cannabis . . quinze cg.
Julep gommeux. . . . . 150 c. c.

1. Ce n'est là qu'une esquisse, et non un memento, ayant la prétention d'être complet.

Comme moyen préventif des douleurs régulières, nocturnes ou matutinales, prendre, le soir au coucher, une des pilules :

> Extrait *gras* de cannabis . . . .   deux cg.

Dans le SPASME DOULOUREUX de l'intestin, on conseillera l'*aérothermothérapie* (MÉNÉTREL).

COLIQUES APPENDICULAIRES et ÉTATS PÉRITONÉAUX. — Glace en permanence. Donner par jour 0 gr. 10 *d'extrait thébaïque* en pilules, ou faire des injections de *morphine* : 0 gr. 02 à 0 gr. 03 par 5 milligrammes à la fois.

COLIQUES BANALES. — Applications chaudes. Lavements d'un verre d'eau tiède, à conserver, contenant 15 gouttes de *laudanum* — ou :

> Extrait gras de cannabis. . . . .   trois cg.
> Extrait thébaïque. . . . .   deux cg.
> Extrait de belladone . . . .   trois cg.
> Julep gommeux . . . .   150 c. c.

A prendre en vingt-quatre heures, par cuillerées à soupe.

COLIQUE DE PLOMB.

> Extrait de belladone . . . .   dix cg.
> Julep gommeux . . . .   150 c. c.

A prendre en vingt-quatre heures, par cuillerées à soupe.

Pour éliminer le toxique, prendre, dans la journée, par petites gorgées, une infusion de 20 grammes de folioles de *séné*, à laquelle on ajoute 30 grammes de *sirop de nerprun* (A. ROBIN).

Les jours suivants, continuer la belladone, à dose moindre, et avoir recours au *sulfate de soude*, à dose modérée : 10 à 15 grammes, ou à l'*eau-de-vie allemande* : 5 à 10 grammes.

Méthode de Deléarde. — Injection sous-cutanée de 250 à 500 grammes de *sérum artificiel.* Par la provocation de phénomènes d'osmose à la surface de l'intestin, la douleur serait calmée immédiatement, et une selle se produirait dans les vingt-quatre heures.

On a encore conseillé l'*huile d'olive* : 20 à 100 grammes par jour, et le *nitrite d'amyle* : V gouttes en inhalations, à renouveler quatre ou cinq fois, dans la journée.

COLIQUES POST-OPÉRATOIRES (*dues aux gaz*). — Enlever le pansement, et ne laisser qu'une compresse sur la suture. Appliquer une vessie de glace, pendant vingt-quatre heures (SCHWARTZ).

Anti-diarrhéiques. — DIARRHÉE BANALE. — Infusion de racines de *bistorte*, après les repas et le matin, à jeun — de *tormentille*, de *simarouba*, ou d'*ortie grièche*.

Sous-nitrate de bismuth	3 gr.
Eau de menthe	20 gr.
Infusion de bistorte	60 gr.
Sirop de ratanhia	30 gr.

A prendre, en trois fois, dans la journée, entre les repas.

— Dermatol	0,30 cg.
Sous-nitrate de bismuth	0,50 cg.
Poudre d'opium	deux cg.

Pour un cachet. Trois à quatre par vingt-quatre heures, au début des repas.

— Tannigène	1 gr.

Pour un cachet ; deux à quatre par jour.

— *Oxyde de zinc* : 2 grammes par jour, en pilules glutinisées de 0 gr. 10, par deux à la fois (DURAND et DEJUST).

— Laudanum de Sydenham	XXV gouttes
Décoction de ratanhia	250 gr.

Pour un lavement à garder.

DIARRHÉE CHOLÉRIFORME.

Formiate d'éthyle	1 à 2 gr.
Eau distillée	200 gr.
Sirop de cachou	40 gr.
	(HACHON).

Une cuillerée à soupe, toutes les trois heures.

CÔLITE DYSENTÉRIFORME (*sans germes spécifiques*).

Chl. d'émétine	0,04 cg.

En injections hypodermiques, pendant trois ou quatre jours.

— *Salicairine* : 6 à 20 comprimés ou cinquante à cent gouttes de la solution à 2 °/₀.

— *Oxyde de zinc* : 6 à 12 pilules glutinisées de 0,20 cg. (DURAND).

DIARRHÉE DES TUBERCULEUX.

Par suralimentation. — Laisser le tube digestif au repos presque complet, pendant vingt-quatre heures : eau de riz et bouillon de légumes. Potion au *bismuth*, comme plus haut, ou potion gommeuse au *phosphate tricalcique* : 5 grammes. — Infusion de *coto*.

Eviter ensuite tous les abus alimentaires.

Par lésions spécifiques de l'intestin. — Alimentation composée exclusivement de bouillon de légumes, de pâtes et d'œufs. Outre les médicaments usuels, s'adresser au *bleu de méthylène*, sous forme de cachets :

> Bleu de méthylène . . . . 0,20 cg.
> Lactose . . . . 0,50 cg.
> *Pour un cachet. Deux par jour, au milieu des repas.*

ou de lavements à 0,40 cg. par litre, à raison de trois par jour, de chacun un tiers de litre.

> — Collargol . . . . 1 gr.
> Eau distillée . . . . 50 gr.
> Elixir de Garus . . . . 30 gr.
> Sirop simple . . . . Q. S. p. 150 c. c.
> *Une à deux cuillerées à soupe par jour.*

— *Paratoxine* : 5 à 20 c. c. par la voie buccale.

— *Acide lactique* : 3 à 8 grammes par jour, en potion.

— *Tannalbine* : 1 à 4 grammes en cachets, entre les repas ou immédiatement après.

— *Dermatol* : 1 à 2 grammes en cachets aux repas.

DIARRHÉE INFANTILE.

Diarrhée verte, biliaire, acide. — Petits lavements chauds de 100 grammes de *décoction de guimauve*. Contre les coliques, frictions sur le ventre à l'*huile camphrée* chaude.

Diète hydrique, réalisée sous forme d'eau bouillie, d'eau minérale indifférente : *Evian, Alet, Thonon*, et de décoction de céréales.

Au bout de vingt-quatre ou quarante-huit heures, quand la diarrhée a rétrocédé, revenir au lait, coupé à moitié d'eau ordinaire bouillie, ou d'eau d'*Evian* non bouillie, et d'une cuillerée à soupe d'eau de *Vals-Saint-Jean*, ou mieux d'une cuillerée à café *d'eau de chaux.*

Tannigène, tannalbine, s. n. de bismuth, phosphate tricalcique : 0,10 cg. par mois d'âge. — *Gelée antidiarrhéique :* 20 à 30 grammes par biberon ; la liquéfier auparavant, en plongeant le flacon dans de l'eau tiède.

Diarrhée verte bacillaire, neutre ou alcaline. — Même traitement au début. Puis :

Acide lactique.	1 gr.
Sirop de coings	āā 45 c. c.
Eau distillée	

Une cuillerée à café entre les tétées, huit à dix fois par jour (Enfant de six mois).

Salicairine : 5 à 20 gouttes de la solution à 1 %.

H. DE ROTSCHILD a conseillé d'additionner le lait (pur et écrémé) de 1 % *d'acide lactique* — et GALLOIS et WALTER d'ajouter à 100 grammes de lait (sucré et coupé au tiers d'eau bouillie) 20 gouttes *d'eau oxygénée.*

Dans les deux formes, faire, une fois par jour, un lavage de l'intestin en se servant d'une sonde de Nélaton n° 20, et sous faible pression, avec 250 grammes de *sérum artificiel*, qui modifiera la muqueuse, et dont la partie absorbée agira comme stimulant

S'il y a *hypotermie*, donner deux à quatre bains par jour, de dix minutes, à 35° environ.

Contre l'asthénie, injections sous-cutanées de *sérum artificiel :* (10 à 30 gr. par jour) additionné au besoin de *caféine :*

Eau non distillée stérilisée	300 gr.
Chlorure de sodium	2 gr. 10
Benzoate de caféine	0,75 cg.

(MARFAN).

Antiseptiques. — Dans les ENTÉRITES INFECTIEUSES :

Collargol : 0,10 cg. par jour, en potion ou pilules.

Septacrol : (nitrate double d'argent et de diméthyl-diamido-méthylacridine) corps constituant plutôt un mélange qu'un corps nouveau).

Dans la DYSENTERIE :

Charbon végétal pulv. : deux à trois cuillerées à soupe par jour.

Dans les FERMENTATIONS AZOTÉES ou les DIARRHÉES ALCALINES.

Acide lactique (dans la diarrhée verte infantile : 0,50 cg. en potion).

Benzonaphtol : 1 à 3 grammes en cachets. Bien supporté, peu toxique, mais peu actif.

Bétol (Salicylate de naphtol). Même dose. Souvent mal supporté, en raison de sa teneur en acide salicylique. Action incertaine.

Calomel : 0,15 cg. Inconvénient de provoquer facilement de l'hydragyrisme.

Ichtyol : 0,10 à 0,20 cg. en pilules.

Menthol. Excellent antiseptique gastro-intestinal, mais de forme peu maniable, car il faudrait en prendre 1 à 2 grammes par jour. Irritant.

Eucalyptol. Trop irritant.

Salacétol (Salicylate d'acétol) : 1 à 2 grammes par jour, en cachets, entre les repas.

Peu irritant, non toxique et actif.

Salicylate de bismuth : 0,50 cg. à 1 gramme, en cachets avant les repas, dans les fermentations avec diarrhée.

Salicylate de magnésie. Même dose, dans les formes avec constipation.

Salol (Salicylate de phénol). Trop irritant. Action inconstante, à cause de la variabilité de son dédoublement dans le tube digestif.

Huile de ricin thymolo-camphrée à 10 % : 15 à 60 gr. (SEGUIN).

Dans les FERMENTATIONS BUTYRIQUES.

Erythrol	0,05 cg.
Peroxyde de magnésie	0,25 cg.
Dermatol	0,15 cg.

Pour un cachet. Un, à la fin de chaque repas.

Quand on emploie le *peroxyde de magnésie* seul, il est préférable de choisir la forme : pilules kératinisées.

Dans les INFECTIONS MAL DÉTERMINÉES, *avec selles profuses et fétides :*

Chloramine T	0 gr. 05
Poudre de charbon	0 gr. 30

ou :

Chloramine T.	0,05 cg.
Poudre d'agar	0,30 cg.

(CARNOT ET BOUDOUY.)

Pour un cachet ou comprimé. Quatre par jour.

Antispasmodiques. — Chez tous les *nerveux*, on emploiera l'*hydrothérapie tiède.*

Dans le NERVOSISME banal :

Bromure de sodium	15 gr.
Eau distillée	250 gr.

Une cuillerée à soupe, au milieu du repas de midi et du soir.

ou :

Bromure de codéine	0,02 cg.

Pour une pilule. Deux par jour, entre les repas.

ou :

Bromure de codéine	0,02 cg.
Eau distillée stérilisée.	2 c. c.

Pour une ampoule. Deux par jour en injections hypodermiques.

— Intrait de valériane.	0,10 cg.

Pour une pilule. Une à deux, entre les repas.

Dans le **SPASME DOULOUREUX** *gastro-intestinal,* avec grande sensibilité de l'abdomen à la pression : compresses d'eau chaude, ou cataplasmes de farine de lin.

Teinture de cannabis	8 c. c.

X gouttes dans un peu d'eau, au début du repas de midi et du soir.

ou :

> Extrait gras de cannabis. . . . . un cg.
> Extrait de coca . . . . 0,10 cg.

Pour une pilule. Une au début des repas.

Lorsqu'il y a de véritables CRISES :

> Valérianate d'amyle . . . . , 0,15 cg.

Pour une capsule. Quatre à dix par jour, par deux à la fois.

> — Benzoate de benzyle . . . . 10 gr.
> Mucilage de gomme arabique . . . . 5 gr.
> Elixir aromatique d'écorce de citron . . . . 35 gr.
>   (LITZENBERG).

Une demi-cuillerée à café, trois à quatre fois par jour.

Astringents. — Dans la DIARRHÉE BANALE OU ENTÉRO-CÔLITIQUE.

> Teinture de myrtilles . . . . 60 c. c.

Une demi-cuillerée à café, dans un peu d'eau, avant ou entre les repas.

— *Dermatol* : 0,15 cg., en cachets, au début de chaque repas.

Dans la DIARRHÉE DYSENTÉRIFORME : infusion de *bistorte* à 10 °/₀₀, de *simarouba* à 10 °/₀₀, de *tormentille* à 15 °/₀₀.

Dans les FERMENTATIONS AZOTÉES avec diarrhée sanguinolente lavements à l'*ichtyol* : 5 à 15 grammes d'une dilution au centième, dans un demi-litre d'eau.

Contre les HÉMORROÏDES :

> Extrait de ratanhia. . . . . ⎫
> Ergotine . . . . ⎬ ĀĀ 0,50 cg.
> Beurre de cacao. . . . . ⎭ q. s.

Pour un suppositoire.

Carminatifs.

> Liqueur ammoniacale anisée . . . . 8 gr.
> Liqueur d'Hoffmann . . . . 2 gr.
>   (G. LYON).

ou :

> Teinture de colombo . . . . ⎫
> Liqueur d'Hoffmann. . . . . ⎬ ĀĀ 5 c. c.
> Teinture de badiane . . . . ⎭

20 gouttes, après le repas, dans une infusion.

— Essence d'anis	X gouttes
Sucre	5 gr.
Alcoolat de gingembre	10 gr.
Eau de menthe	q. s. p. 250 c. c.

Une cuillerée à soupe, après ou entre les repas.

Infusions d'*anis vert*, de *badiane*.

Ferments digestifs. — *Malt :* 2 à 4 grammes, délayé dans de l'eau.

Diastase ou *maltine :* 0,25 cg. à 1 gramme, associée aux alcalins, au début des repas.

Entérokinase : 0,20 cg., ou pilules kératinisées, au début des repas.

Hémostatiques. — Par la *voie buccale*, beaucoup moins sûre que la voie hypodermique :

Chl. d'adrénaline	un milligr.
Chlorure de calcium	4 gr.
Sirop de ratanhia	} ãã 20 gr.
Sirop de belladone	
Sirop de codéine	30 gr.
Eau de tilleul	q. s. p. 125 gr.
	(LŒPER).

Une cuillerée à dessert, toutes les deux heures.

Par la *voie hypodermique :*

Ergotine Yvon	5 gr.
Chlorhydrate de morphine	cinq cg.
Antipyrine	1 gr. 50
Sulfate de spartéine	0,20 cg.
Sulfate d'atropine	deux mil.
Eau distillée stérilisée	q. s. p. 10 c. c.

Injecter, de demi-heure en demi-heure, un cmc., sans dépasser cinq c. c. en vingt-quatre heures.

A l'*ergotine* employée seule, ou préférera les médicaments suivants :

Chl. d'hydrastinine	0,60 cg.
Eau distillée stérilisée	10 gr.

Un à deux c. c. en vingt-quatre heures.

— Chl. d'adrénaline	un milligr.

ou :

Chl. d'émétine	0,04 à 0,08 cg.

ou :

Sérum de cheval frais. . . . . 10 à 20 c. c.

ou :

Gélatine stérilisée . . . . 20 gr.
Sérum physiologique . . . . 1 litre.

Localement, quand il s'agit d'HÉMORROÏDES ou de CÔLITE SIMPLE :

Petits lavements d'eau chaude simple (45°), ou mieux additionnée de 20 %, d'*eau oxyyénée*.

Dans la DYSENTERIE HÉMORRAGIQUE :

Gélatine . . . . 5 gr.
Iode. . . . . 0,10 cg.
Iodure de potassium. . . . . q. s. p. dissoudre
Eau bouillie . . . . 200 gr.

(D'après SEGUIN.)

Laxatifs. — Dans la CONSTIPATION BANALE.

— Hydrate de magnésie. . . . . }
Lactose. . . . . } ãã 15 gr.
Poudre de réglisse . . . . }

Une ou deux cuillerées à café, le matin, à jeun, dans un demi-verre d'eau.

— Huile de vaseline . . . . 150 c. c.

Une cuillerée à soupe à jeun, ou au début des repas. (A éviter dans l'atonie gastrique, qu'elle augmenterait).

— Mucilage de *graines de lin* ou de *psyllium* (20 à 40 gr. de graines) à jeun, ou au coucher.

— *Agar-agar* : 5 à 10 grammes par jour, au début des repas. — *Coréine.*

— Injection hypodermique quotidienne de 2 c. c. d'une solution de *sulfate de magnésie* à 25 %, ; la constipation serait guérie au bout d'une dizaine de jours. (Si l'injection est faite profondément, elle est douloureuse).

CONSTIPATION PAR DYSPEPSIE HYPOCHLORHYDRIQUE.

Outre le traitement causal :

Poudre de cascara . . . . 0,30 à 0,50 cg.

Pour un cachet, le soir, au coucher.

ou :

    Extrait de cascara . . . .   0,10 cg.

Pour une pilule. Une à deux, le soir.

    — Quassine amorphe . . . .   deux cg.
    Bicarbonate de soude. . . . .   0,30 cg.
    Poudre de noix vomique. . . . .   deux cg.

Pour un cachet. Un, après chacun des deux repas.

    — Sulfate de soude. . . . .   20 gr.
    Chlorure de sodium. . . . .   5 gr.
    Eau . . . .   1 litre

Un grand verre, le matin, à jeun.

    — Poudre de charbon. . . . .   10 gr.

Dans un demi-verre d'eau sucrée, pendant le repas.

    — Sulfate de magnésie. . . . .   }
    Chlorure de magnésium . . . .   } āā 2 gr. 50
    Eau distillée stérilisée. . . . .   10 gr.

                      (Robin et Sourdet).

Injecter un à deux c. c. sous la peau.

    — Chl. d'apocodéine. . . . .   0,10 cg.
    Eau distillée stérilisée . . . .   10 gr.

Même dose et mode d'emploi.

Chez les hyperchlorhydriques.

ou :

    Carbonate de bismuth. . . . .   }
    Magnésie hydratée . . . .   } āā 20 gr.
    Phosphate tricalcique. . . . .   }

Une cuillerée à café, dans un peu d'eau, avant chacun des deux ou trois repas. On obtient souvent un effet purgatif avec cette formule, qui s'adresse autant à la gastropathie qu'à la constipation ; il convient alors de diminuer la quantité de magnésie.

Grossesse.

Poudre ou extrait de cascara — Magnésie hydratée — autres indications données à Constipation banale.

Eviter la rhubarbe et le podophyllin chez les nourrices.

Chez les hépatiques.

    Evonymine . . . .   0,02 cg.
    Podophyllin. . . . .   0,04 cg.
    Poudre de belladone. . . . .   un cg.

Pour une pilule. Une à deux, le soir, au début du repas.
— Calomel. . . . . 0,02 à 0,05 cg.
Pour un paquet, le matin, à jeun, avec addition de lactose.

— **Préparations de** *bile* **et de** *sels biliaires.*
— *Huile d'olive* **ou** *d'amandes douces* : 15 grammes le matin à jeun.

Dans la CONGESTION PASSIVE, l'ICTÈRE CHRONIQUE avec augmentation de volume de l'organe, les CIRRHOSES au début :

Aloès pulvérisé . . . . } AA 0,10 cg.
Savon médicinal . . . . }
(CODEX).

ou :

Aloès pulvérisé . . . . 0,10 cg.
Gomme gutte pulv. . . . . 0,10 cg.
Essence d'anis. . . . . 0,01 cg.
Miel blanc . . . . q. s.
(CODEX).

Pour une pilule. Une à deux, le soir.

— *Aloïne :* 0,05 à 0,10 cg. en pilules.

Chez les CARDIAQUES :

Bicarbonate de soude. . . . . 40 gr.
Sulfate de soude. . . . . 10 gr.
(FIESSINGER).

Une cuillerée à café, à jeun, dans un demi-verre d'eau.

CHEZ LES NEURO-ARTHRITIQUES.
Sel de Seignette (Tartrate de potasse et de soude) : 5 à 10 grammes, le matin, dans un demi-verre d'eau chaude.
— Ecorce vieille de bourdaine concassée, 2 grammes.
Faire bouillir vingt minutes dans une tasse d'eau ; laisser infuser à froid quatre à cinq heures, puis décanter. A prendre au coucher.

Les résultats, que donne la *belladone*, ne légitiment pas la vogue dont elle jouit comme laxatif.

Dans les AFFECTIONS DE LA PEAU.

Rhubarbe . . . . 0,50 cg.
Pour un cachet, au coucher.
(SABOURAUD).

CHEZ LES SATURNINS. — Donner, à jeun, une ou deux cuillerées à soupe d'un mélange à parties égales de *miel* et de *soufre lavé*, dans un liquide quelconque.

CONSTIPATION TENACE. (OBSTRUCTION INTESTINALE CHRONIQUE). — *Côlectomie partielle* (PAUCHET).

CHEZ LES ENFANTS. — Donner une à deux cuillerées à café de *lactose*, dans du lait chaud, le matin à jeun, ou le soir, au coucher — ou 50 grammes de *miel*, ou 10 à 30 grammes de *manne*, dans du lait chaud, à jeun. On peut également employer la solution *d'intrait de mauve* — le *sirop de fleurs de pêcher* (10 à 20 gr.), ou l'infusion à 20 %.

CHEZ LES NOURRISSONS. — *Magnésie anglaise :* une forte pincée, chaque deux jours, dans du lait sucré — ou 5 grammes de *lactose* par biberon.

— Huile de ricin	15 gr.
Huile d'amande douces	50 gr.

Une demi-cuillerée à café, le matin.

— Sirop simple de rhubarbe	30 gr.

Une cuillerée à café.

Purgatifs.

CHEZ LES ALIÉNÉS.

Huile de croton.	Une goutte.
Savon amygdalin.	} āā 1 gr.
Poudre de guimauve.	

(DUJARDIN-BEAUMETZ).

Pour dix pilules. Une à deux par jour.

Dans l'AMÉNORRHÉE PAR REFROIDISSEMENT.

Aloès pulv.	} āā 0,10 à 0,20 cg.
Scammonée pulv.	

Pour un cachet, à prendre à jeun.

Dans la CONGESTION VISCÉRALE OU CÉRÉBRALE. — *Scammonée :* 0,40 cg. à 1 gramme de *poudre*, dans du lait — ou 0,30 à 0,60 de *résine*, en cachets. — *Aloès :* 0,10 à 0,25 cg. d'*extrait*, en pilules, le soir, — *Jalap :* 0,40 à 0,80 cg. de *résine*, en cachets — ou 10 à 25 grammes d'*eau-de-vie allemande*. — *Nerprun :* 20 à 40 grammes de sirop.

Dans les EMPOISONNEMENTS.

Emétique.	dix cg.
Sulfate de soude	60 gr.
Eau.	1.000 gr.

A prendre par verres.

Dans les ÉTATS PÉRITONÉAUX. — *Huile de ricin* ou *huile d'amandes douces* (20 gr.).

Dans l'APPENDICITE, après la détente, TALAMON conseillait, de demi-heure en demi-heure, une cuillerée à café d'*huile de ricin*, jusqu'à ce qu'une selle se produise.

Dans les AFFECTIONS DU FOIE.
Calomel : 0,30 à 0,50 cg. le matin, à jeun. (A ne pas répéter fréquemment. Se méfier du sel dans l'alimentation.

— Sulfate de soude ou de magnésie . . .　30 à 50 gr.

GROSSESSE.

— Huile de ricin.	30 gr.
— Poudre de cascara sagrada	0,50 à 0,75 cg.

Pour un cachet, le soir, au coucher.

— Magnésie hydratée	10 à 20 gr.
— Sulfate de magnésie.	20 à 30 gr.
— Citrate de magnésie	30 à 50 gr.

MALADIES FÉBRILES. — AFFECTIONS GÉNITO-URINAIRES.

— Sulfate de soude ou de magnésie . .	30 à 50 gr.
— Phosphate de soude	10 à 30 gr.

A prendre en plusieurs fois, dans de l'eau gazeuse.

HYDROPISIE CARDIAQUE.

Eau-de-vie allemande	5 à 20 gr.

Dans un verre d'eau sucrée.

ou :

Eau-de-vie allemande	
Sirop de séné.	āā 10 gr.
Sirop de nerprun	

A prendre une fois, avant l'emploi de la digitale.

HYDROPISIE RÉNALE.

    Aloès pulv . . . . }
    Gomme gutte . . . . } āā 0,05 cg.
    Extrait de jusquiame . . . . }
Pour une pilule. Une à deux, le soir.

MÉTRORRAGIES. — MÉTRITES AIGUES.

    Huile de ricin . . . . 30 gr.

Purgatifs (CONTRE-INDICATIONS DE CERTAINS).

Séné. — Entérites. Péritonite. Grossesse. Hémorroïdes. Règles abondantes. Prolapsus utérin ou rectal.

Rhubarbe. — Constipation habituelle. Gravelle oxalique ou catarrhe vésical (parce que la rhubarbe contient de l'oxalate de chaux). Hémorroïdes (à cause de la congestion du rectum, qu'elle produit).

Aloès. — Grossesse. Affections utérines chroniques. Périodes menstruelles. Hémorroïdes fluentes. Cystite et hématurie. Prostatite.

Jalap
Scammonée } Inflammation de l'intestin. Etats dyspeptiques.
Gomme gutte } Grossesse.
Coloquinte

Dans les AFFECTIONS CHRONIQUES DU TUBE DIGESTIF, les grosses purgations doivent être évitées, à cause de l'irritation qu'elles déterminent, irritation souvent suivie de l'aggravation des symptômes.

Topiques.

ÉMOLLIENTS. — Dans la *diarrhée simple* avec TENESME et dans la COLITE DYSENTÉRIFORME :

    Amidon . . . . 5 à 10 gr.
A délayer dans un peu d'eau froide. Compléter à un verre, avec de l'eau tiède pour un lavement à garder ; ajouter XV gouttes de *laudanum de Sydenham*.

CICATRISANTE. — Dans les ULCÉRATIONS *de la dysenterie*.

```
Créosote. . . . . . . . . . . . . . . . .   2 à 5 gr.
Huiles d'amandes douces. . .   Q. S. pour dissoudre.
Jaune d'œuf . . . . . . . . . .   pour empoisonner.
Eau bouillie tiède . . . . . . . .   200 à 500 gr.
                                          (BILLET).
```

Pour un lavement à garder.

```
— Dermatol . . . . . . . . . . . . . . . . ⎫
Carbonate de bismuth . . . . . . . . . ⎬ ãã 10 gr.
Craie préparée . . . . . . . . . . . ⎭
Vaseline . . . . . . . . . . . . . . . .   Q. s. pour pâte.
                                          (MATHIEU).
```

Pour pansement, à faire sous le contrôle de la rectoscopie.

Dans la DYSENTERIE GANGRÉNO-HÉMORRAGIQUE.

```
Gélatine. . . . . . . . . . . . . . . . .   5 gr.
Iode . . . . . . . . . . . . . . . . . .   0,20 cg.
Iodure de potassium . . . . . . . .   Q. S. pour dissoudre.
Eau . . . . . . . . . . . . . . . . . .   1.000 gr.
                                          (SEGUIN).
```

Petits lavements de *graine de lin*, de *guimauve, de mauve,* de *gélatine.*

TABLE DES MATIÈRES

Section II. — Les inflammations et les infections intestinales.

Section III. — Les troubles statico-mécaniques.

Section VIII. — Les parasites intestinaux.

TROISIÈME PARTIE

Les grands symptômes et les grandes médications.